脳の人間科学

山内　兄人　著

コロナ社

まえがき

いま、頭の中には本の全体の構成が浮かんでおり、どうしてこの本を書こうと思ったのか思い出しているところである。思い出したものを指先がコンピューターのキーをたたいて文章にしている。スピーカーからはピアノトリオのジャズが流れていて、ひざのところにはネコがくっついている。座り机の前であぐらをかいて、コンピューターの画面を見ている。音も画面も、ネコの感触もみんな頭の中に入ってきている。頭の中にあるものは自分のものなのに直接見ることのできない脳である。脳が考えた文を書いている。「どうやって?」と自分に尋ねると、自分の脳が、「指の筋肉を動かしてやっているんだよ」と答えてくる。自問自答は自脳に問い、自脳が答えることである。答えは日本語で聞くことができるが、口を動かすこともなく、耳で聞くこともなく、脳の中で聞こえてくる。少しおなかが減ってきた。それは脳が感じている。内臓の状態はもちろん、からだの隅々までいっている血液の流れまで自分の脳がすべてを知っていて、調子を整えてくれている。脳がいかに休みなく忙しい思いをしているか、脳の構造と働きを知らないとなかなか想像できない。

僕は、脳がどのように子どもをつくる機能をコントロールしているか、女と男の脳はどのようにつくられるか、ラットの脳を使わせてもらって、三〇年来調べている。脳の探求は宇宙ほどに果てしないものである。その脳の機能のほんの一部、そのまた一部でも、一人の人間が一生かかっても見極めることは不可能であることに気づいたこの頃である。それは、何世代にもわたる研究の継続によりなしうるものであり、大学の使命でもある。脳の基本的な姿を理解することなしには、自分の心やからだが行っていること、そして人間そのものを知ることはできないと思う。

一九八七年に早稲田大学人間科学部が新設されて以来、僕は学部の講義や、早稲田大学エクステンションセンター、それに、市民講座などで、脳に関する話をしている。自分の生活の中での脳の働きを知ることの必要性は、講義を進める中で強く感じられた。それは難しいことであり、手に余る仕事ではあったが、僕の脳が考えるやり方で、この本を脳の入門書として、講義のテキストとして、そして、ちょっとばかり読み物としてまとめてみた。脳の研究の先端をまとめた本は多くある。興味をもたれた方はぜひともそれぞれ専門の先生が書かれた本をひもといていただきたい。

二〇〇三年八月八日

山内　兄人

目　　次

1章　脳と脊髄 ……………………………………………… *1*

1・1　脳とは　*4*

1・2　脳の中　*7*

頭蓋骨　*7*、脳脊髄膜　*9*、脳の大きさ　*10*、脳の区分　*11*、脊髄と脊椎骨　*15*、脳神経　*18*、脊髄神経　*20*、自律神経　*21*、脳室　*22*

1・3　脳の構成　*25*

神経細胞　*26*、シナプス　*28*、神経伝達物質　*28*、電気伝達　*32*、ホルモン分泌　*35*、神経膠細胞　*37*、神経核と神経回路　*38*

1・4　脳の栄養　*40*

脳の血管　*40*、神経細胞消失　*43*

1・5　脳の進化　*45*

★参考図書　*53*

2章　感覚―感じているときの脳……55

2・1　体性感覚（知覚）　56

2・1・1　触　　覚　56

触覚器　56、脊髄へ　58、脳の中―体性知覚領　61、顔　62

2・1・2　痛　　覚　63

痛覚線維　63、痛みの物質　64、痛みの神経路　64、内臓痛―おなかは痛いし、歯も痛い。頭も痛いし、足も痛い　65、痛みの抑制　67、かゆみ　68

2・1・3　冷　温　覚　69

2・1・4　深部知覚―腕の曲げ具合　70

2・1・5　性的感覚　71

2・2　視　　覚―見る脳　71

視覚器　71、目を動かす　73、目の光量調節　76、焦点合わせ　78、映像をとらえる　79、網膜の情報処理　81、脳の中―視覚領　81、距離を測る　84、目からの情報　85

2・3　聴　　覚　86

耳　86、頭蓋骨の中―聴覚器　88、脳の中―聴覚領　89、ステレオ　91

2・4　嗅　　覚　92

鼻—嗅覚器　93、脳の中—嗅覚領　95
2・5　味　　覚　95
舌—味覚器　97、脳の中—味覚領　98
★参考図書　99

3章　動　　き　……　101
3・1　動　　く　101
随意運動—手を伸ばす　102、脳の中—運動領　103、脳から脊髄へ—錐体路　104、脊髄運動神経　106
3・2　平　　衡　107
小脳と平衡　109
2・3　錐体外路　113
3・3　反射—感覚との連動　116
★参考図書　117

4章　体　　温　……　118
細胞の働きのための体温調節　118、温度情報　120、脳の中—体温調節中枢　121、体温発散

121、熱生産　123
★参考図書　124

5章　呼　吸 ………… 125
鼻から喉　126、肺　127、呼吸運動　128、呼吸中枢―延髄　129、ごみをはきだす　132
★参考図書　134

6章　食 ………… 135
6・1　食べる　135
空腹　135、食欲中枢　136、嗜好　138、咀嚼　139、嚥下　141、胃　142、吐き気　145、腸　145、満腹　147
6・2　水を飲む　148
飲水中枢　149、水分調節―腎臓　150
6・3　排　泄　151
排便　151、排尿　153、手を洗う　155
★参考図書　155

7章　循　　環……156
血液の流れ　157、血流の感覚装置　159、心臓の中枢—延髄　160、心臓の血管　161、血管の太さ　162
★参考図書　163
8章　免　　疫……164
白血球　164、脳と免疫　167、免疫能力　169
★参考図書　169
9章　睡眠—リズム……170
睡眠時間　170、脳波　172、レム睡眠とノンレム睡眠　172、睡眠サイクル　173、睡眠中枢　174、サーカディアンリズム　177、寝ているときの異常　178、夢　179、酒と麻酔薬　180
★参考図書　181
10章　こ と ば……182
声　184、喉　185、言語野　188、脳の左半球　190、歌　191

★参考図書　192

11章　記　　憶 ……………………………… 193

記憶の手順　194、短期記憶から長期記憶へ　195、脳のメカニズム　196、記憶と神経伝達物質　199

★参考図書　200

12章　感情と心 ……………………………… 201

12・1　感　　情　201

怒り　201、怖れ（不安）　204、喜び、おかしみ、笑い　205、悲しみ　207、恥　207

12・2　心　209

精神　210

★参考図書　212

13章　生　　殖 ……………………………… 213

13・1　脳がつくるホルモン　214

13・2　子どもを産む女性のからだと脳　216

排卵と月経　216、女性の性衝動　219、妊娠　220、分娩　222、授乳　223、女性のからだの強さ　225、環境と脳と性　226、セロトニン神経　228
13・3　家族を守る男性の脳　228
精子形成　228、勃起と射精　229
★参考図書　231
14章　成　　長 …… 232
原胚子期　232、胚子期　233、胎児期　236、出生後　237、脳とからだの成長　238、神経細胞の死と淘汰　239、幼児期　240
★参考図書　240
15章　性　分　化 …… 241
15・1　生殖腺と生殖輸管の性決定　242
15・2　脳の性決定　244
15・3　思　春　期　246
★参考図書　247

16章　老　化……248
神経細胞数の減少　249、脳の寿命　250、覚えられない　252、動きがのろい　253、感覚の低下　254
★参考図書　256
あとがき……257
索　引……267

図表一覧

図1　脳の外側面と内側面　*2*
図2　脳の背面と底面　*3*
図3　頭蓋骨　*8*
図4　脳脊髄膜　*9*
図5　脳の区分　*12*
図6　終脳の表面　*13*
図7　脊髄　*16*
図8　脳神経　*19*
図9　自律神経系（交感神経、副交感神経）　*22*
図10　末梢神経走行の原則　*23*
図11　脳室　*23*
図12　灰白質と白質　*25*
図13　神経細胞　*27*
図14　シナプス　*29*
表1　神経伝達物質の種類　*31*
図15　電気伝達　*33*
図16　神経膠細胞　*37*
図17　脳の動脈と静脈　*41*
図18　動物の進化と神経系　*47*
図19　いろいろな動物の脳　*49*
図20　終脳の新皮質　*52*
図21　連合野の発達　*52*
図22　体性感覚の脊髄神経支配　*57*
図23　体性感覚（知覚）路　*59*
図24　間脳の構造　*60*
図25　目の構造　*72*
図26　目の保護（まぶたと涙）　*72*
図27　目の動き　*74*
図28　中脳の構造　*75*
図29　光量の調節　*77*
図30　焦点調節　*77*
図31　網膜の構造　*79*
図32　視覚伝導路　*83*
図33　聴覚装置　*87*
図34　聴覚伝導路　*90*
図35　嗅覚伝導路　*94*
図36　味覚器と味覚伝導路　*98*
図37　運動伝導路（錐体路）　*105*
図38　平衡感覚の伝導路　*109*
図39　小脳の構造　*111*
図40　橋の構造　*112*
図41　大脳基底核の構造　*114*
図42　錐体外路　*115*
図43　脊髄反射　*117*
図44　体温調節　*122*
図45　呼吸　*126*
図46　呼吸中枢の働き（一つの説）　*129*
図47　延髄の構造　*130*
図48　網様体と縫線核　*131*
図49　食欲　*136*

図50　唾液　140
図51　咀嚼・嚥下　142
図52　消化管運動　143
図53　消化液分泌　144
図54　飲水　149
図55　排便　152
図56　排尿　154
図57　血液の循環　158
図58　免疫　166
図59　睡眠　175
図60　声の神経支配　187
図61　言語野　187
図62　記憶　197
図63　大脳辺縁系と海馬　197
図64　視床下部ホルモンと下垂体門脈系　215
図65　脳と性ホルモン　218
図66　妊娠中の脳　221
図67　授乳のメカニズム　224
図68　勃起と射精　230
図69　脳の発生図　233
図70　脳各部位の発達　235
図71　脳の性分化　243

1章　脳と脊髄

朝起きて、トイレに行って、顔を洗って、テレビのニュースを見ながら朝食を食べ、新聞に目を通して、会社に向かう。昼食をはさんで仕事を終え、家に帰る。風呂が先か夕食が先かはともかく、テレビを見たあと寝酒でも飲んで寝る。よくいわれるサラリーマンの一日である。しかし、こんな単純なものではないことは皆さんがよく知るところである。比較的規則正しいのが、夜寝て朝起きて、三度の食事と、トイレぐらいだろうか。それもままならない現代の人間の生活だろう。ともあれ、脳が環境から複雑多様な情報を受け、からだの調子を整え、意志に沿った動きを指令してくれなければわれわれの一日の生活は成り立たない。生活の中で脳がどのようなことをしているのか知ろうと思うと、まず脳がどのような形をしていて、何でできていて、どのような仕組みで働いているのか知っておかないと始まらない。

まずは、脳をいろんな方向から見ていただきたい（**図1**、**図2**）。

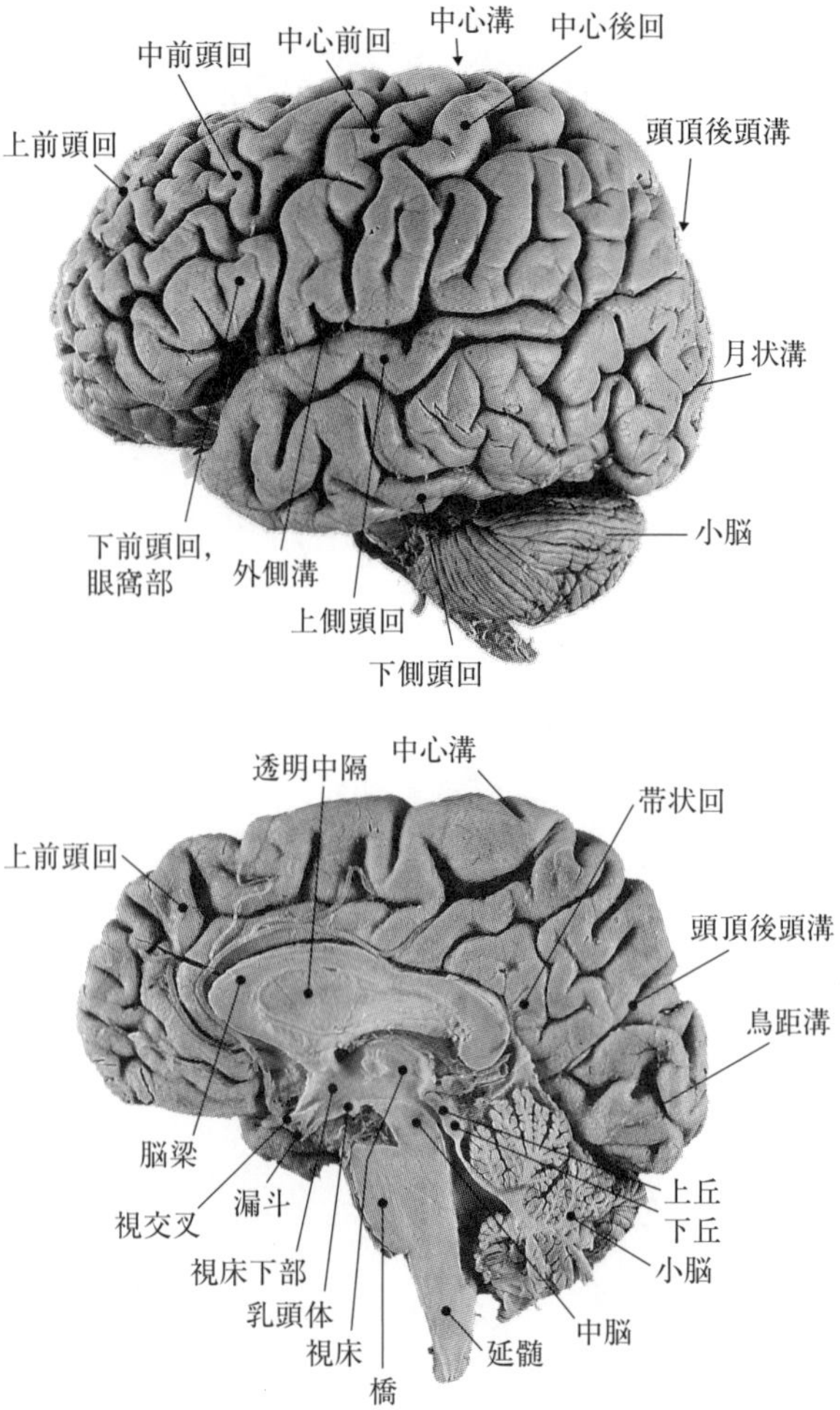

脳表面のしわの膨らみ（回，かい，gyrus）とみぞ（溝，こう，sulcus）には名称がつけられている。

図1　脳の外側面（上）と内側面（下）の写真（東京医科大学教授，山田仁三先生提供）

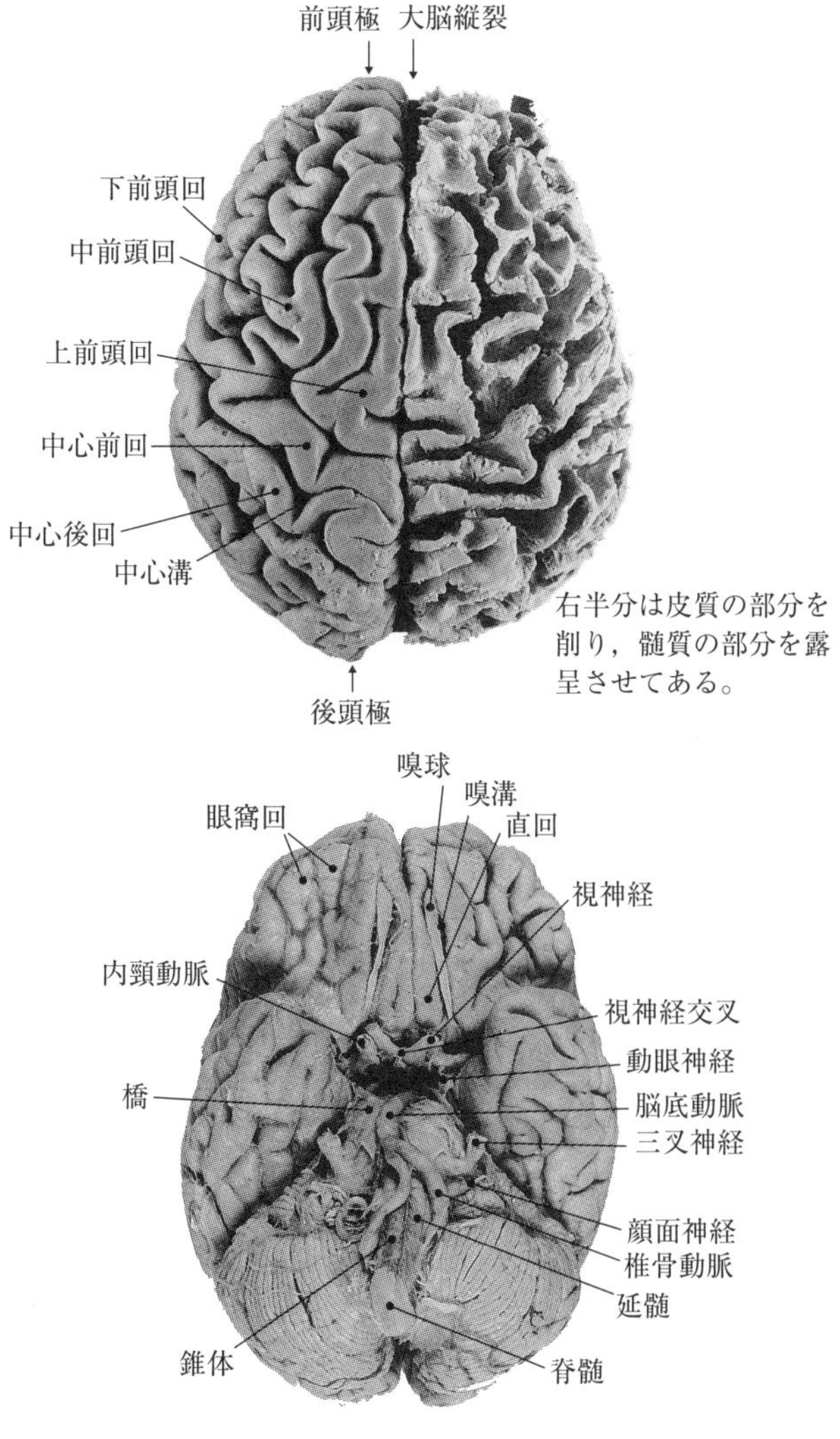

図 2 脳の背面（上）と底面（下）の写真（東京医科大学教授，山田仁三先生提供）

1・1 脳とは

からだの中にはいろいろな臓器があって、脳とともに、生きていくためと、子どもを残すために必要な役目を果たしている。肺は空気から酸素を取り入れ、胃や腸は水分や、食べたものを分解し養分を吸収する。心臓は取り入れた酸素や養分をからだの隅々の細胞にまで行き渡らせ、腎臓は要らなくなったものを濾《こ》しとって捨てる。多くの臓器は生きるための働きをしている。生殖器は配偶子を作り、内分泌腺はその働きを調節する。それらは子どもを産むための働きをしている。

さて、脳とはなんだろうと聞かれたとき、臓器の一つと答えるのもためらわれる。脳は神経を通して、生きることと子どもをつくること、すなわち、からだのすべてを制御しているばかりではなく、心も作り出しているのだし、いろいろなアイデンティティーはすべて脳がやっている。自分は誰だ、自分は男か女か、それに答えるのは個人個人の脳である。他の臓器はものをきいても答えてくれない。代わりに脳が答えてくれる。だから、ただ臓器の一つだと言いづらいのである。解剖学的に眺めれば確かに頭蓋骨に納まっている、回りからの情報を感覚器から受けて、からだの動きを指令する臓器ではある。

もう数年前になるが、僕は『脳が子どもを産む』という本を書いた。ネズミの脳がいかに生殖機能にかかわっているかということをまとめたものである。その本を差し上げた中国文化の研究者である竹中憲一先生から手紙をいただいた。その一部を許可を得てここに記す。

「脳という漢字はどんな意味があるのか、辞書を引いたことがあります。月は肉月で、右上の「巛」は髪の毛、右下の「㐫」は頭蓋骨にはいっているすじで、思うの「思」の「田」も同じ頭蓋骨に入っているすじだそうです。「田」と「㐫」は同じ意味だそうです。古代人は「脳」で考えるという自覚をもっていたことになります。なお「脳」の音「nao」は柔らかいという意味を表します。」

そうなのだ。脳は頭髪に覆われている頭蓋骨に入っていて、柔らかくて、神経線維というすじがたくさん走っていて、いろいろなことを思うものなのである。おまけに、からだの隅々まで監視し、からだの中のすべてを知っていて、からだを一番よい状態にしてくれているものである。脳には何百億とも何千億ともいわれる神経細胞が日々休むことなく働いている。一二対の脳から出る脳神経はおもに首より上の感覚や、動きをコントロールしている。

しかし、脳だけではからだの中の状態を把握することもできないし、からだの中の臓器や筋に指令することもできない。脊髄がなければどうしょうもないのである。脊髄は脳とつながっており、脳と同じに神経細胞と神経細胞から出た神経線維からつくられている。ただ、からだの状態を脳に伝えるための神経線維と脳から出る筋への指令情報を伝える神経線維の通り道であるので、脳より神経線維の割合が多い。脊髄も背骨（脊椎骨が集まったもの）で形成される管（脊柱管）の中で守られていて、三一対の脊髄神経をからだの隅々まで伸ばしている（図7参照）。

脳と脊髄は解剖学的に便宜上中枢神経系と呼ばれており、頭部とからだに張り巡らされた脳神経と脊髄神経は末梢神経系と呼ばれているが、すべてつながっているものであり、からだの中での働きを考えるときは、一緒のものとして考えるほうがよい。

もう一つ大事なことがある。脳は神経細胞から出る神経線維（神経突起）を通してからだのコントロールをしているだけではなく、神経細胞からホルモンを分泌して、からだの中の臓器、特に内分泌器官に影響を与える。さらに、神経細胞は内分泌器官から分泌されるホルモンや血液の中の成分を感受する能力をもっていて、からだの中の情報を血液の中から受け取っている。脳は神経とホルモンなどの血液の中の物質から情報を集め、からだの働きを調節しているのである。

脳を手に取ってみるとずっしりと重い。その中の何千億もの神経細胞が神経突起を伸ばしてたがいにつながりあって、情報のやり取りをし、機能を果たしている。神経細胞の集まりや、神経線維の走り方は、量や形の上で多少の個人差はあるが、基本的には同じである。そこを知ろうとすると、脳を解剖してみなければならない。筆者も医学部で一五年間脳の解剖の実習に携わってきたが、なにしろ複雑にからみ合った立体物をイメージするまでには相当時間がかかった。まだ理解できているとはいいがたい。

脳は究極の美術品である。機能を果たすために進化に伴ってできあがった機能美がある。そこに魅せられて日夜脳をながめている先生たちがいる。医学部の解剖学教室では脳をいかに学生に理解してもらうか苦心しているが、その中でも脳の中なら隅々までも知り尽くした先生と一献傾ける機会を得た。東京医科大学解剖学教室教授の山田仁三先生である。先生はきれいな脳の本をたくさん出版されている。この本のヒトの脳の写真は山田先生が撮られたものである（カバー、図1、図2）。一般の人に脳を見てもらうことが、脳を提供していただいた方、すなわちその方の脳へのお礼であり、義務でもあるとおっしゃる。脳を後ろから見てごらんなさいと、先生にいわれた。左側がスマートで上下が長く、右側が少し丸く膨らんでいるでしょう、右側より左側のほうの発生が少し早いのですよ、左に機能が集中して、右利きができ、それがさらに拍車をかけて左側の脳の機能が進んだのだと思いますよ、と先生は長年脳を見続けてきた研究の結晶を惜しげもなく披露された。「脳の表面を理解するには、いかにしわができてきたかを考えるとわかりやすいのですよ。溝ができ、その先がふたつに割れて…」と、話しは尽きない。「脳の表面のしわについては小川鼎《てい》三先生の本が最もよく書かれていますよ」と、写真と共に山田先生の脳の解剖の本と小川先生の本をお借りして、千鳥足で家に帰った。山田先生の脳はお酒にも滅法強い。

1・2　脳の中

頭蓋骨

頭の髪の毛を剃《そ》ってしまうと頭の皮が現れる。からだを覆う表皮である。それをはいでしまうと、頭蓋骨（**図3**）が出てくる。そこまで頭の表面から数㎜である。頭蓋骨は顔の部分である前面の顔面頭蓋と、それ以外の脳をしまう部分としての脳頭蓋に区分される。頭蓋骨は一つの骨でできているのではない。脳頭蓋の部分は前頭骨、左右の頭頂骨、後頭骨、左右の側頭骨の6個の骨でできている。しかし、個々の骨は接するところでたがいに細かく入り込み、外れないようにくっついている。接線は縫合線と呼ばれそれぞれ名前が付けられている。生まれてしばらくは縫合が不完全である。

頭蓋骨を、硬いところは切れ、柔らかいところは切れない特殊なのこぎりで切り、ふたを取るように持ち上げると、しわだらけの脳の上部が現れる。

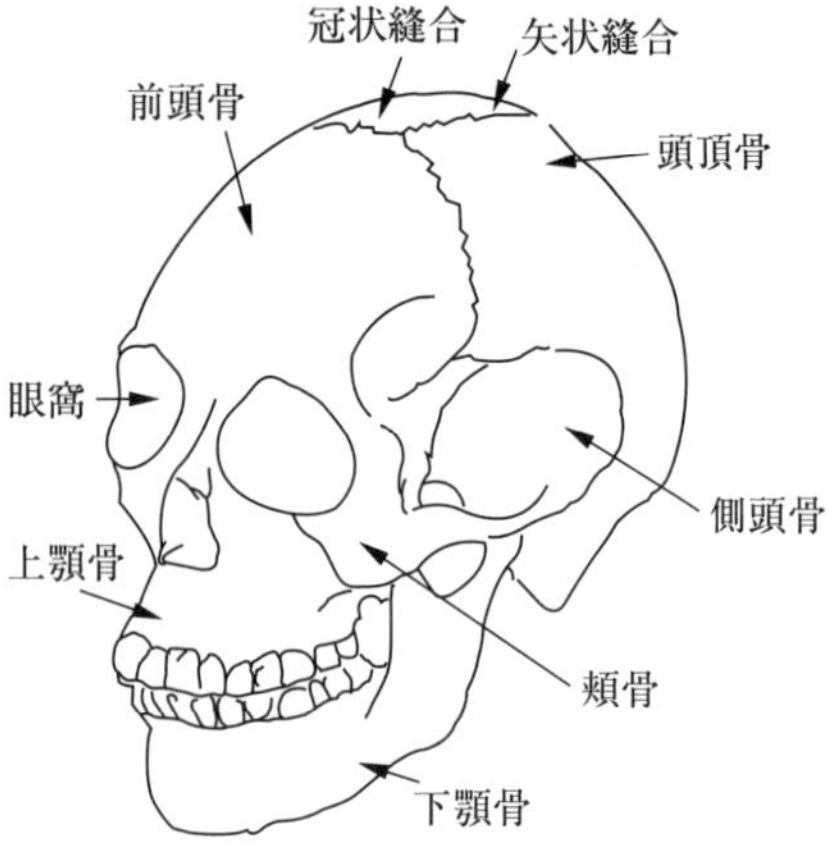

（a）前側面

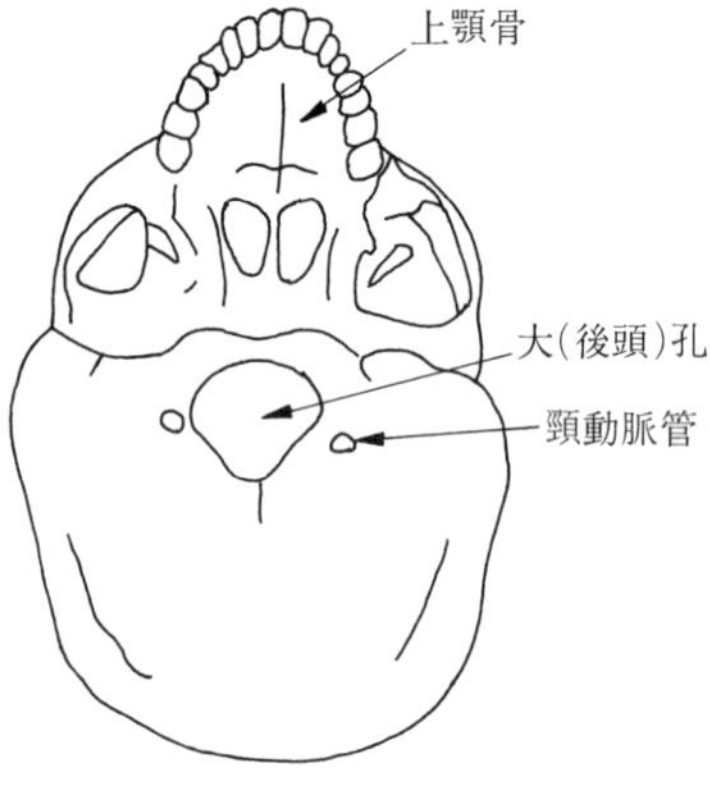

（b）底面（下顎骨は除去）

前頭骨，左右頭頂骨，左右側頭骨，後頭骨からなり，脳のほぼ前頭葉，頭頂葉，側頭葉，後頭葉の位置に相当する。

図3　頭　蓋　骨

脳脊髄膜

脳と脊髄は三枚の膜により覆われている（図4）。最も外側の厚い硬膜は頭蓋骨に付着して柔らかい脳を強く保護し、最も内側のはがすことのできない薄い軟膜は脳の表面をぴったりと覆っている。真中にはくも膜があり、くも膜と軟膜の間には隙間（くも膜下腔）があって、結合組織の線維がクモの巣のように張り巡らされ、その間に血管や、血管にいく神経が走っている。くも膜下腔は脳の中にある脳室（後述）とつながっており、脳室の脳脊髄液が流れ込んでいる。それは脳をやわらかく保護する役割を担う。くも膜下腔の血管が破れると腔に血液が充満し、脳の表面を圧迫して機能障害をおこす（くも膜下出血）。血液を早く取り除かないと、機能が回復しなくなる。

頭痛は脳膜とくも膜下腔の血管にきている神経によるものである。脳膜にばい菌が入ると髄膜炎

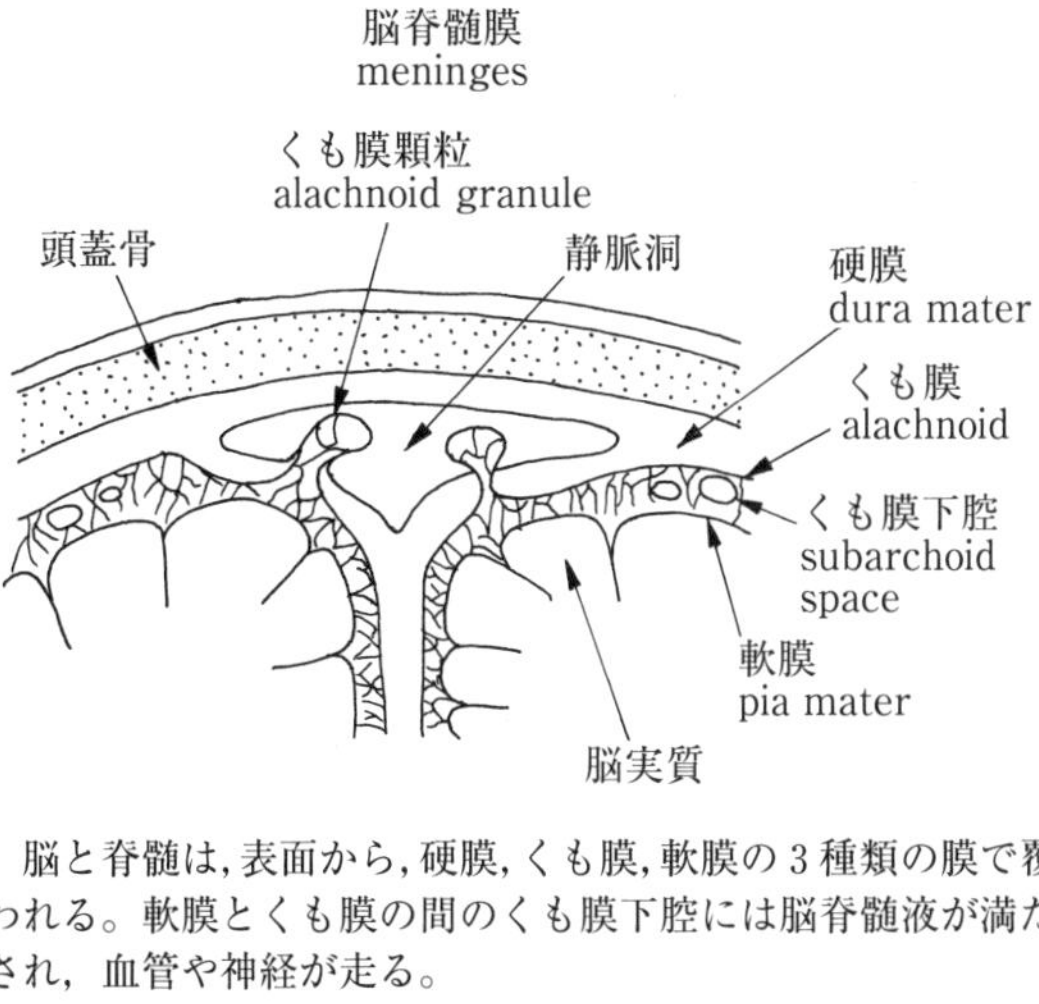

脳と脊髄は，表面から，硬膜，くも膜，軟膜の3種類の膜で覆われる。軟膜とくも膜の間のくも膜下腔には脳脊髄液が満たされ，血管や神経が走る。

図4 脳脊髄膜

をおこし、頭痛・発熱・嘔吐がおこる。

脳の大きさ

硬膜とくも膜をはがして脳を取り出して、重さ（脳重）を量ってみる。男では一、三五〇から一、四〇〇g、女では一、二〇〇から一、二五〇g、体重の四〇から五〇分の一である。臓器の中でも大きい肝臓は一、〇〇〇g前後であるから、脳が臓器の中で一番重い。その重いものが人間の一番上にある頭の中に入っているのだから、それを支える首や背骨や足は大変である。

頭蓋骨の容積は男で一、四五〇ml、女で一、三〇〇mlぐらいとされ、脳の重さより少し大きい数値である。男女で一五〇mlの差があるが、脳の重さの差は一〇〇gである。

有名な人の脳の重さが公表されているが、ちなみに、二kg以上がツルゲーネフ、クロンウェル、一・八kg以上がビスマルクやバイロン、カントも一・六kgと大きい。アナトールフランセは一kgと小さい。ヒトによって脳の重さが違うなあと、自分の頭蓋骨をさわってみた。

脳の重さは動物の種類によっても違う。大黒ネズミの脳は一・五gほどであり、体重の二〇〇分の一である。一方、鯨の脳は九kgほどで、からだの一、四〇〇分の一である。人間の脳はからだに対してやたらに大きくなってきたのである。

脳の区分

そのような脳を外から眺めてみる。表面にはしわがたくさん寄っていて、膨らみを回《かい》、みぞを溝《こう》といい、それぞれに名前がついている。ネズミの脳にしわはない。ウサギの脳にはかろうじてしわがある。

脳は終脳、間脳、中脳、橋《きょう》、延髄と区別される（**図5**）。しわのあるところは終脳の一部である（図1、図2参照）。終脳の表面は神経細胞が集まった新皮質のシートであり、厚いところで四～五㎜、最前端の前頭極や最後端の後頭極では一・五㎜ほどである。しわを広げると一、八〇〇～二、二〇〇㎠にもなり、広げたままでは人間の頭蓋骨には納まらない。小さい入れ物にできるだけたくさんの神経細胞をしまおうとすれば、おのずから、シートにしわを寄せなければならない。人間の新皮質はそのような状態で、中にまでしわが折れ込んでいる。進化の妙としかいいようがない。表面積が多いということは、多くの神経細胞をもち、多くの機能を果たすことができるということである。

脳は左と右に分かれている。終脳表面も脳の真中の奥まで達する大脳縦裂により左右の大脳半球に分かれている。しわの形は多分に個人差があるが、おおよそ決まっている。しかも、その機能がかなりわかってきている。おおまかな区分として、中心溝より前が前頭葉、その後ろが左右の頭頂葉、脳の側面にある側頭溝（シルビウス溝）の下が側頭葉、頭頂後頭溝を境に後ろが後頭葉である（**図6**）。ブロードマンは大脳皮質の細胞構築を顕微鏡で調べ、さらに細かく分類し、五二の領域に分けている。

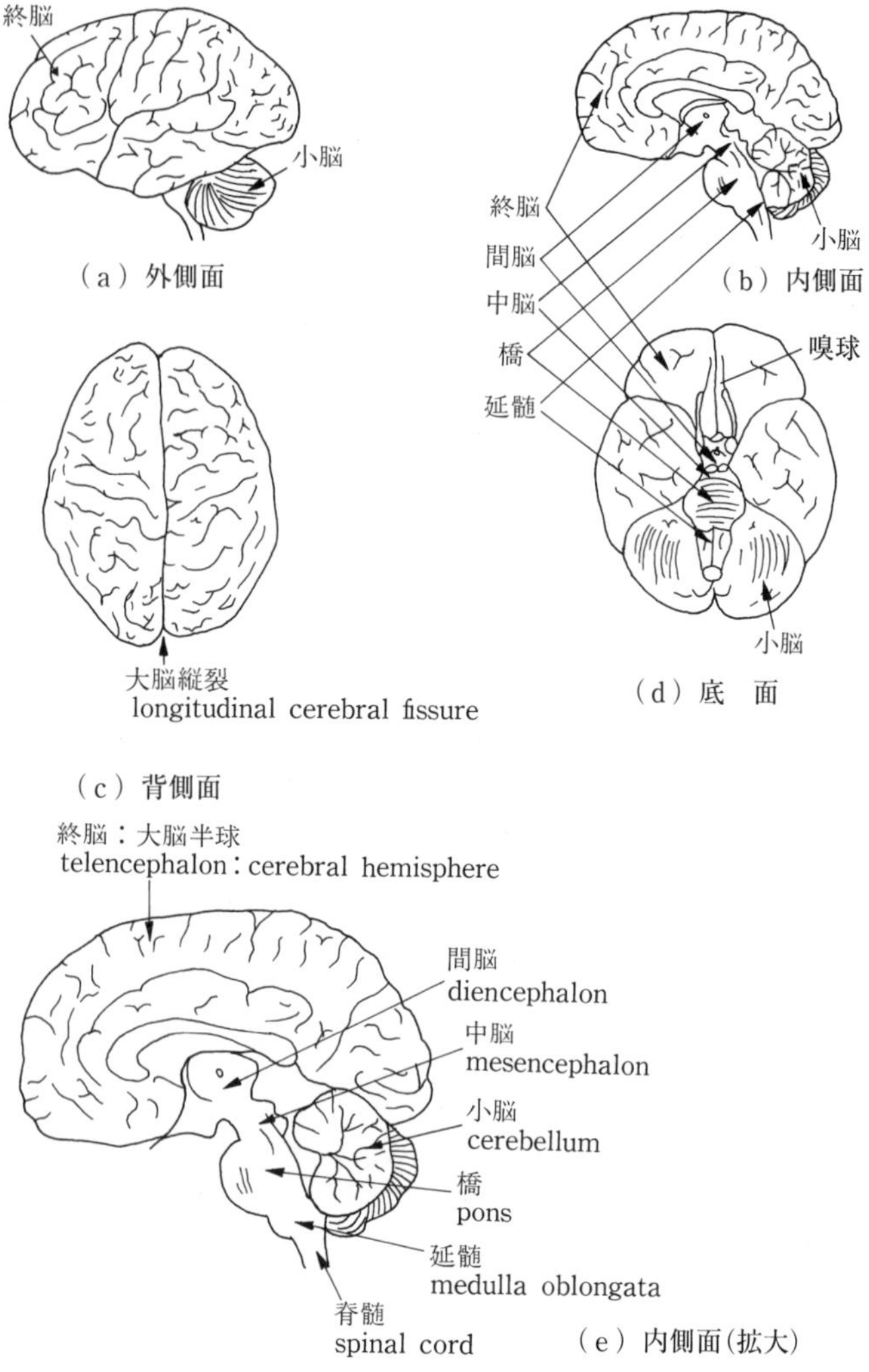
終脳
小脳
（a）外側面
終脳
間脳
中脳
橋
延髄
小脳
（b）内側面
嗅球
小脳
（d）底　面
大脳縦裂
longitudinal cerebral fissure
（c）背側面
終脳：大脳半球
telencephalon：cerebral hemisphere
間脳
diencephalon
中脳
mesencephalon
小脳
cerebellum
橋
pons
延髄
medulla oblongata
脊髄
spinal cord
（e）内側面（拡大）

図5　脳の区分

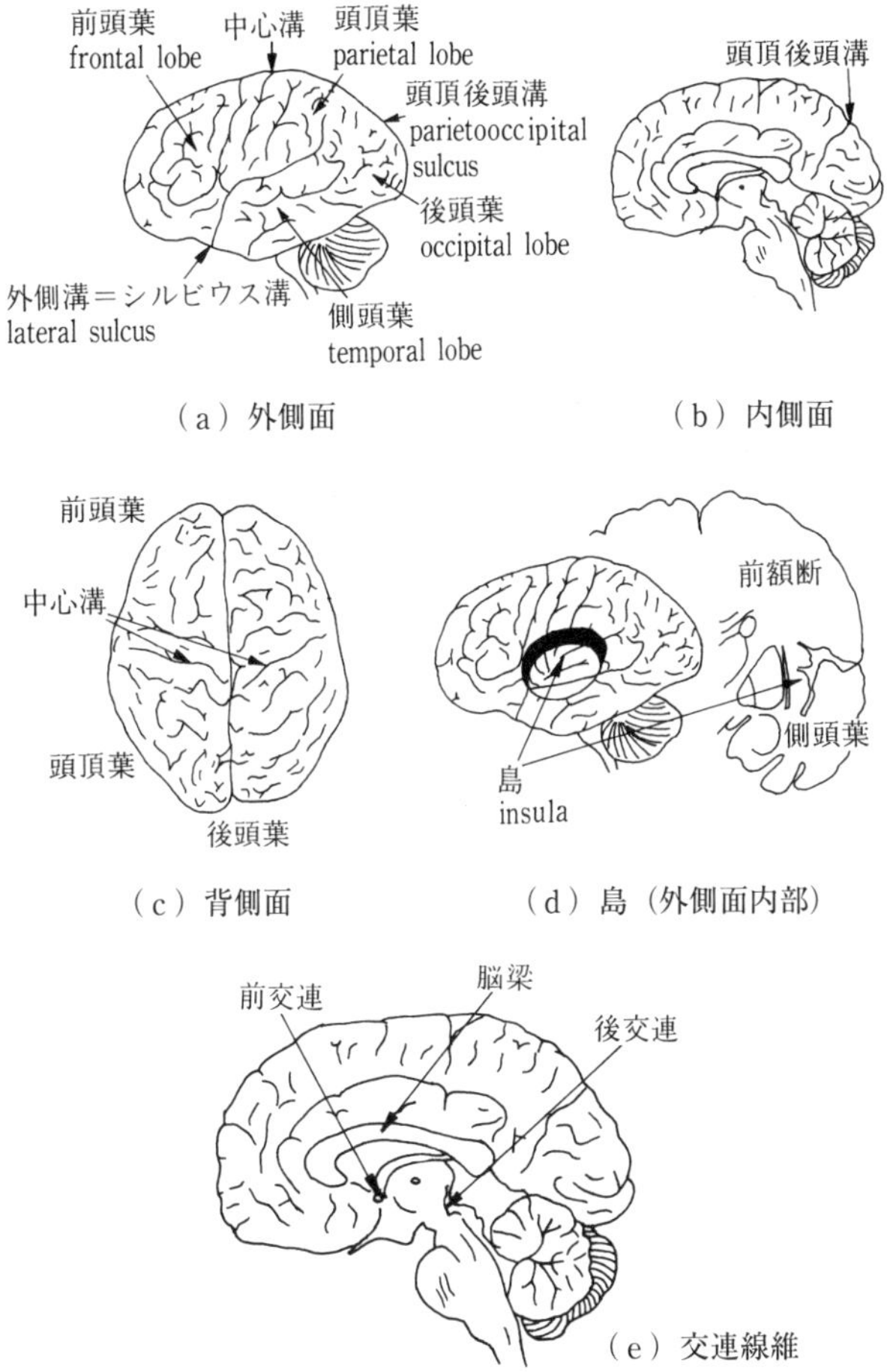

終脳は表面の皮質と奥にある大脳基底核からなる。新皮質は顕著な溝（葉間溝）で前頭葉，左右の頭頂葉，後頭葉，側頭葉に区分される。左右の脳は神経線維で連絡されており（交連線維），代表的なものは新皮質をつなぐ脳梁，大脳辺縁系をつなぐ前交連，それに後交連などである。

図6　終脳の表面

それぞれの部位が相互に関係し多くの働きをもつが、思考や運動は前頭葉、からだの感覚は頭頂葉、聴覚は側頭葉、視覚は後頭葉に機能の中心がある。もうひとつ、外からは見えないしわがある。外側溝のところをほじくると、またしわが出てくるから驚く（図6(d)）。島《とう》といって、味覚などに関係していそうであるが機能ははっきりしない。前述のように、大脳新皮質が広がりすぎて中にまで折れこんでしまった部分である。

大脳新皮質は新皮質の下にある脳梁で右と左がつながっている（図6(e)）。脳梁は二億本もの神経線維から成り立っている。スペーリー（一九八一年ノーベル賞受賞）は治療の過程で脳梁を切断して、その患者に多くのテストをして脳の機能に右と左があることを見いだしている。人間の脳はどうも左側の働きのほうが強い傾向がある。脳には新皮質だけではなく、左右の大脳辺縁系（図63参照）をつなぐ前交連など、右と左をつないでいる交連線維がある。終脳の表面は皮質であるが、奥には大脳基底核（図42参照）という神経細胞の集まりがあり、微細な動きのコントロールをしている。

終脳に続くのは間脳（図24参照）であり、脳の底にある。間脳には小さな神経核（神経細胞の集まり、後述）がたくさん集まっていて、自律機能、感覚の中継機能をもっている。脳のホルモン分泌は間脳の神経細胞が中心となっている。頭蓋骨の底の凹みにはホルモンを出す下垂体が入っていて、間脳とつながっている。

間脳より下に続く中脳（図28参照）を後ろから見ると上下各二対の膨らみ（左右一対の上丘と下丘）があり視覚反射と聴覚の機能に関係している神経核がある。橋（図40参照）の腹側部にも大きな膨らみがあるが、大脳新皮質の運動領からくる情報を小脳に中継する神経細胞が集まったところである。延髄（図47参照）には腹側部中央に一対の小さな膨らみ（錐体）があり、運動を指令する神経線維の束が通る。中脳、橋、延髄は、呼吸、睡眠、心拍など自律神経機能をもち、生きるのに欠かせない部位である。そこまでが一般にいう大脳であるが、ヒトの脳の形を木に見立てて、間脳から延髄までを脳幹と呼んでいる。

橋と延髄の後ろに小脳（図39参照）があるが、小脳も左右の小脳半球に分かれ、表面には細かなしわがある。その部分には大脳新皮質の運動領から橋を介して情報が入る。真中にある膨らみは虫部《ちゅうぶ》と呼ばれ、手足から直接情報が入る系統発生的に古いものである。

脳を底から見ると（図2(d)、図8参照）、人間では発達の悪い嗅球《きゅうきゅう》（嗅粘膜からきた嗅神経を中継する構造）が前のほうにへばりついているのが見える。一二対ある脳神経のきれはしも確認できる。脳神経は例外的に内臓や首や背の筋にいっているものもあるが、基本的には首より上の機能をつかさどっており、脳神経の障害は顔面の機能に影響が出る。

延髄は頭蓋骨の底の一番大きな孔である大孔（図3(b)参照）を境に脊髄につながる。

脊髄と脊椎

背髄は脳脊髄膜に包まれ、背骨に囲まれて存在している。背骨、すなわち脊椎《せきつい》は頭蓋骨の下部から連なる三二〜三五個の椎骨《ついこつ》でできている（**図7**(a)参照）。上から、頸椎、胸椎、腰椎、仙椎、尾骨

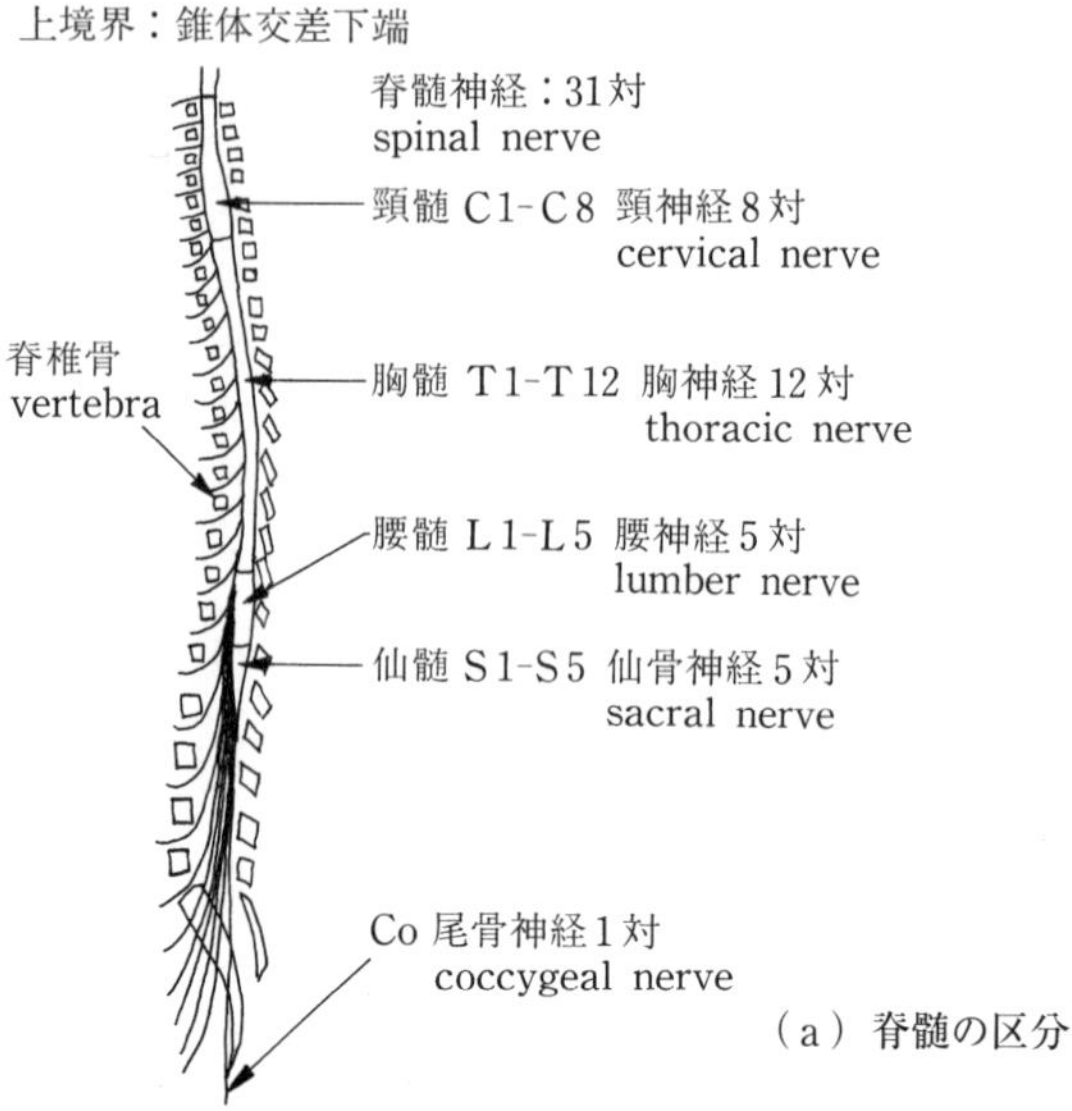

（a）脊髄の区分

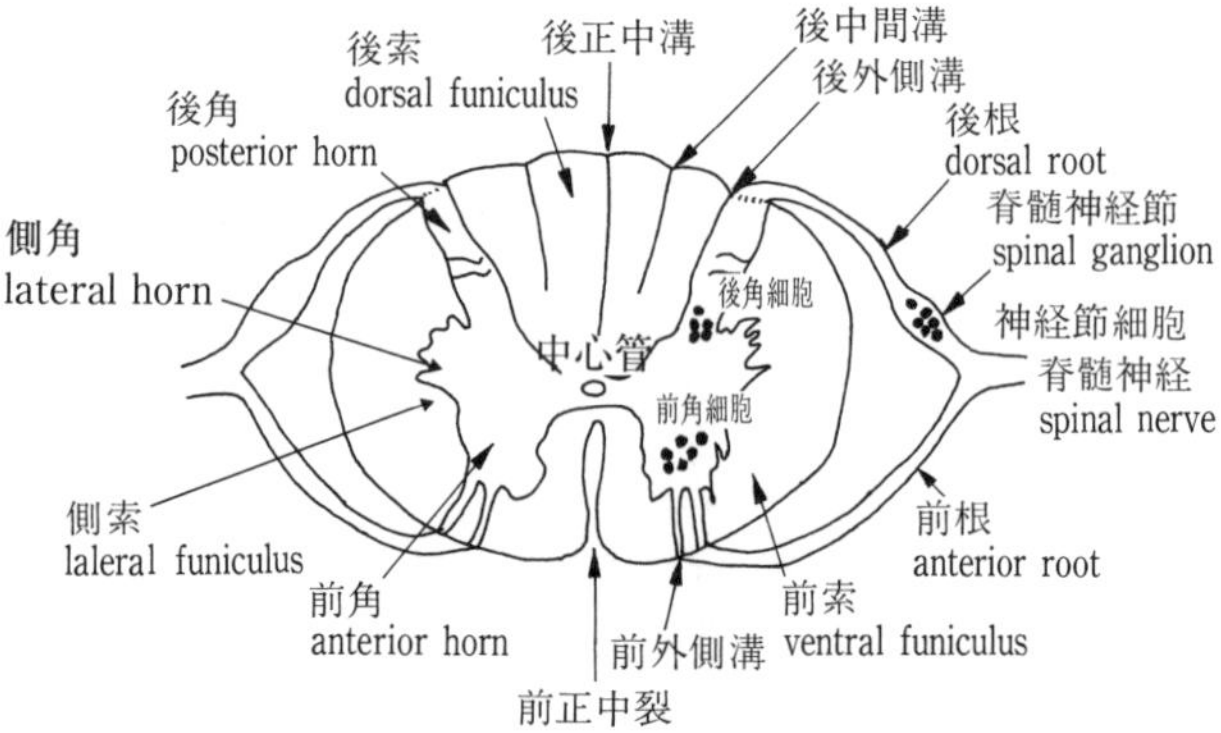

（b）脊髄の横断面

脊髄は頸髄，胸髄，腰髄，仙髄に分けられる(a)。脊髄の切断面を見ると中心管の周囲にH字状の灰白質があり，外側には白質がある(b)。灰白質は後角，側角，前角，白質は後索，側索，前索に区分される。

図7　脊　　髄

で、仙椎は集まって仙骨となり、骨盤の一部を形成している。部位によって違いはあるが、椎骨の基本的な形は、前に張り出した臼状の骨（椎体）と、その後ろに形成される穴（椎孔）を中心に横と後ろに飛び出る突起からできている。椎骨は積み重なり、上下の椎骨は長短の腱でつながれ、覆われている。椎体の間には軟骨（椎間板）があり、からだを支える働きをしている。一方、椎孔が連なった空間（脊椎管）に脳脊髄膜に囲まれた脊髄が入っており、上下の椎骨の後部横の隙間（椎間孔）から脊髄神経が出入りする。椎間孔から針をくも膜下に入れ（腰椎穿刺《せんし》）、下半身に麻酔をかけたり、仙骨の隙間から薬品を入れたり（仙骨穿刺）する。頭蓋骨が脳を保護しているように、脊椎骨は集まって脊髄を保護しているのである。楕円形の脊髄の太さは部位によって異なるが、長径一cm以下である。脊髄の長さは四二〜四四cmほどで、腰椎のあたりにまで伸びている。椎骨と同様、頸髄、胸髄、腰髄、仙髄に区分され、それぞれから脊髄神経が出る（図7(a)）。

　脊髄神経は筋肉にいく運動神経、からだの表面や関節などにいく体性感覚神経、内臓の運動と感覚をつかさどる自律神経からなっている。腕に神経を出している頸髄と足に神経を出している腰髄はおのずから神経線維や神経細胞が多いため膨らんでいる（頸膨大と腰膨大）。脊髄が損傷されると、その部位から下のからだの麻痺や運動障害がおきる。例えば、腰髄が損傷されると、下半身が麻痺し、排尿などのコントロールもできなくなる。頸髄の上のほうで損傷がおこると、手足とも麻痺してしまう。

　脊髄の真中には第四脳室（脳の空間、後述）から続く中心管があり脳脊髄液が入っている。そのまわりにはチョウのようなH字形をした神経細胞の集まっている部位（灰白質、後述）があり、前角、側角（胸髄と腰髄のみ）、後角に区別されている（図7(b)）。前角には運動にかかわる神経細胞が、側角には自律神経の神経細胞が、後角には感覚情報が入る神経細胞がある。脊髄の周囲には神経線維の束が走っており、後ろの後索、前の前索、脇の側索に区分される。後索は皮膚や筋や内臓の感覚情報を伝える上行性の神経線維が多く、側索や前索は脳から下行する運動などに関する神経線維が多い。

脊髄には後方の後根を通り、脊髄神経節（知覚）から出た神経線維が束になって入り、脊髄の前角や側角から出た神経線維は脊髄の前方の前根を通って脊髄を出る。脊髄神経節の神経節細胞から出てからだの感覚装置にいく神経線維と、前根からきた神経線維は束になり脊髄神経として、脊椎骨の椎間孔からからだに出ていく。

脳神経

脳はからだから情報を得て、適切な指令を下す器官である。その指令情報を運ぶのは、脳から直接出る一二対の脳神経（**図8**）と、脳の神経細胞から出て脊髄の細胞にいく下行線維である。

ヒトを含めて動物の頭部には生きることの要《かなめ》となる視覚、嗅覚、聴覚、味覚の感覚器が集中している。ⅠからⅫに分類されている一二対の脳神経の役割は一部の例外を除けば、首より上の、頭部の感覚と動きをつかさどっている。

四足の哺乳類は匂いを頼りに生きている。脳神経のⅠは嗅上皮から出る嗅神経である。ヒトは匂いよりも目の感覚を最も頼りにして生きている動物である。脳神経も眼の動きに関係のあるものが多い。脳神経のⅡが網膜から出る視神経、ⅢとⅣは目を動かすための筋にいく動眼神経と滑車神経である。一つ飛ばして、Ⅵも眼の動きをつかさどる外転神経である。

顔の皮膚の感覚は指と同様に大変敏感である。Ⅴの三叉神経がその役目をもち、歯の痛みはこの神経が伝える。顔の表情は高等霊長類になると複雑になり、コミュニケーションの中心となる。人間も例外ではなく顔の表情筋の動きは、目口の開閉ばかりではなく、相手への意思表示に重要である。それを行うのがⅦの顔面神経である。耳の奥の内耳には聴覚と平衡覚の感覚器があり、その神経はⅧの内耳神経である。動物にとって喉頭や咽頭の筋を制御することは命にもかかわることであ

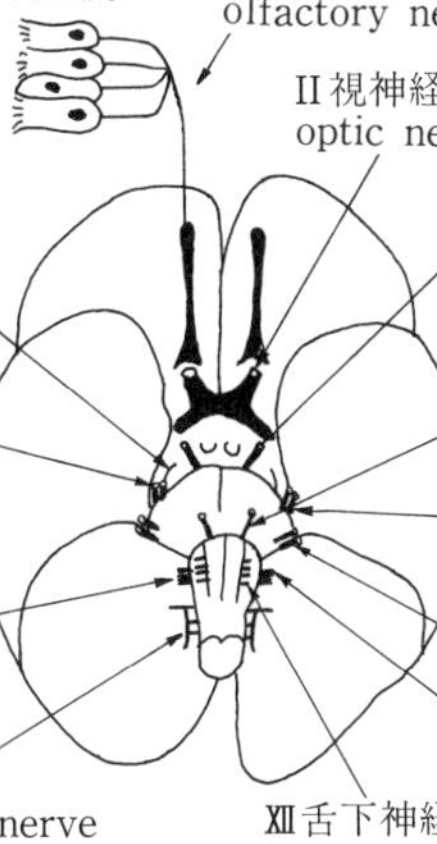

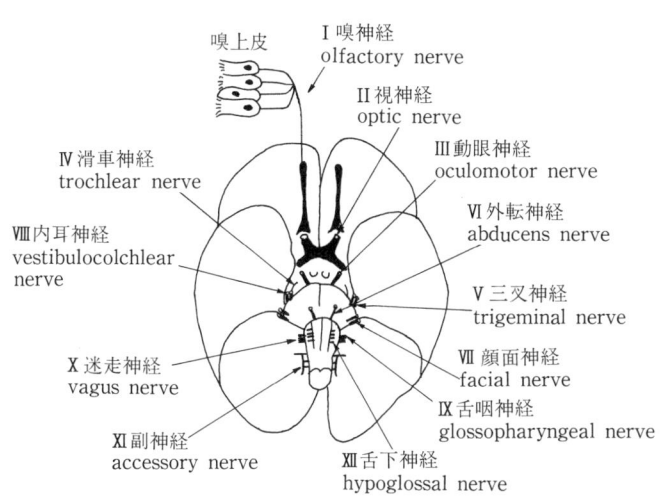

脳から12対の神経が出て，おもに首より上の機能を制御している。

図8 脳 神 経

る。Ⅸの舌咽神経と脳神経最後のⅫの舌下神経が舌、咽頭部の動きと味覚などをコントロールしている。

Ⅹの迷走神経は名前の通り、神経の走り方が解剖学者にとって同定するのが大変だったもので、脳神経なのに首より下の多くの内臓にいき、自律神経系（後述）の一つである副交感神経として働く。Ⅺの副神経ももう一つの例外で、背筋である僧帽筋と首の胸鎖乳突筋を支配するが、これは頭を支える筋肉であるから、頭の動き、ひいては、視覚にも関係してくる。このようにみていくと、どれをとっても生きていく上で重要な役割をもっているが、特に人間が最もたよりにしている視覚に関する神経が多いことを再度確認しておこう。

脊髄神経

脊髄から出る三一対の脊髄神経（図7）にはからだの筋にいく神経と、からだの皮膚の感覚装置からくる神経が混じっている。

頸髄から出て後頭部から腕にいく頸神経が八対（C1～C8）、胸髄から出て胸や背中に行く胸神経が一二対（T1～T12）、腰髄から出て脚前面と腰にいく腰神経が五対（L1～L5）、仙髄から出てお尻と脚後面と外陰部にいく五対の仙骨神経（S1～S5）と尾骨神経一対（C0）である（図22参照）。これらの神経は動脈に沿ってからだの中と表面に分散していく。からだの表面に分布する場所は決まっているが、前後の脊髄神経と重複するため、一本の脊髄神経が故障しても上下の神経がカバーしてくれる仕組みになっている。

筋にいく神経線維は脊髄前角の神経細胞から出る。筋に達した運動神経の神経線維は一本一本になって筋細胞に接し、運動終板をつくる。そこで神経伝達物質のアセチルコリンにより筋への指令がなされる。

感覚装置（触覚、圧覚、冷温覚など）にいく神経線維は脊髄のわきにある脊髄神経節（神経細胞の集まり）から出た神経の樹状突起（後述）である。脊髄神経節細胞のもう一つの突起である神経突起（後述）は脊髄に入り、上行し、長いものは脳まで達して、感覚装置の情報を伝える。

自律神経

脊髄神経や脳神経には皮膚の感覚器と筋にいく神経だけではなく、内臓や感覚器を動かしたり、それらの状態を脳や脊髄に伝える自律神経も含まれている（**図9**）。それらの神経がからだの働きを良い状態に保っている。自律神経には交感神経と副交感神経があって、たがいが相反する働きをもつ（すべてではないが）ことで、内臓の働きがちょうどよい具合になる。交感神経を出す細胞は脊髄にあるが、神経線維は直接内臓にいくことはなく、脊椎の脇の交感神経幹とよばれる神経節群の神経細胞にいく。神経節までの神経線維を節前線維と呼ぶ。交感神経節細胞から出た神経線維（節後線維）が内臓に分布することになる。一方、副交感神経も脳や脊髄から出た神経線維は内臓の中にある副交感神経節の神経細胞にいき、その神経細胞から出た神経線維が目的の部位にいく。したがって副交感神経は節前線維が長く、節後線維は臓器内ということになる（**図10**）。

脳　室

脳の中には空間があり、ローマ時代のガレノスはそれを記憶を蓄える部屋だと考え、一七世紀のデカルトにしても目の映像が映し出される部屋だとした。それは脳室のことで、脳脊髄液という体液に

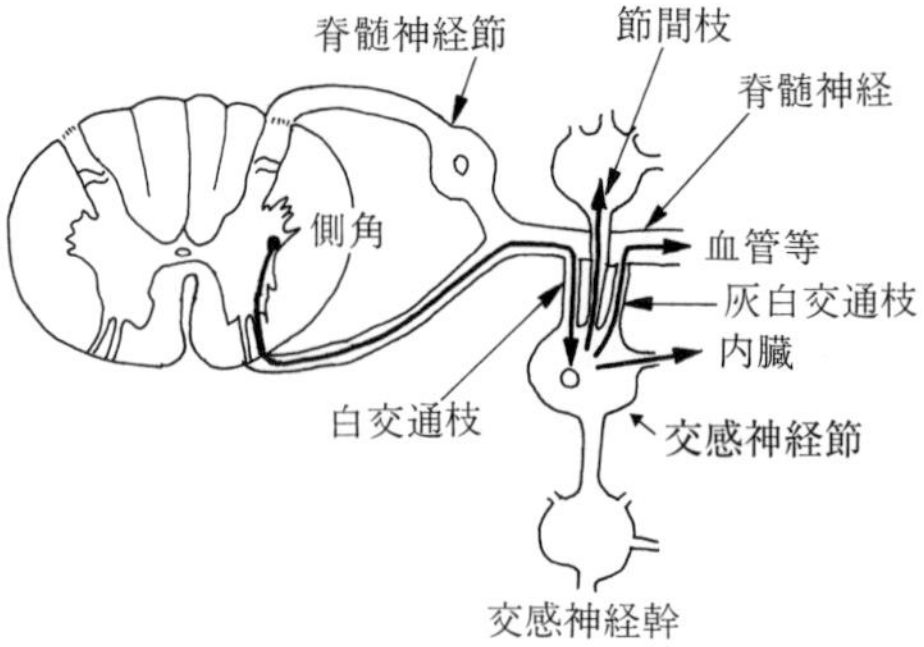

（a）交感神経

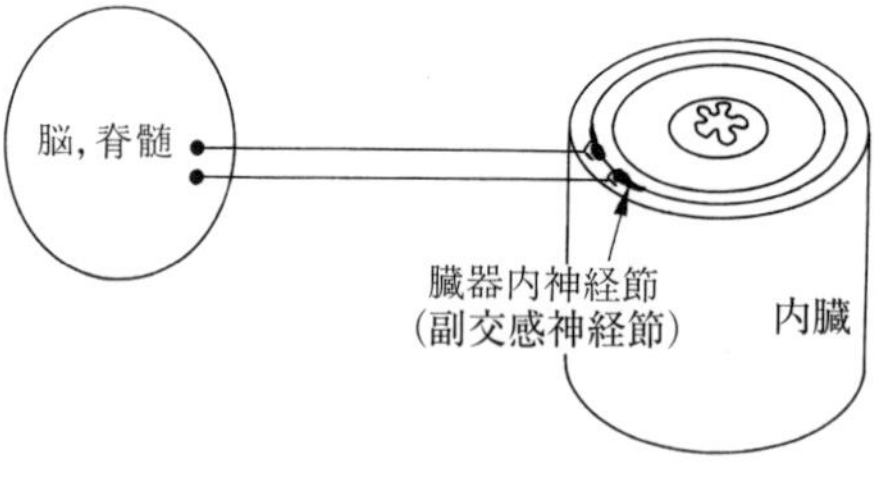

（b）副交感神経

脊椎の脇に左右の交感神経節があり(a)，上下の交感神経節は神経線維により連絡している（交感神経幹）。交感神経節から出た線維が内臓にいく。副交感神経は仙髄から出て下腹部の臓器にいくものや，腹部内臓にいく迷走神経，それに眼の機能にかかわる動眼神経の一部などがある。脳脊髄から出た副交感神経線維は内臓の副交感神経節にいく(b)。

図9　自律神経系（交感神経，副交感神経）

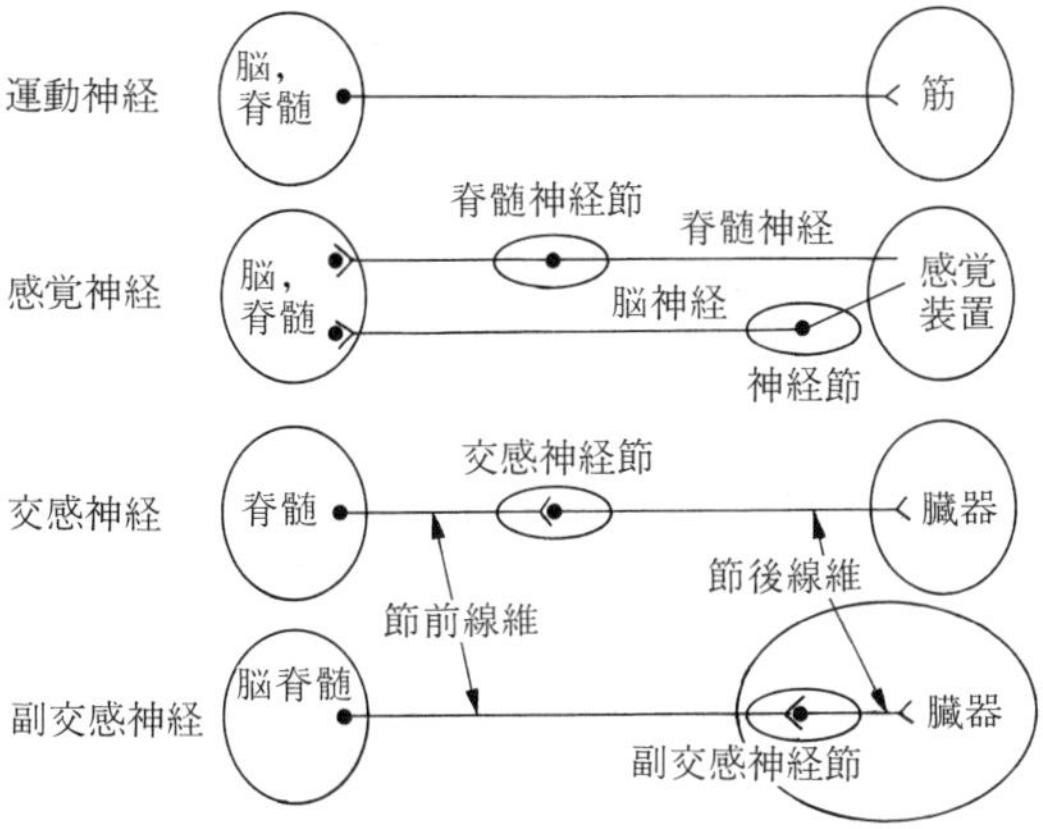

交感神経と副交感神経節は図 9 参照。

図 10　末梢神経走行の原則

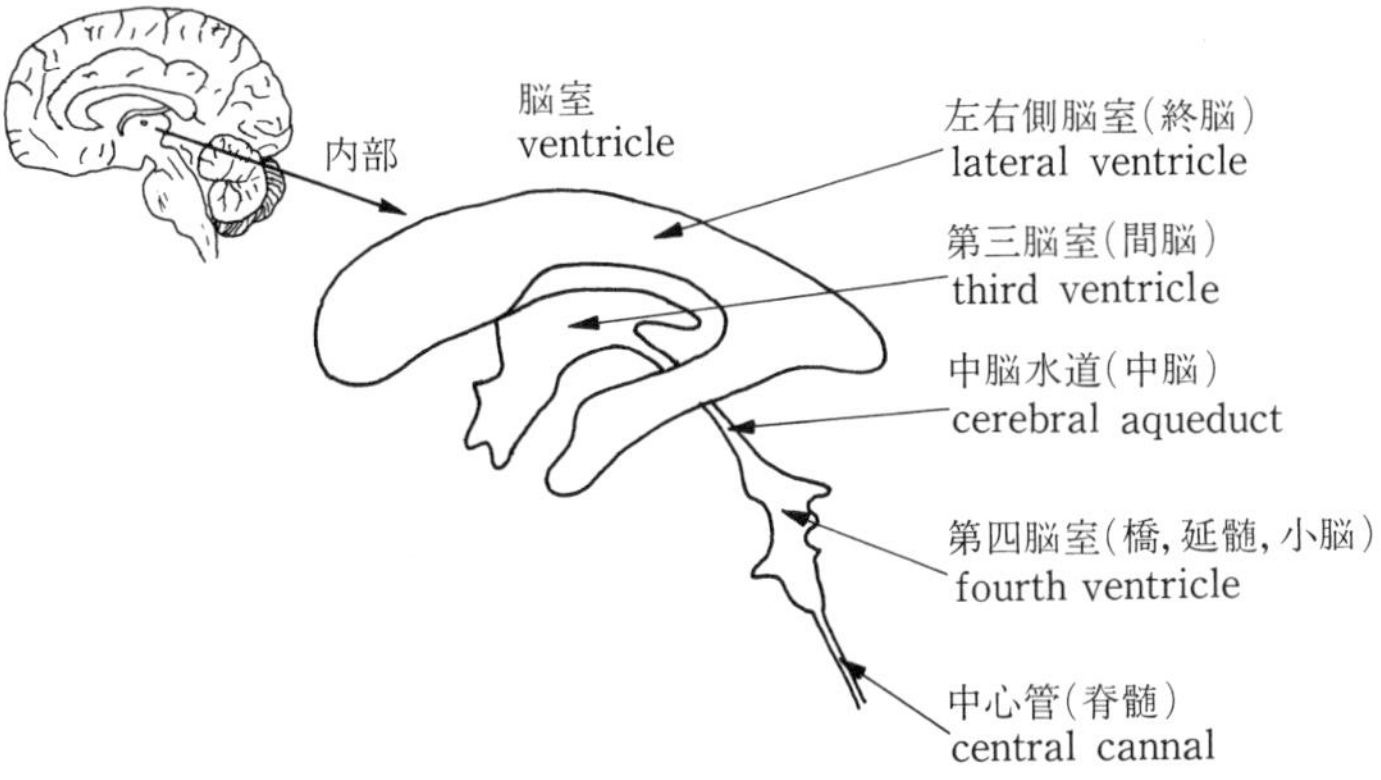

脳と脊髄の内部には脳脊髄液を入れる脳室と中心管がある。

図 11　脳　　室

近い液が入っている。脳の中には形の違った脳室がつながって存在しており、終脳の中には左右の側脳室、間脳の真中には第三脳室、中脳には管状の中脳水道、橋と延髄と後ろの小脳に囲まれた第四脳室がある（**図11**）。第四脳室は脳の背面から見るとひし形をしていて、末端は脊髄の真中を通る中心管につながる。脳と脊髄は管状の組織（神経管）から発生（図69参照）するので、その真中の管が膨らんで脳室になると考えるとイメージを作りやすい。

脳脊髄液は血液から作り出される。脳室の壁の一部である脈絡組織と細い血管からなる脈絡叢でつくられる。脳室でつくられた脳脊髄液は、第四脳室の三つの孔からくも膜下腔に流れ、脳の表面のくも膜下組織を満たすことになる。このような構造から、脳が水に浮いているという表現がなされるが、必ずしもそうではない。しかし、脳の内外に脳脊髄液があることから、脳は柔らかく守られることになる。それだけではなく、脳脊髄液に分泌されたものは脳全体にすばやく影響を与えることができることから、情報の伝達の役割ももっていると考えられている。

脳脊髄液は、脳脊髄神経を覆っているくも膜下腔を通って、からだの中に出ていく。脳の天辺にあるくも膜が顆粒状になって静脈に突き出した組織（くも膜顆粒、図4参照）からも脳脊髄液は静脈に捨てられる。

1・3 脳の構成

取り出された脳は保存するためにホルマリンに漬けておく。医学部の解剖実習では，ホルマリンを洗い流した脳を，脳刃で切断するか，メスなどで切り取りながら検分していく。

ホルマリン固定の脳は少し黄味がかった土色をしているが，生の脳はもっと白い。どちらにしろ脳を切断してみると，より白っぽい部分（白質）と，色の濃い部分（灰白質）が区別できる（**図12**）。白質は神経線維（神経細胞の突起）が束になっていて，神経線維の膜には脂質が多いために白く見える。灰白質には神経細胞体が集まっている。脳の表面の新皮質は神経細胞のシートなので，脳の表面側は色が濃い。脊髄は外側が神経線維の束であり，外側が白っぽく見える。

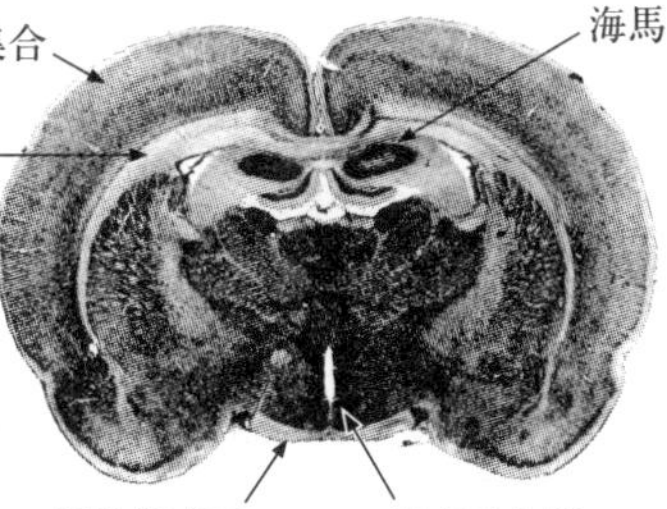

ラット前脳の顕微鏡写真（クレシルバイオレット染色）。白い部分が神経線維の集まり（白質）。黒い部分は神経細胞の集まり（灰白質）。神経細胞の小さな集団を神経核という。視神経交叉中央上部に視交叉上核が見られる。

図12　灰白質と白質

脳と脊髄は、神経細胞とそれから出る神経線維からできているが、それだけではない。脳と脊髄には神経細胞を支える神経膠細胞が充満しており、栄養酸素を供給する血管も縦横に走っている。

神経細胞

からだの細胞数は六〇兆、脳の神経細胞数は何百億から一兆ともいわれている。大脳新皮質には一四〇億の神経細胞があるといわれている。すべての脳の神経細胞の正確な数に関してはわからないところがあるが、膨大であることは確かである。それぞれの機能に応じて、神経細胞の形は異なるが、基本的には細胞体と二種類の突起（電気的情報を伝える長い神経突起と情報を受ける短い樹状突起）をもっており、神経単位（ニューロン）と呼ぶ（**図13**）。脳や脊髄の中では電気は神経突起を通って、別の神経細胞の細胞体や、樹状突起に伝えられ、逆走することはない。しかし、神経突起はどちらの方向にも電気を走らせる機能をもっているので、実験的には反対側に電気を走らせることは可能である。神経突起は神経線維とも呼ばれる。

神経細胞の形はいろいろであり、神経突起は基本的に一本出るが末端は分岐する。樹状突起は細胞によって一本のものもあるし複数あるものもある。一般的に描かれるのは神経細胞体にたくさんの樹状突起が飛び出しているものである。神経突起は長いものでは脳の天辺から脊髄に達し、七〇㎝近くなる。からだの中を走る一般に神経と呼ばれるものは、神経突起か樹状突起の長いものの集りである。

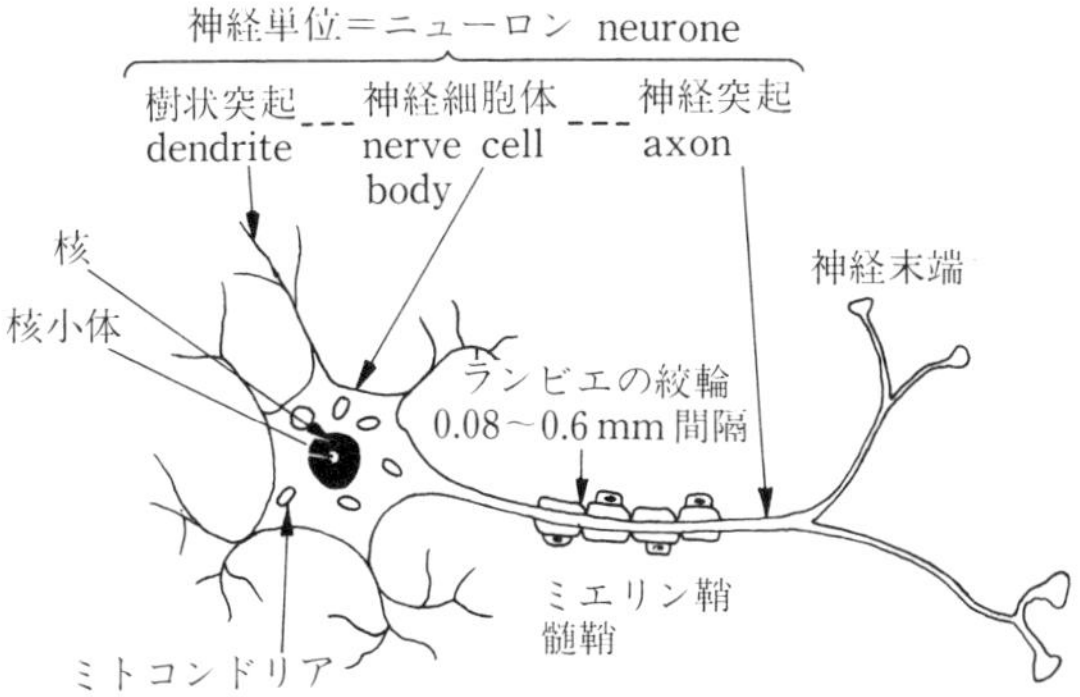

（a） 神経細胞体と突起

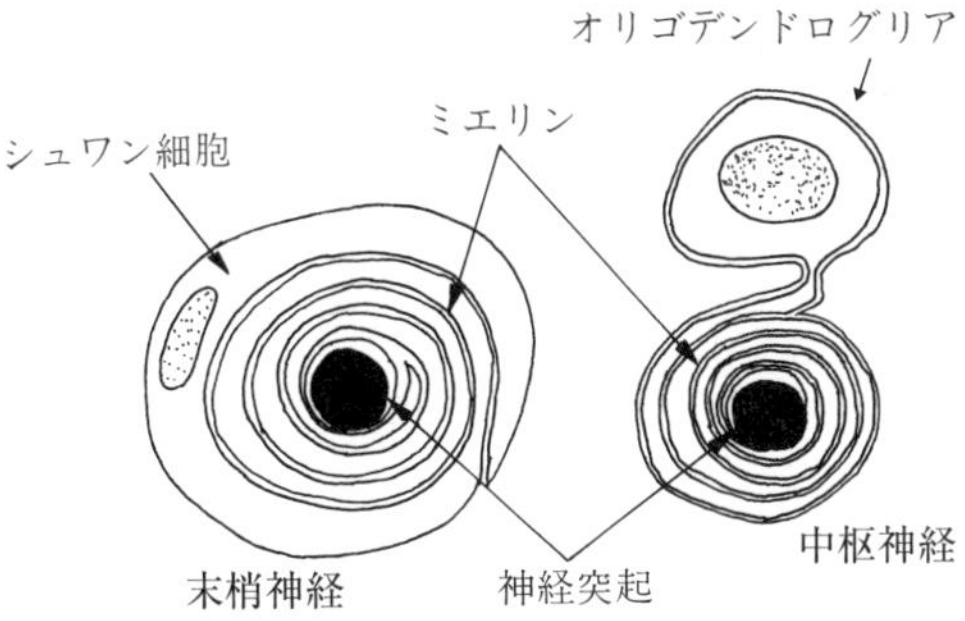

（b） 髄鞘（ミエリン鞘）形成

神経細胞は神経細胞体から出る単数または複数の樹状突起と一本の神経突起をもつ。それらを合わせて神経単位（ニューロン）と呼ぶ（a）。末梢神経系ではシュワン細胞の細胞膜が神経突起に巻き付き，中枢神経系では稀突起膠細胞（オリゴデンドログリア）の細胞膜が巻き付いて，髄鞘（ミエリン鞘）を形成し，絶縁する（b）。

図13 神経細胞

シナプス

神経細胞がもう一方の神経細胞に情報を伝達するのは神経突起の膜（細胞膜）の上を走る電気である。しかし、神経突起の末端では、神経伝達物質を放出することで、相手方の神経細胞を発火させる。電気的なシグナルは化学的なシグナルに変わって、相手方の神経細胞に情報が伝わり、再び電気的なシグナルになるのである。

神経突起の末端は、肥厚した細胞膜（シナプス前膜）と、それに接する相手方の神経細胞の細胞膜（シナプス後膜）によりシナプスという構造をつくる（**図14**ⓐ）。シナプスはギリシャ語由来で〝抱きつく〟という意味があるそうである。電気的なシグナルを化学的なシグナルに置き換える構造である。これは化学的シナプスと呼ばれ、哺乳類の脳の中の多くはこの神経伝達方式で成り立っている。

神経伝達物質

神経細胞は細胞体や神経突起の末端で神経伝達物質を合成し、シナプス小胞内にしまっておく。神経の突起の中には神経原線維という細い線維がたくさん入っている。神経原線維は、神経細糸（ニューロフィラメント）と神経細管（ニューロチューブル）よりなる。それらの構造により物質の移動が支持される。特に神経突起の中は神経細胞体でつくられた神経伝達物質がシナプスに移動されるだけではなく、ミトコンドリアや小胞体などの細胞内小器官も両方向に移動する。

神経末端と相手方の細胞膜の間には一〇～二〇nm（ナノメートル、一mmの百万分の一）のオーダー

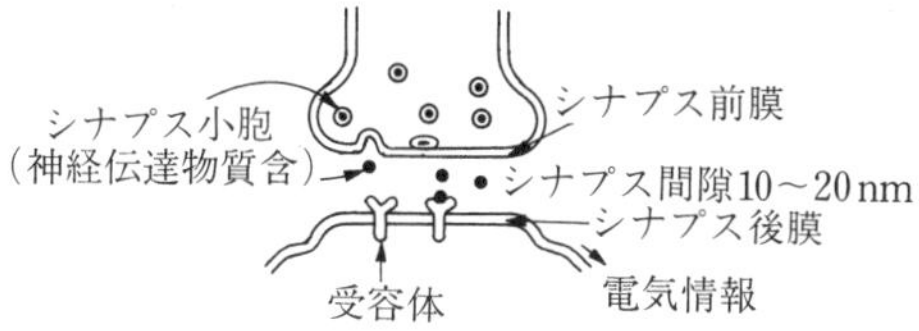

（a） シナプスの模式図

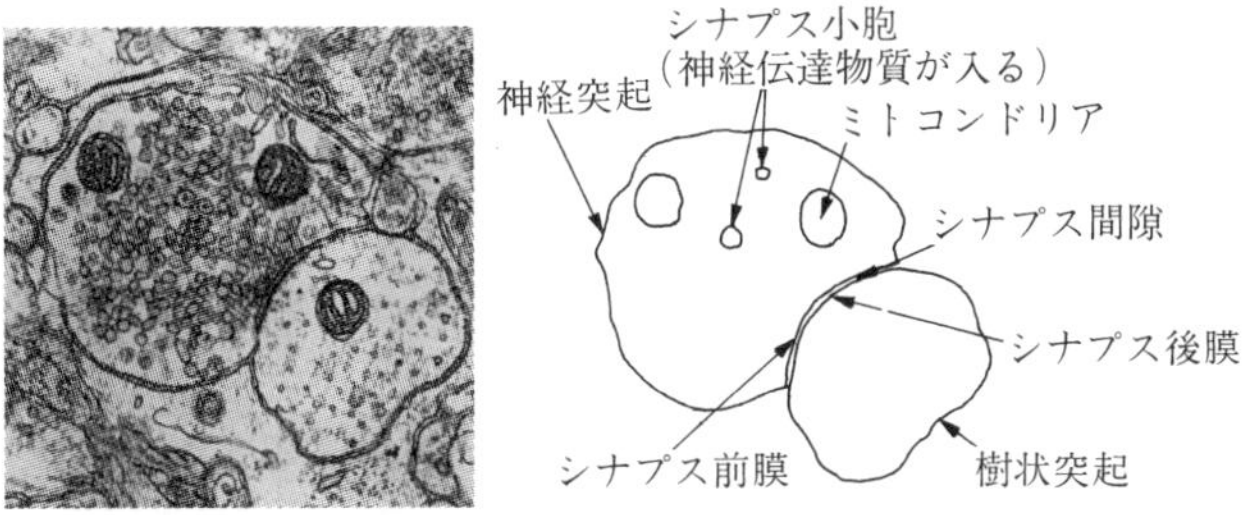

（b） シナプスの微細構造（電子顕微鏡写真は順天堂大学医学部宮川桃子先生提供）

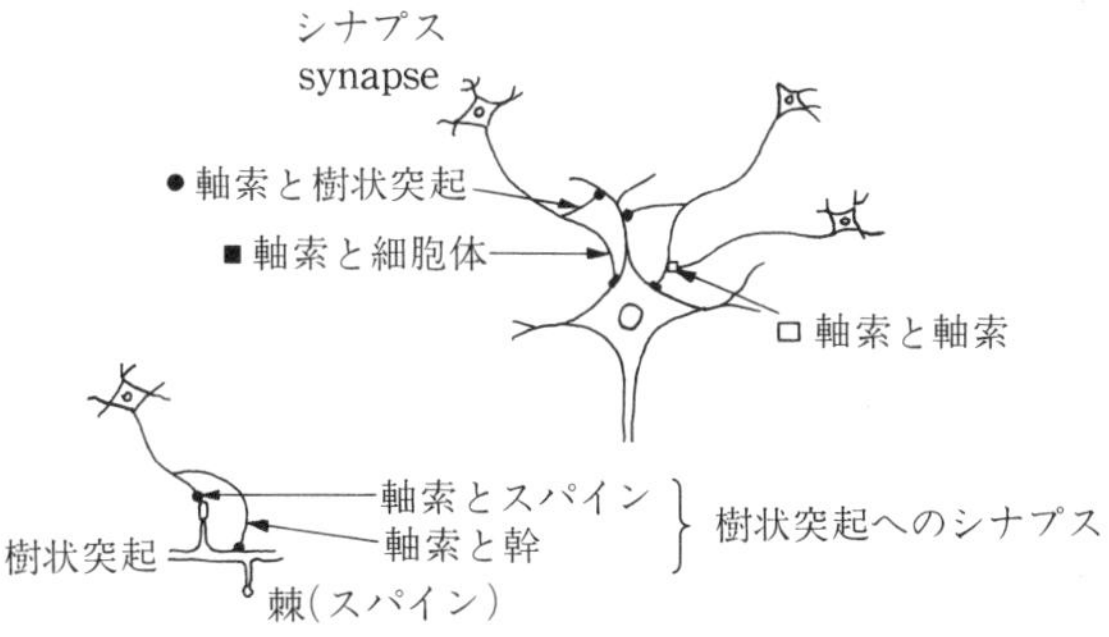

（c） 形成部位によるシナプスの種類

図14 シナプス

のシナプス間隙があって、電気的情報が伝わってくると、シナプス前膜からシナプス小胞にしまわれていた神経伝達物質が間隙に放出される。適当な量の神経伝達物質が相手方の細胞膜にある受容体に結合すると、相手方の神経細胞は電気的な発火を引き起こし、情報がさらに先にいく。

シナプス間隙に放出された神経伝達物質は、分解酵素によりすぐに分解される。もし分解されないと神経伝達物質が絶えずシナプス後膜を刺激し、相手の神経細胞はパニック状態になってしまう。しかし、分解されてしまうものばかりではなく、もう一度神経突起の末端に取り込まれ、再利用されるものもある。

シナプスする相手は細胞体の細胞膜であったり、樹状突起の細胞膜であったりする（図14(b)）。また、樹状突起にある小さな棘《とげ》（スパイン）にシナプスするもの（スパインシナプス）と幹にシナプスするもの（シャフトシナプス）がある（図14(c)）。数は少ないが、別の神経細胞の神経突起にシナプスして、その神経突起の情報伝達を抑制してしまうものもある。大脳皮質の一つの細胞に一万から二万のシナプスがあるとされている。一つの神経細胞の神経突起は末端で分岐し、多くのシナプスをつくる。最近では、状況に応じてシナプスがついたり離れたりしていることが明らかにされている。

神経伝達物質を介さないで神経突起と相手方の細胞膜の結合構造（コネクソン）を介して電気的情報が直接伝わる電気的シナプスも哺乳類の脳や脊髄では数少ないが存在している。

神経伝達物質は一種類ではなく、いろいろな物質が使われている（**表1**）。神経伝達物質のほとんどはからだの中でなんらかの役割をもってそれぞれの臓器でつくられているものである。中には内分

表1 神経伝達物質の種類

1	アミン	
	1-1	アセチルコリン
	1-2	カテコールアミン
	1-2-1	ドーパミン
	1-2-2	ノルアドレナリン（=ノルエピネフリン）
	1-2-3	アドレナリン（=エピネフリン）
	1-3	インドールアミン：セロトニン
	1-4	イミダゾールアミン：ヒスタミン
2	神経ペプチド	
	2-1	アヘン様ペプチド（オピオイドペプチド） B-エンドルフィン，メチオニンエンケファリン，ロイシンエンケファリン，ダイノルフィン，キヨトルフィン
	2-2	消化管ホルモン サブスタンスP，VIP，コレシストキニン（CCK），ガストリン，ニューロペプチドY，ニューロテンシン，ボンベシン，モチリン
	2-3	視床下部神経ホルモン GnRH，CRH，ソマトスタチン，TRH，GRH
	2-4	下垂体ホルモン ACTH，プロラクチン，成長ホルモン，MSH，オキシトシン，バソプレシン
3	アミノ酸	
		グルタミン酸，ガンマ酪酸（GABA），グリシン，タウリン，アラニン，アスパラギン酸，システイン酸

泌器官や消化管から分泌されるホルモンが神経細胞でつくられ神経伝達物質として働いている。神経細胞の遺伝子はそのような物質を神経伝達物質として利用するように進化してきたのである。

古くから知られているものにモノアミン類がある。ドーパミン、セロトニン、アセチルコリン、アドレナリン、ノルアドレナリンなどはよく知られている。さらに、測定技術の進歩に従ってペプチド性神経伝達物質、アミノ酸性伝達物質が見つかっている。

神経伝達物質はシナプスの相手方の細胞膜にある受容体に結合する（図14(a)）。とすれば、その物質の受容体に働いて同じ作用をする薬品（作動剤）や、受容体を阻害したりする薬品を投与することで、受容体をもつ神経細胞を働かせてしまったり、働きを抑えたりすることができることになる。神経疾患の回復や症状軽減に飲む薬は神経伝達にかかわる薬品が多い。ペプチド性神経伝達物質の中にはオピオイドと呼ばれるものがある。それは麻薬である。覚せい剤のＬＳＤはセロトニンの受容体に作用する。精神機序に作用する向精神薬は神経伝達に影響を与える薬品である。

電気伝達

神経細胞を覆う細胞膜は刺激がくると電流が生じる。その仕組みは細胞膜にある。

体液にはナトリウムやカリウムがたくさん含まれている。ナトリウムはいわゆる塩としてからだの中に取り込まれる。構造式はよく知られているNaClである。NaClが水や体液中に溶けると、Na^+とCl^-というイオンの状態になっている。カリウムもK^+というイオンの状態で体液の中に存在している。

どのような細胞でも、細胞膜の内側と外側では電位差があり、細胞の内側はマイナスである。これを膜電位という。この膜電位が大きく変化する細胞が神経細胞であり、膜電位の変化が移動していくことで、情報を伝える仕組みが、神経細胞の電気伝達である（**図15**(a)）。

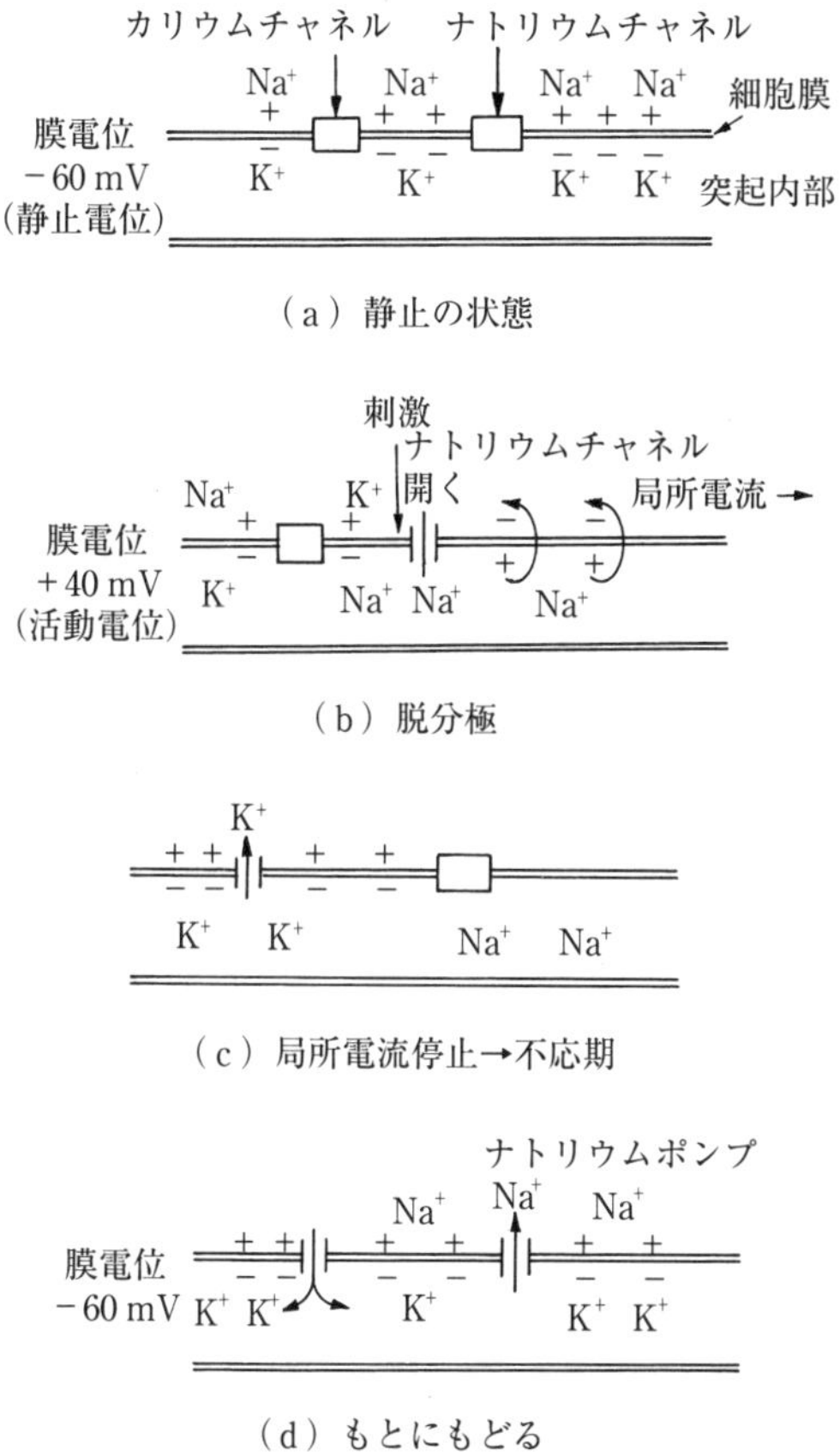

神経細胞の電気伝達は，突起の膜におけるカリウムイオンとナトリウムイオンの流出・流入により生じた局所電流によるものである。

図15 電気伝達

細胞膜は脂質でできており、水を通すことはないので、外の水に溶けているものが簡単に細胞の中に入ることはできない。細胞膜には細胞の外にあるものを細胞の中に取り入れる仕組みがあって取り込みを調節している。膜にはカリウムイオンとナトリウムイオンの通路であるカリウムチャネルとナトリウムチャネルがある。特にナトリウムは能動的に細胞の外にくみ出されるナトリウムポンプという機能により外に排出される。それらの機能が働いて、細胞膜の内側にはカリウムイオンがたくさん存在し、外側にはナトリウムイオンがたくさん存在することになる。また、カリウムイオンは比較的膜を通過しやすいことから、そのバランスで細胞膜の内側がマイナス電気をもつことになる（膜電位）。この電位は一定のところで落ち着いている（静止電位）。

神経伝達物質が働くことなどで、細胞膜が刺激されると、細胞膜内外の電位が変化し、その部位の電位差がなくなる。そこへナトリウムが細胞内に入り、細胞内がプラスに逆転する。その結果電気が外側に向かって流れる。それがおさまると、カリウムが通りやすくなって、外に放出され、電気の流れはおさまる。今度はナトリウムポンプが働いて、ナトリウムを外に追い出し、カリウムが中に入るとまた細胞内がマイナスになりもとにもどる。このような細胞膜の一部の局所電流が生じると、その電流が、隣の部分の静止電位に変化をおこし、連続して局所電流が伝わっていくことになる。神経細胞体に生じた局所電流は神経線維の細胞膜にも局所電流を生じさせ、それが神経末端のシナプスまでいくと、シナプス前膜から神経伝達物質を放出させる。興奮の大きさは伝導中に弱まることはない。また、神経線維は束になって走っているが、一本の神経線維の興奮は隣接する神経線維に乗り移ることはないとされる。

神経において電気は一mを〇・〇〇八秒で伝わるとされる。しかし、脳やからだの神経伝達の速さは神経細胞によって違っている。神経突起が太いほうが速く伝わるが、もっと大きな違いは、神経突起に絶縁体が巻き付いているかどうかということになる。神経突起の周りに一定間隔に絶縁体（ミエリン鞘、髄鞘）が巻き付いていると、電気は絶縁体を飛び越して生じることになり、局所に生じた電気の伝達が跳躍して行われ、神経突起の先に早く到達することになる。

その絶縁体は神経細胞がつくるのではなく他の細胞がつくりだしている。からだの中に走っている神経線維と、脳の中を走っている神経細胞では、絶縁体をつくっている細胞が違う。からだの中ではシュワン細胞がつくっており、脳の中ではオリゴデンドログリア細胞（稀《き》突起神経膠細胞、図13参照）がつくっている。絶縁体の正体は、それらの細胞がなん重にもぐるぐると神経突起に巻き付いたもので、巻き付いた細胞の部分は細胞質がほとんどなくなって、細胞膜だけになっている。言い換えると、絶縁体は細胞膜がバームクーヘンのような形で巻き付いたものと言えるのである。細胞膜はおもに脂質でできており、すばらしい絶縁体になる。

ホルモン分泌

神経細胞の電気的情報伝達機能は脳の働きの主たるものであるが、神経細胞のホルモン分泌能力と感受能力が脳の機能をただのコンピューターではなくしている。脳の機能は多岐にわたり、生殖にも大事な役目がある。生殖は生殖腺から出るホルモンが一定に保たれてはじめて正常な機能が営まれる。それは脳から分泌されるホルモンが、生殖腺をコントロールしている下垂体のホルモン分泌を調節することで成り立つ。さらに、脳のホルモンの分泌は血液中の性ホルモンの影響を受ける。このようなホルモンによるフィードバックメカニズムばかりではなく、血液中の物質は脳に多くの影響を及ぼす。例えば、血液中の糖分の量は脳に影響を与え、食欲をコントロールする。このような血液中の物質が影響するのは神経細胞にそれらの物質の受容体が存在するなど、反応するシステムがあるからである。特定の部位の神経細胞には豊富な性ホルモンの受容体が見られる。からだの中の状態が、血液中の物質によって神経細胞に伝達されるのである。

脳がホルモンを分泌できるのは、神経細胞にホルモンを合成し、できたホルモンを神経突起の中を移動させ、その末端から、血管に分泌する仕組みと構造があるためである。ホルモンを分泌させることのできる神経細胞は脳の特定の部位、特に視床下部などに限られるが、最近では小脳の神経細胞でもホルモンを分泌する能力があることが示唆されている。

神経細胞は神経伝達物質を合成し、シナプスで放出するが、それが血管に分泌されればホルモンである。化学的シナプスによる伝達とホルモン分泌は大変似た機能といえるであろう。ともあれ、脳は神経伝達システムと、液性情報伝達システムの親玉といってよいのである。

神経膠細胞

脳の中には神経膠《こう》細胞（グリア細胞）が神経細胞よりはるかに多くある（**図16**）。脳の成長はグリア細胞の増殖でもある。脳は、神経細胞の働きを補助する神経膠細胞なくしては働くことができないのである。神経膠細胞には神経突起がなく、電気的情報伝達の機能はないが神経細胞にはできない機能をたくさんもっている。すでに述べたように神経膠細胞の一つである稀突起神経膠細胞（オリゴデンドログリア）は神経突起に巻き付いて絶縁を行っている。これによって脳の中の電気的情報連絡は非常に速くなっている。

ネズミに青い色素を注射したところ脳は染まることなく真っ白だった。なぜ？というところから脳には関門があり、物質が自由に出入りできない仕組みがあるということがわ

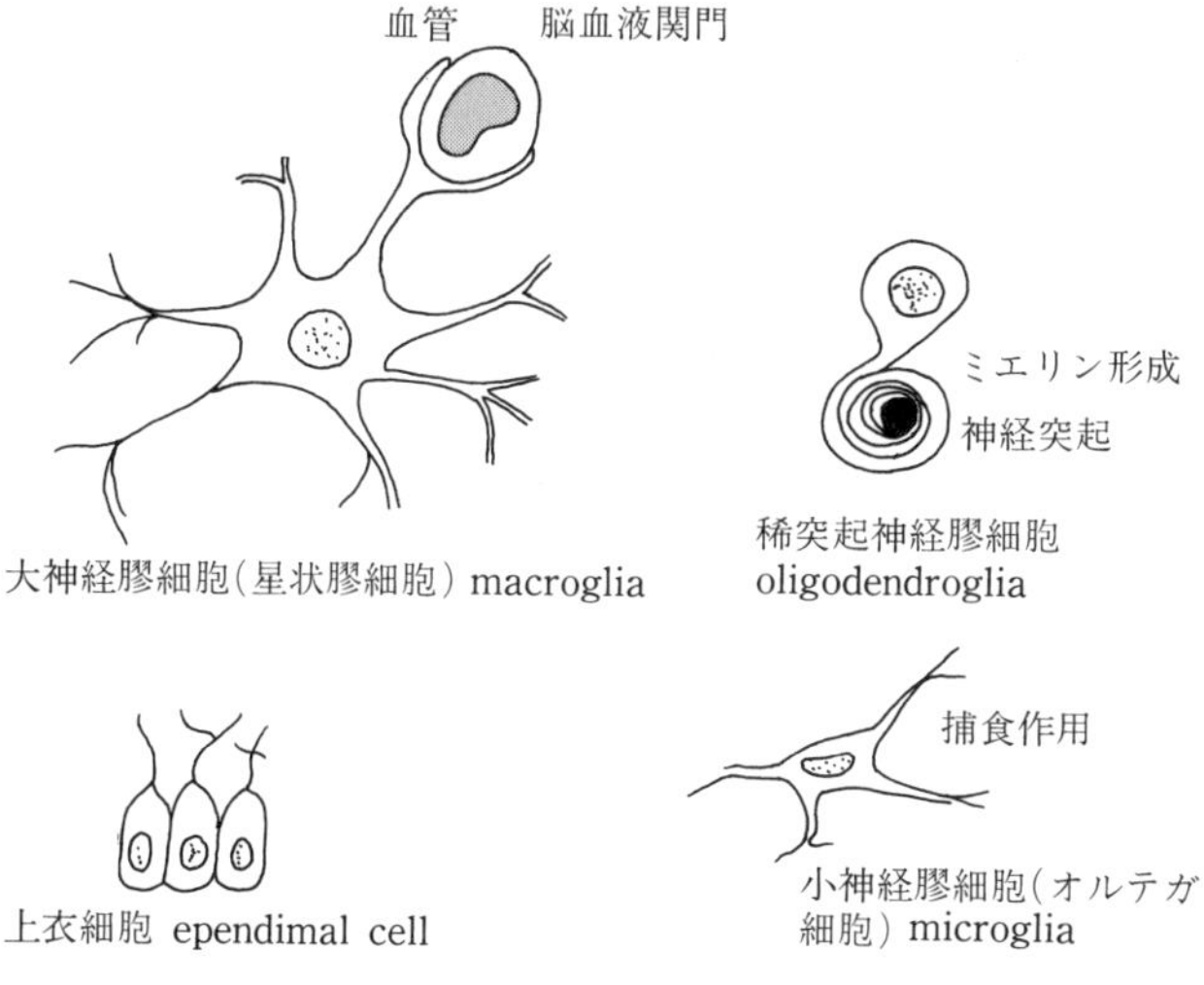

脳や神経細胞の機能を補助する細胞で，電気伝達機能はもたない。

図16　神経膠細胞

かった。脳血液関門である。現在は、大神経膠細胞（マクログリアまたは星状膠細胞）が脳の中の血管に巻き付いて、脳に必要なものだけを取り入れる脳血液関門の役割をしていることがわかっている。血管中の必要なものはこのグリアを通して入り、有害なものなどは極力入らないようにしているシステムである。しかし完璧ではなく、ステロイドホルモンなど脂溶性のものは自由に通過してしまう。マクログリアはそれだけではなく、神経成長因子を分泌することで脳の発生の指標になったり、ステロイドホルモンを生産したり、まだその働きの大きさの全貌はつかめていない状態である。小神経膠細胞（ミクログリア、オルテガ細胞）は捕食作用があり、脳に傷ができて入ったばい菌の死骸などを取り込んで処理してくれる作用をもつ。マクロファージ（8章免疫参照）と同じ働きである。発生の起源が他の神経膠細胞と違い、血管内皮などと同じ中胚葉ではないかと考えられている。さらに、脳室の壁をつくっている上衣細胞も神経膠細胞として分類される。発生時には、脳室壁の放射状グリア細胞が皮質の構造を構築する中心となることが知られている。

神経核と神経回路

脳の働きは一つの神経細胞だけでは成り立たない。脳の中を顕微鏡で見ると、大きさはさまざまであるが、神経細胞の集団が見られる（図12参照）。それが神経核で、すべてに名前がついており、からだのいろいろな機能をコントロールしている。

神経核の神経細胞群から出た神経線維は束になって別の神経核にいき、その中の神経細胞とシナプスをする。神経核どうしが連絡しあって神経回路をつくり、さまざまな機能を、からだが要求する状態に調節している。一つの機能にたくさんの神経核、神経細胞が関与しているのである。

神経核の中では神経細胞どうしが神経突起の分枝でつながりあい、核内回路をつくることで、機能の同調が行われている。

神経核の機能を調べるのには実験動物であるネズミやネコが使われる。神経核を電極で破壊して特定の機能の低下をみることで、そこの働きが推測される。神経核の電気刺激や神経伝達物質の直接投与などで、さらに詳細な働きを明らかにすることができる。ヒトでは病理解剖された脳の神経核の損傷から、その機能が推測される。このように、脳の病理解剖と動物実験から、神経核の機能が特定されていくことになるのである。

からだの中にも神経細胞の集団は見られる。すでに述べた体性感覚を伝える脊髄神経節、交感神経幹、臓器内の副交感の神経節などである。これらも脳・脊髄の神経核と同様に神経細胞の集団としての働きをもつ。

神経回路は神経核と神経核の連絡と考えてもよい。神経回路がしっかりとでき上がっていなければ、それが関係している機能が十分に果たせない。また、異常により一部の神経核の神経細胞が強く働いてしまうと（すなわち、強い電気的指令）脳全体の機能が乱れてしまい、発作的に意識を失って倒れたり、麻痺をおこしたりする癲癇《てんかん》が生じる。原因は局所の疾病や、先天的な構造上の問題である。

1・4 脳の栄養

脳の血管

考えたり、話をしたり、音楽を聞いたり、歩いたり、要するに生活をしていると、その働きに関係している神経細胞が神経伝達物質をシナプスで放出し、その補充のため、神経細胞体では神経伝達物質を盛んに合成している。臓器の働きも脳で制御されているわけで、行動や感覚として認知できない部分でも神経細胞は働いている。神経伝達物質の合成と放出を含め神経細胞は莫大なエネルギーを必要とする。ヒトの脳がからだの酸素の消費量の二五％を占めるのも、ブドウ糖を主とするエネルギー源の消費の二〇％を占めるのも納得がいく。頭を使うと甘いものが欲しくなる理由である。多量のインシュリンを投与すると、血中糖分が急激に減少するインシュリンショックをおこし、死亡してしまう。急激に脳に糖分がなくなって、神経細胞が働かなくなってしまった結果である。

酸素と栄養を供給する血液の供給は脳の死活問題であり、脳が死んでしまうと、死に至る。脳の隅々まで絶えず多量の血液が供給されるように脳には二対の血管が大動脈から分岐して入っている。一つは総頸動脈から分岐した内頸動脈である。もう一方は背中側から脳にいく椎骨動脈である。どちらも頸を通って脳に入る（**図17**ⓐ）。頸を絞めると、血が脳に行かなくなって、神経細胞の機能が麻痺して死に至る。

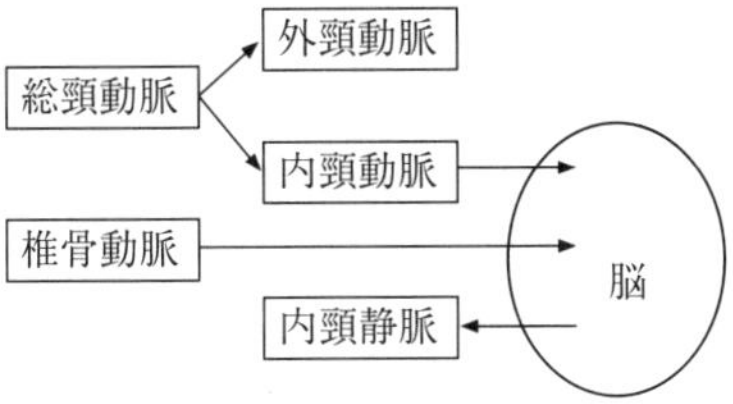

（a）脳に出入りする動静脈

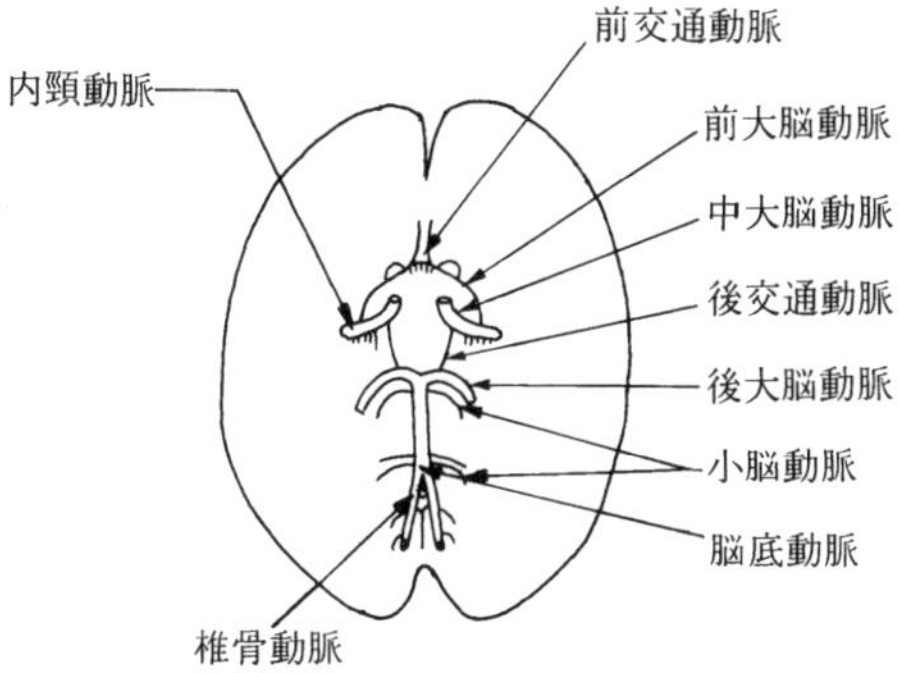

（b）脳底の動脈

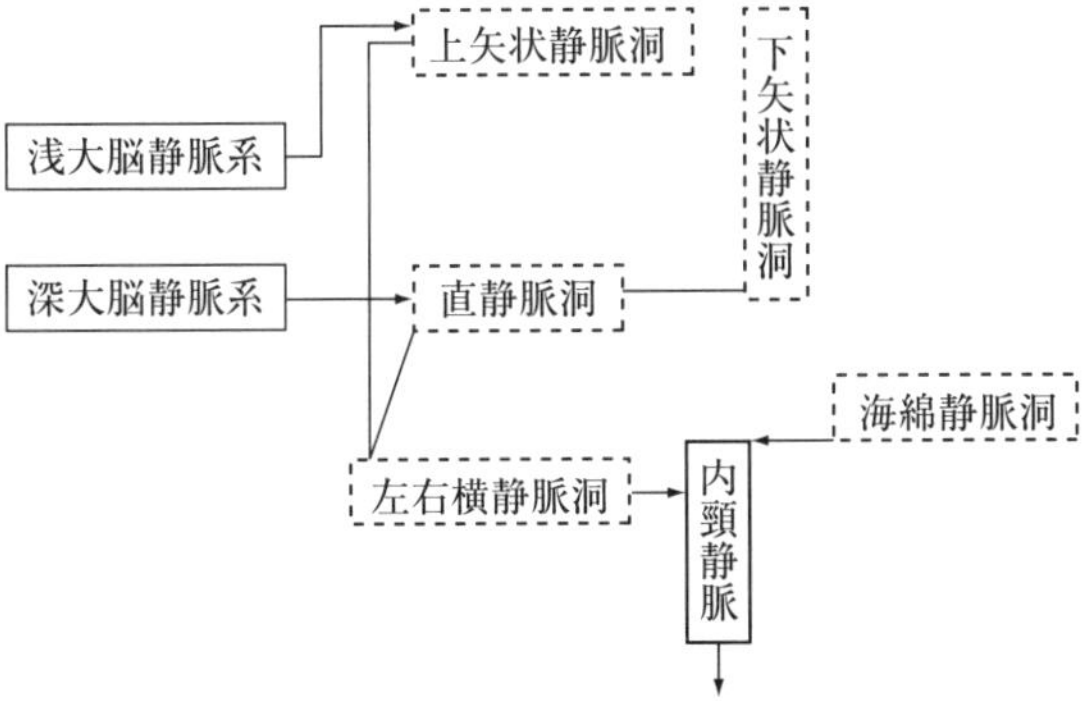

（c）脳内の静脈系（硬膜静脈洞）

図 17 脳の動脈と静脈

内頸動脈は頭蓋骨の孔から脳に入ると、脳の外側にいく中大脳動脈と内側にいく前大脳動脈に分かれる。脳の内側と前部は内頸動脈の血液によって酸素と栄養が供給されることになる。椎骨動脈は名の通り、頸椎の突起の孔を通って、脊髄に沿って大孔から脳に入っていく。脳に入ると左右の椎骨動脈が合体し、一本の太い脳底動脈となって脳の底を走り、前のほうにいき、脳の後部にいく左右の後大脳動脈を出す（図17(b)）。脳底動脈は小脳にいく小脳動脈（前後二対）や脳底動脈と直接接する橋などにも血管を出す。

脳の血管は脳の底でつながって輪（ウイリスの動脈輪）をつくる。左右の前大動脈は前交通動脈でつながり、左右の内頸動脈から出た後交通動脈は脳底動脈とつながることから、一つの供給血管が障害を受けても、補い合うことができる。

それぞれの血管は分岐して脳の隅々にいき、神経細胞や神経膠細胞に栄養を与える。分岐した血管の分布は重複せず、もし、分岐した血管の根元で血栓ができてつまってしまうと、その先の神経細胞が死んでしまい、その神経細胞が行っていた機能が麻痺してしまう。太い血管がつまるほど、神経細胞の死ぬ部位が広くなり、現れる症状は重くなる。脳血栓によって大脳新皮質の運動領や感覚領の神経細胞の機能が麻痺して倒れるのが脳卒中である。つまる原因は血液中のコレステロールであることが多い。

また、脳の中の血管が破れてしまうと、その先に血液がいかなくなるばかりではなく、血液が破れた血管のまわりにたまって広い範囲を圧迫してしまう。原因はつまった血管に強い圧力で血液が流れたことや、血管壁が弱ったことである。これが脳溢血である。

脳で使われた静脈血は硬膜静脈洞に集まり、最終的には内頸静脈に集まって、大静脈にいく（図17(c)）。硬膜静脈洞は硬膜により形成された管壁を血管の内皮細胞が覆った管で、脳の静脈がつながる。

神経細胞消失

垢《あか》として消えていく皮膚の細胞に限らず、からだの中では古い細胞が毎日のように死んでいくが、一方で、基本になる細胞が分裂して新しい細胞が生まれている。ところが、神経細胞は個体が誕生してから死んでいくことはあっても、新たに分裂して生まれることはほとんどない。神経細胞の中には、細胞には必ず存在する中心体（中心小体）という細胞分裂のときに欠かせない細胞内小器官が欠如しているからである。例外として、海馬では大人になっても神経細胞が新たに分裂する能力をもっていることが最近明らかになっている。

一方、出生後成長過程で、多くの神経細胞が自発的に死んでいく。それは神経細胞の遺伝子に組み込まれている予定されている細胞死でアポトーシスと呼ばれる。アポトーシスはいろいろな刺激により左右され、必要な神経細胞だけが生き残るメカニズムが備わっている。神経細胞の死を左右するものの一つはからだからくる刺激である。子どものときには多くの刺激が必要で、それにより機能が発達する。機能の発達は神経細胞の維持と神経回路の発展に裏付けられている。生まれたてのネズミのひげを引っこ抜いてしまうと、大脳新皮質のひげ一本ずつに対応して発達する感覚を受け止める構造

（樽構造）が形成されない。神経細胞が死なないようにするには、その細胞の関係するからだの機能をいつも働かせなておかければならないのである。

神経細胞に刺激を与えるものに血液の中の物質がある。血液が運んでくるものは神経細胞に必須な酸素や養分だけではなく、からだの細胞で生産され、神経細胞に影響を与えるものが多くある。一つは神経細胞に影響を与えるホルモン類である。先にも述べたが生殖腺から分泌された性ステロイドホルモンは一部の神経細胞に作用して、生殖機能を正常に保つ働きがある。甲状腺から分泌された甲状腺ホルモンは、神経細胞の代謝を高めることから、神経細胞の働きを強める。甲状腺の自己免疫疾患である橋本病は甲状腺を異物として抗体が取り囲み、働かなくすることから、甲状腺ホルモンが低下し、一つの症状として、脳の働きを弱め、やる気をなくす。反対に甲状腺機能が亢《こう》進するバセドウ氏病は、甲状腺ホルモンが増えすぎ、からだ中の細胞の代謝が高まり、神経細胞の代謝も高まることから、精神的に過敏になったりする。

性ステロイドホルモンなどは胎児期や新生期に脳・脊髄に作用して、アポトーシスをコントロールすることで脳の性分化に関する（15章性分化参照）

神経細胞は栄養がいかなければ死んでしまう。それはどの細胞も同じで、血管が傷害され、酸素と栄養がいかなければ機能しなくなり、脱落する。脳の血管障害により血液がいかなければ、神経細胞機能が停止するのはいうまでもないことである。

したがって、神経細胞が病気に犯されてしまえば、その細胞が行っていた機能が停止することになる。牛海綿状脳症（ＢＳＥ、狂牛病）は神経細胞内で壊れにくい異常プリオンタンパクが増えた結果、神経細胞に大きな空胞ができ、海綿状の脳に変化していく。異常プリオンを含んだタンパクを食べてしまうと、それが腸で吸収され、脳に入り、異常プリオンが正常なプリオンを異常プリオンに変えてしまうからＢＳＥになる。

神経細胞の寿命も脳の機能を衰えさせる。神経細胞が寿命を迎えると、神経突起の萎縮やリポフスチンなどの物質がたまる現象がおこる。リポフスチンが悪さをするのどうかわかっていないが、神経突起の萎縮は神経回路の衰退を意味する。現在の科学がからだの健康の維持を飛躍的に進歩させた結果、脳の寿命がヒトの寿命になりつつある。脳の寿命は脳の血管の寿命と神経細胞そのものの寿命ということになる。

1・5　脳の進化

僕の脇でネコがこちらをを見上げている。ネコの脳は人間の脳より小さい。人間の脳はネコより複雑なことができる。でもどこが違うのだろう。机の前の壁に止まっているハエには脳と呼ばれるようなものはあるのだろうか。進化の過程で脳がつくりだされてきたことが動物の大きな進歩である。

話をまず、地球の誕生から始めなければならない。なんといっても生命体が無機物から生じたのは不可思議としかいいようがないが、自分で増えることのできる生命体の大本はＤＮＡ、すなわち化学物質である。確率の低さは限りないものであるが、偶然の化学反応によりそのような物質がつくり出される可能性はまったくゼロとはいえない。それが偶然にもおきてしまったのである。地球の誕生が四六億年前、DNAをもつ細菌らしいものができたのが三五億年前とすると、約一〇億年の歳月をかけてその偶然が生じたのである。それは細胞一つで一つの個体である単細胞生物に進化し、細胞の膜に複雑なタンパクをもつ仕組みができ上がってきた。そのタンパクとは外部からの物質の情報を受ける受容体である。それにより外部の情報を、からだ、すなわち細胞内に伝える手段を獲得したのである。**図18**に進化の系譜を示す。

一方で細胞の核の中のDNAの仕組みもより高度になってきたに違いない。単細胞生物のゾウリムシは細胞膜から飛び出している繊毛により動き回り、他の個体と接合して核のやりとりをすることで、DNAに新たな形質を組み込む仕組みをもつ。DNAが二重らせんになっていることでこれも可能なわけである。

単細胞生物が多細胞生物に進化して、細胞に役割分担が生じると、子孫を残すための細胞である雄と雌の配偶子がつくられるようになった。さらに、神経細胞と筋細胞が生じた刺胞動物（イソギンチャクやクラゲ）では緩やかながら自分を移動させたり触手を動かしたりすることもできるようになり、また、外部の情報を神経を通して体内に伝えることもできるようになってきた。その後、動物のからだの形に変化がおき、これが神経系の発達を余儀なくさせたか、あるいは神経系の発達が、からだの変化を可能にした。からだに頭部と尾部ができたのである。扁形動物（プラナリアなど）のから

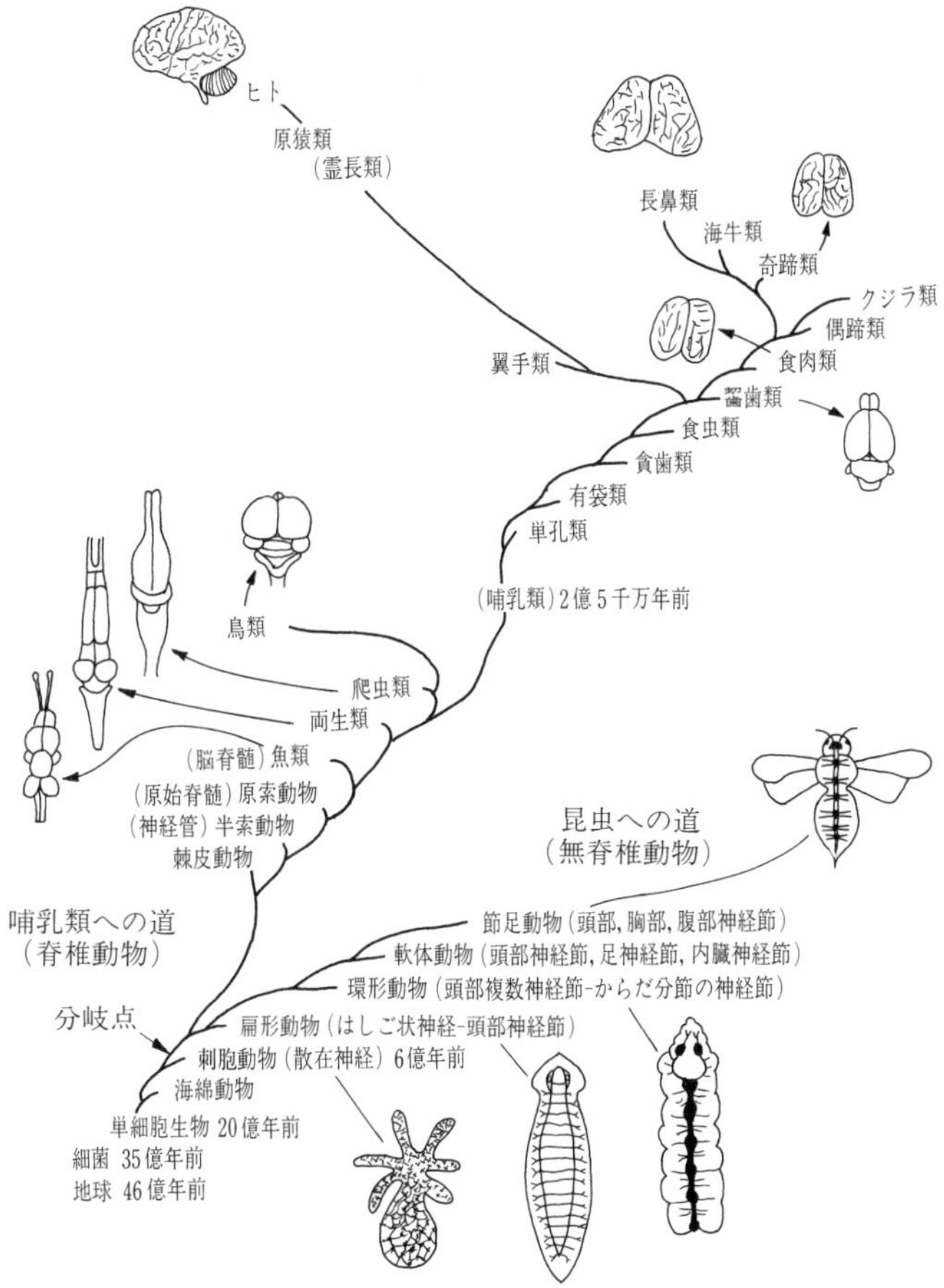

脊椎動物では，機能の分化した神経節が集まるような形で脳が形成され，哺乳類で新皮質の発達，さらにヒトにおける連合野の発達と進化してきた。

図 18　動物の進化と神経系

だを見るとわかるが、前後があると、頭部で受けた情報を体の後ろに伝えなければならない。頭部に感覚器が集まり、その情報を処理する神経細胞の集まりである神経節が頭部に形成され、そこから体の後ろのほうに情報を伝える神経線維が伸びたのである。また、からだに左右ができたことから、その連絡の神経線維が左右に走った。はしご状神経系の原型である。環形動物（ミミズなど）ではさらに発展し、からだには体節ができて動くようになり、節ごとの神経情報の中継組織である神経節ができた。そして究極の、頭と胸と腹に分かれたからだをもち、それぞれに神経節をもった節足動物の昆虫が出現したのである。無脊椎動物の進化の過程である。

人間は昆虫への道筋とは異なった進化の経路をたどっている。腔腸動物から棘皮動物（ヒトデやウニ）に進化し、幼生のときに脊椎骨の原型である原索をもつ原索動物になる。脊椎骨ができたことが、からだを支える内骨格を備えた脊椎動物への進化を可能にし、ひいては、二本足で立つことも可能になったわけである。

脊椎動物の最初の動物である魚類の脳は、機能をもった神経節が集まったような、いくつかの膨らみをもつ細長いものである（**図19**）。匂いの感覚を中継する嗅球とその情報を受け、運動などをつかさどる大脳（終脳）、視覚情報を処理する視脳がある。視脳は大脳よりはるかに大きい。内耳の情報を受ける膨らみ、小脳、内臓をコントロールする迷走神経の膨らみ、腹側には下垂体を付着させているロートの膨らみがあり、延髄とそれに続く脊髄である。

脊椎動物への進化の中で、昆虫と大きく異なったのは、内骨格が発達したことばかりではなく内分泌機能が複雑になったことである。具体的には、下垂体のホルモンと、生殖腺のホルモンなど、ホルモンという液性情報系が発達したことである。陸上でも水中でも暮らすことのできる両生類にしても、さらに視脳が発達しているが、脳全体のかたちは魚類と変わりが少ない。しいていえば、下垂体

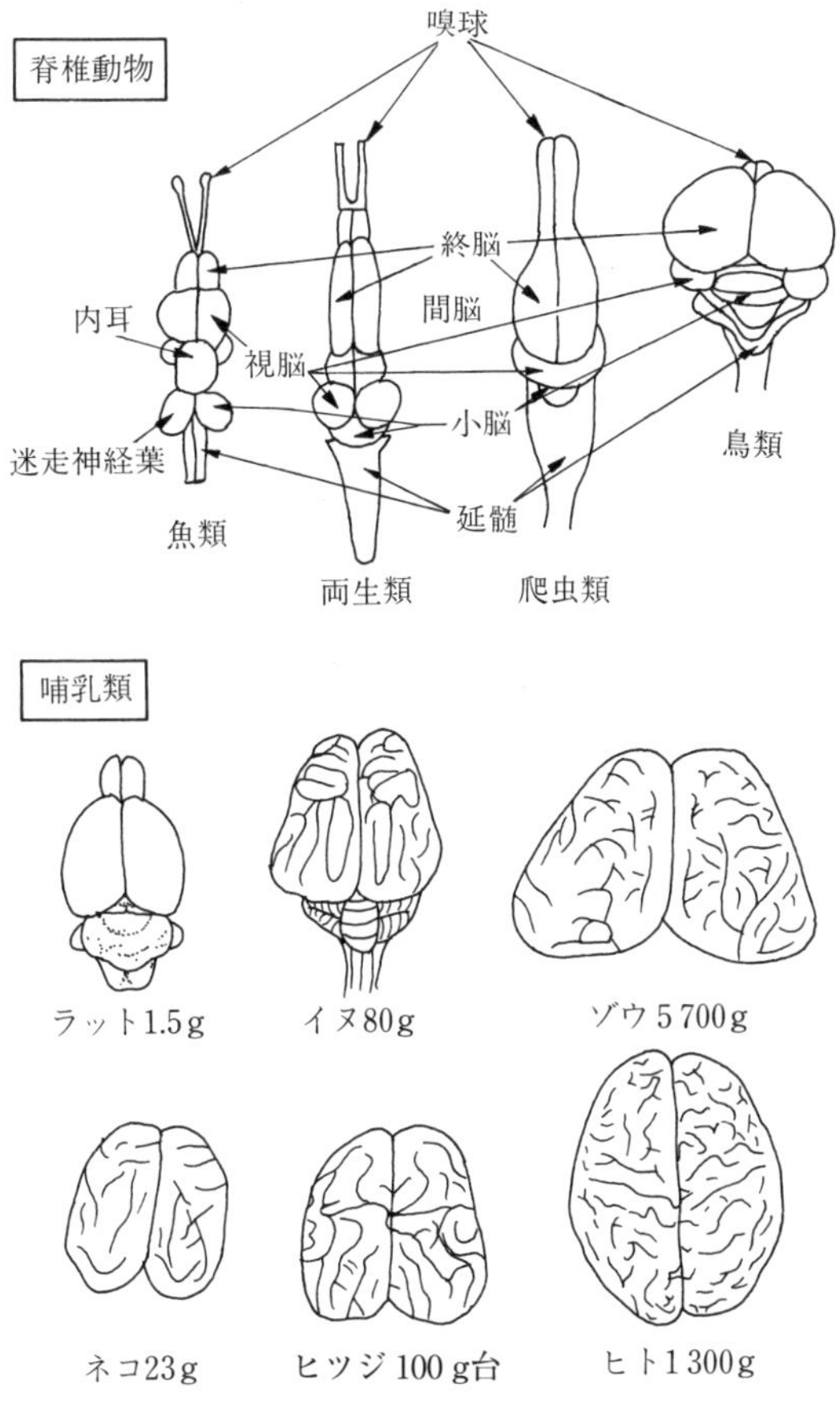

脳は動物の生活行動に重要な機能を果たす部分が発達する（大きさの縮尺は一定ではない）。

図19　いろいろな動物の脳

のついているところの間脳の膨らみがはっきりしているところだろうか。陸で生活するようになった爬虫類になると、それぞれの部位が融合されるような形になり、少し哺乳類の脳に近くなったような感じを受ける。空に生活空間を求めた鳥は、少しばかり他の動物と異なり、嗅覚の部分は発達せず、大脳の発達をみる。さらに、視脳と小脳は非常に大きな割合を占める。

さて、二億五千万年前に哺乳類が出現した。からだの中で子どもを育て、生まれた子どもに自分のからだからミルクを出して育成する哺乳類の脳は、大脳としての膨らみには新皮質が発達し、間脳がしっかりと組みこまれる。視脳や聴覚に関する膨らみは中脳になり、小脳への情報を中継する橋、延髄、脊髄が発達する。哺乳類における進化は基本的には新皮質の発達と、さらに新皮質における連合野の発達であろう。ヒトに至っては、嗅覚系の機能の低下もあげておく必要があるかもしれない。

終脳の皮質は古皮質、原皮質、新皮質に分類される。古皮質は嗅覚にかかわる皮質で、嗅覚を頼りに生きている動物ではとてもよく発達している。ヒトでは退化気味であるが、嗅球、梨状葉、中隔などがこれに含まれる。海馬など原皮質は本能行動、記憶などに関係しており、霊長類でも大事な働きを維持している。新皮質は哺乳類から現れるが、ヒトで最も発達している。ヒトの新皮質はしわが寄っている。ネズミの脳にはまったくしわがなくつるんとしている。ウサギでかろうじてしわが出てくる。大脳新皮質の発達は、頭蓋骨の内表面積を超えてしまい、しわを寄らせることで、その中に納まるようになった。脳にしわをもつ多くの動物では、新皮質と古皮質または原皮質の間に大きな水平に走る溝、古新皮質溝（sulcus paleoneocorticalis）があるが、ヒトでは原皮質との間に小さい嗅脳溝（sulcus rhinalis）として見られるだけである。

新皮質を顕微鏡で見てみる。新皮質は六層に分けられ等皮質と呼ばれている（図20）。古皮質などは六層になっておらず不等皮質と呼ばれる。六層の中には顆粒細胞の集まった層が二層（外顆粒細胞層、Ⅱ層、内顆粒細胞層、Ⅳ層）あり、錐体細胞の集まった層が二層（外錐体細胞層、Ⅲ層、内錐体細胞層、Ⅴ層）ある。層の厚さの違いによりその部位が感覚機能をもつものか、指令をする機能をもつものか推測できる。顆粒細胞は大脳皮質に入る情報を受ける働きをもち、感覚皮質はⅣ層が発達する。一方、錐体細胞は大きく、長い突起をもち、情報を送る働きをもつ。したがって、運動皮質はⅤ層の発達が見られる。運動領のⅤ層には脊髄まで突起を伸ばすベッツ（Betz）の巨大錐体細胞がある。その突起は七五㎝にもなる。

新皮質には機能の局在（部位により特定の機能を果たす）があるが、運動や感覚をつかさどるとわかっている皮質のほか、それに所属しない部分がある。連合野である。情報の統合にあたる重要な役割をもつ。原猿のツパイではネズミと同じように前頭葉にのみ連合野がある（図21）メガネザルになると頭頂葉にも連合野が現れ、チンパンジーでは側頭葉にも加わって三か所になる。

ヒトではその三つの連合野の新皮質に占める割合はとても大きい。ヒトの脳は情報を細かに分析する能力をもつようになったわけである。それには、感覚をことばに置き換え、ことばで記憶するメカニズムの発達が寄与していることを考える必要があるだろう。ことばをもったことが人間の脳の進化の最も重要なところである。チンパンジーやゴリラなど類人猿でも手話などを用いて、ある程度のと

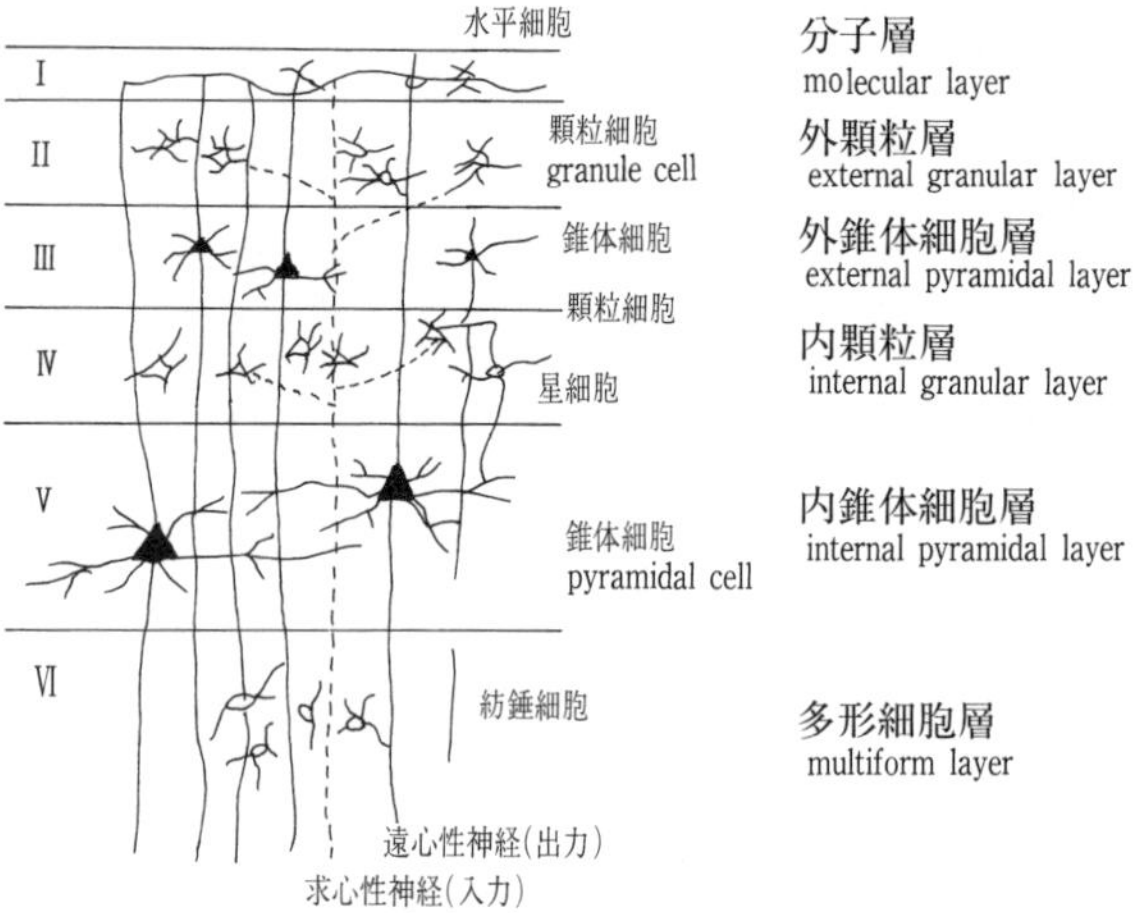

図 20　終脳の新皮質

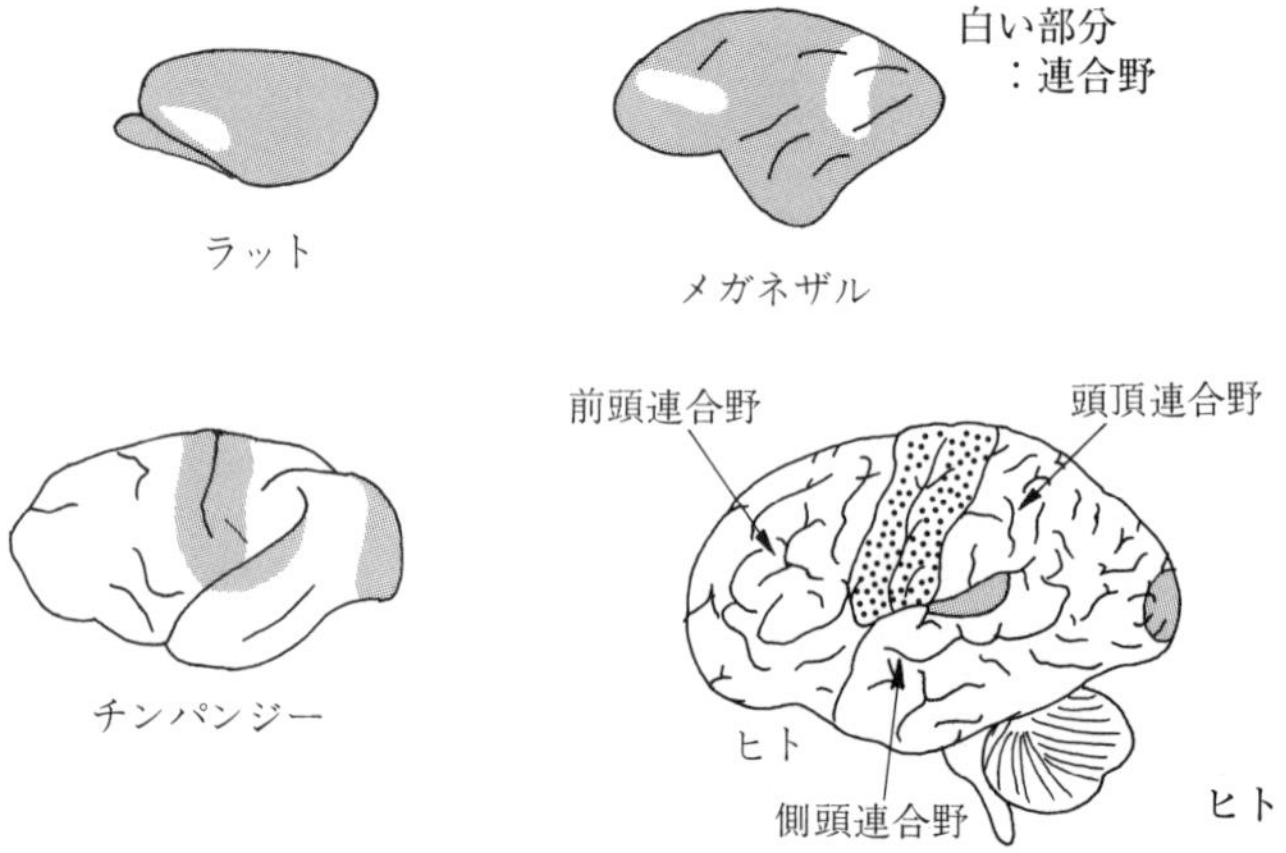

新皮質は哺乳類から見られるが，高等哺乳類になると，脳の情報を統御する連合野が発達する。ラットでは前頭連合野しか見られない。メガネザルでは頭頂連合野が，チンパンジーでは側頭連合野が加わり三つとなる。ヒトでは三つの連合野が発達し，新皮質に占める割合が大きい。

図 21　連合野の発達

ころまでは人間のことばのルールを教えることができるし、彼らはそれを利用することもできるようである。しかし、喉の構造がことばを発音するようにできていない。ヒトは喉頭が口に向かって開いているので音声で表現ができる。脳の進化にはそれに対応したからだの進化も必要である。これからの進化は脳にかかっているのではないだろうか。といっても、脳だけが進化しても、それを表現したり、情報を提供するからだが進化しなければ脳の進化は意味をもたないのである。どちらが先かはコロンブスの卵といったところか。ことばをもったヒトは、複雑なコミュニケーションの形態を発達させ、記憶もことばを介して行うメカニズムを獲得した。ことばは他の個体の感情を揺り動かすこともできる。そこに、心が生まれてくる。

参考図書

脳の解剖と機能に関する参考書としてよいのは、医学部の解剖学と生理学の教科書である。また、少し省略はしてあるが、簡潔にまとめてありお勧めするのは、看護学校の解剖生理学の教科書である。以下個々の本を掲げておく。

〔構造と機能〕
大谷克巳・山田仁三　目で見る人脳の構造、クバプロ、一九九〇
大谷克巳・山田仁三　剖出による人脳の立体構造、クバプロ、一九九三
ブルーム、久保田競訳　脳の探険㊤㊦、講談社、一九八七
新井康允　脳とニューロンの科学、裳華房、二〇〇〇

グリンーフィールド、新井康允監訳、中野恵津子訳　脳の探求、無名社、二〇〇一
中村嘉男、酒田英夫編　脳の科学I、II、朝倉書店、一九八三
伊藤正男・桑原武夫編　最新脳の科学I、II、同文書院、一八八八
佐野豊　神経科学―形態学的基礎I、II、金峰堂、一九九九
時実利彦　目で見る脳、東京大学出版会、一九六九
ローエン・横地・リュツチェン-ヴュレコール　解剖学カラーアトラス、医学書院、一九八五
〔進化〕
エックルス、伊藤正男訳　脳の進化、東京大学出版会、一九八〇
澤口俊之　知性と脳構造の進化、海鳴社、一九八九

2章　感覚―感じているときの脳

ステレオから流れる音、コンピューターのディスプレイの画面、キーボードに触れる指先、暖かいストーブからの風、机の上のみかんの匂い、脇にいるネコの動き、明け方の三時少し前、この文章を書いている僕は絶えずまわりから刺激されている。

脳はからだの内外の情報を取り入れ、それを利用して動きを指令したり内臓の働きを調整したりする臓器である。その情報は感覚神経によって脳に伝えられるが、感覚神経の先には感覚器（装置）がある。感覚装置がからだ中にあることで、脳はからだの中を逐一知ることができる。もちろん、からだの外のことも感覚器を通して知ることになる。触れるもの、光によるもの、音によるものは物理的な性質を神経の情報に置き換えることのできる感覚細胞の働きであり、匂いや、味によるものは、化学物質の性質を神経情報に置き換えることのできる細胞によるものである。感覚器は感覚細胞の働きによって物理的、化学的情報を神経の情報に置き換えて脳に伝える装置ということになる。感覚情報が神経情報に置き換わることが「感覚」である。神経は電気的なシグナルを脳に送るだけであるが、脳に入ると解読され、意味付けが行われる。それが、「知覚」である。一方、脳は神経情報だけではなく、からだの中の情報を、ホルモンなどの血液を通して入ってくる物質によって受け取ってもいる（液性情報は13章で記述する）。

強い刺激は感覚細胞にきている神経線維にたくさんの電気的インパルスを出させることになる。インパルスの量は感覚の大きさである。それが刺激の強さとして、脳によって知覚される。

からだはものに触れると触れたと感じる（触覚）し、押されれば触覚とは異なった感じをもつ（圧覚）、揺れている感覚（振動）などもある。からだの皮膚は暖かさ、冷たさ（温覚、冷覚）、痛みやかゆみを感じる。皮膚ばかりではなく、内臓における感覚、関節や筋肉における感覚もある。それらはまとめて体性感覚（知覚）と呼ばれている。

2・1　体性感覚（知覚）

2・1・1　触　覚

触　覚　器

ネコが三匹もいると、いつもネコに触っているような気がする。ネコの頭をなでていると、指先にはネコの毛の柔らかさ、一本一本の感触が伝わってくる。目をつむって机の上のものを触ってみると、ざらざらしていたり、まあるい形をしていたり、その輪郭と感触から脳は机の上のものが何であるか想像することができる。

ネコを触っているのは指の先であるが、脳は触れているものがネコの毛であって、柔らかく短い毛であることを把握する。からだの表面は上皮で覆われていて、指の先も例外ではない。上皮の下は丈夫な結合組織からなる真皮、その奥はルーズな結合組織である皮下組織、そして指の場合は骨にいきあたる。ネコの毛並みを感じる装置は上皮と骨の間の組織に存在する。真皮が上皮に入り込んでいるところにマイスネルの触覚小体があり、それが指先の微細な触れ具合を感じる。触覚小体は触れに反応する細胞とそこにきている神経線維よりなる。もっと強く触ったときは、皮下組織にあるファーターパッチーニ小体が反応する。たまねぎの切り口のような形をしたこの小体は圧力に反応する細胞とそこにきている神経からできている。毛の根元である毛根のところに触覚の装置がある。それらの小体にきている神経線維をたどっていくと、寄り合って太い束になり、脊髄神経とし

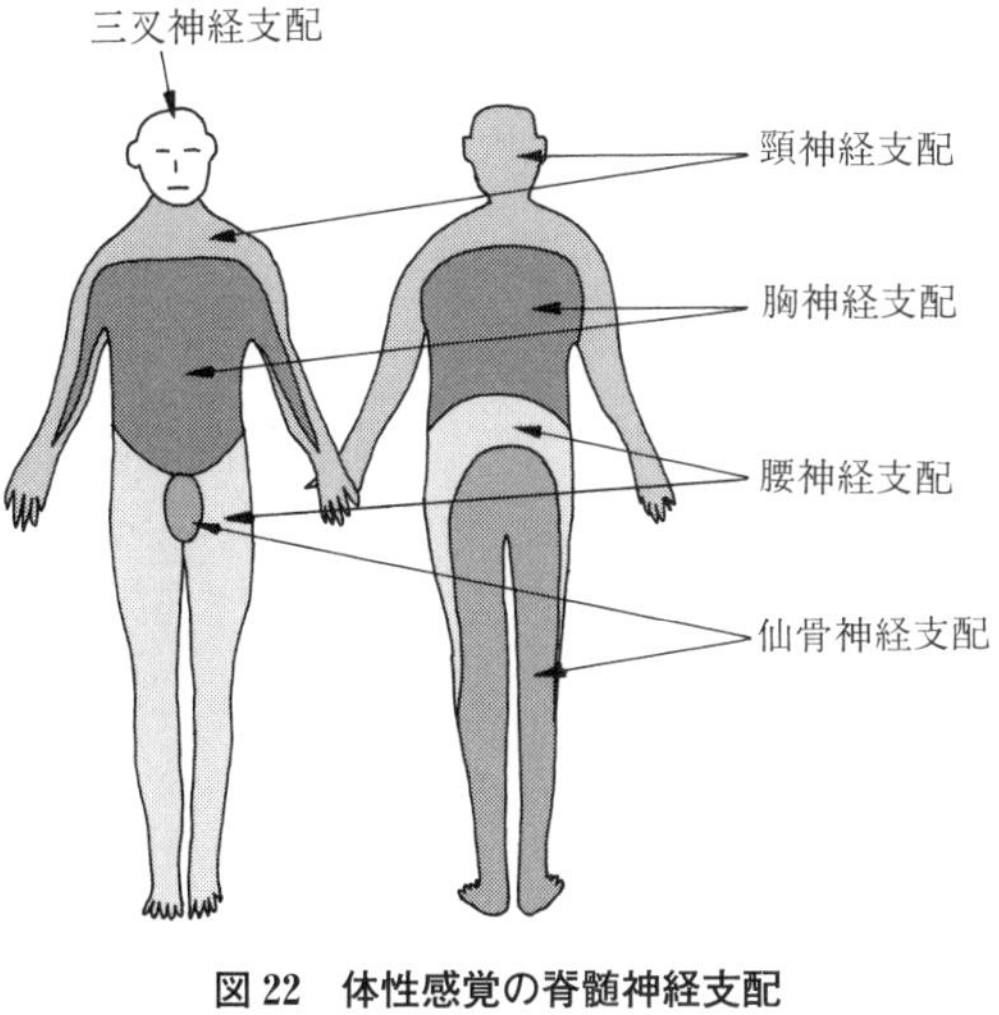

図22　体性感覚の脊髄神経支配

て、脊髄の脇にある脊髄神経節の神経節細胞に達する。これらの皮膚の感覚小体にいっていた神経線維は脊髄神経節細胞の突起の一つ（樹状突起）ということである。顔以外の体性知覚は脊髄神経がつかさどっており、上下の脊髄神経が重複して体表にいっているので、一つの脊髄神経が傷害されてもその体表の体性感覚（**図22**）は損なわれない。顔の体性感覚は三叉神経が行っている。

脊 髄 へ

脊髄神経節細胞からはもう一つの突起である神経突起が出て、脊髄の後部から束になって脊髄に入っていく（後根）。後根はからだのすべての体性感覚が通る。

脊髄に入った指先の触覚など細かなことを判別する感覚神経や筋、腱、関節などの皮膚よりもっと深いところからくる体性感覚（深部感覚）神経は太い線維で、脊髄の背側（後索）を上がっていき、延髄で中継されると交叉して反対側を脳に上がっていく（後索路）。大ざっぱな触覚や圧覚、痛覚、温冷覚、くすぐったさ、筋肉の疲れ感、性感などは脊髄に入ると後角の神経細胞にいく。そこから出た線維は脊髄の反対側にいって脳に向かって上がっていく（外側または前脊髄視床路）。からだの体性感覚はそれらの神経路を通って反対側の脳にいくことになる（**図23**）。足先から手先までの感覚が脊髄に入っていくわけであるから、脊髄は上にいくほど太くなっていく。

なぜている指に意識を集中すると、ネコの毛の一本一本が指に触れ、三毛猫にしては少し毛足が長い感じがわかる。指の先は大変細かなところまで判別してくれる。この情報を含んでいる上肢からく

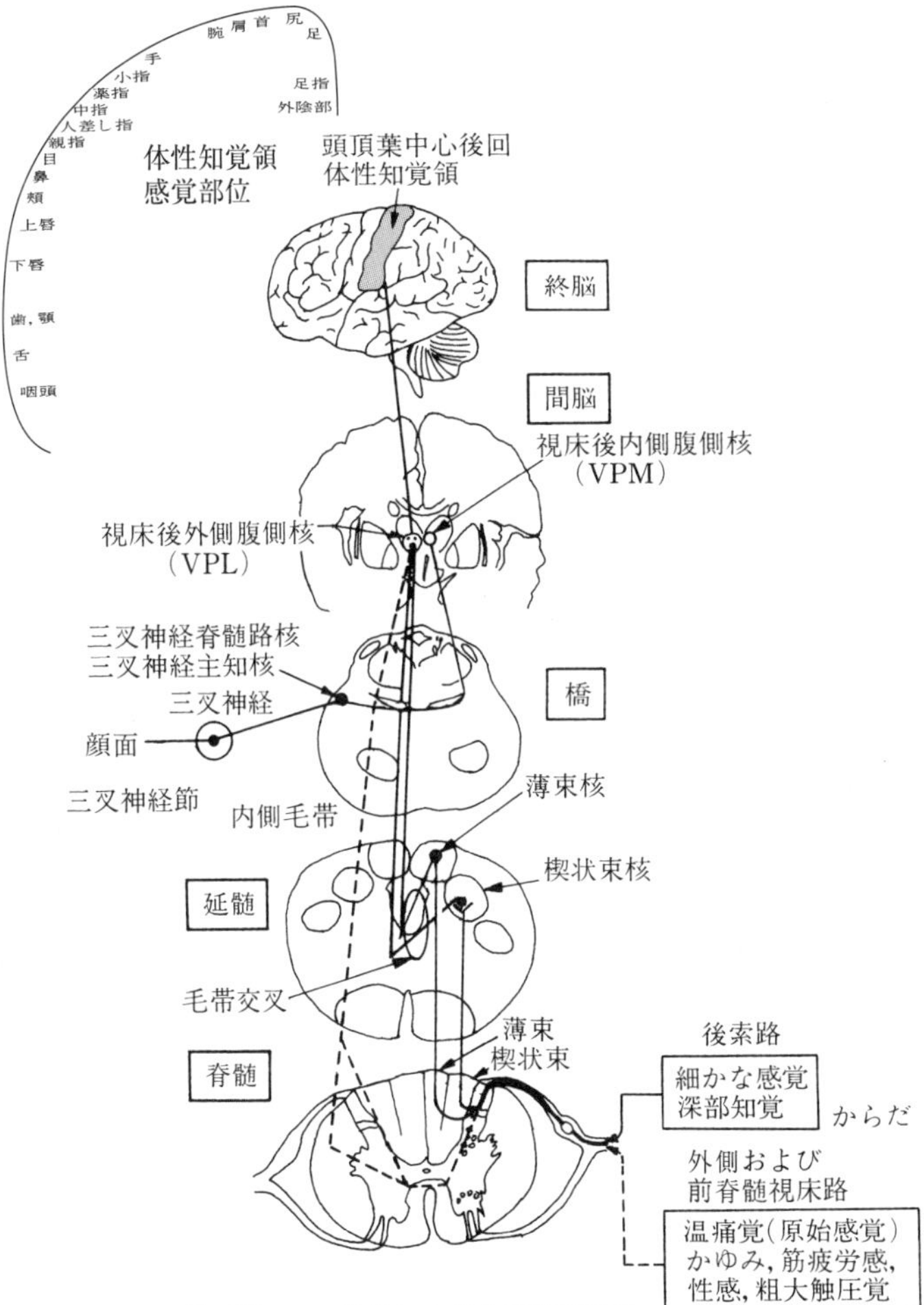

—：後索路，--：外側および前脊髄視床路

顔の体性感覚は三叉神経により，からだの体性感覚は脊髄神経により伝えられる。

図 23　体性感覚（知覚）路

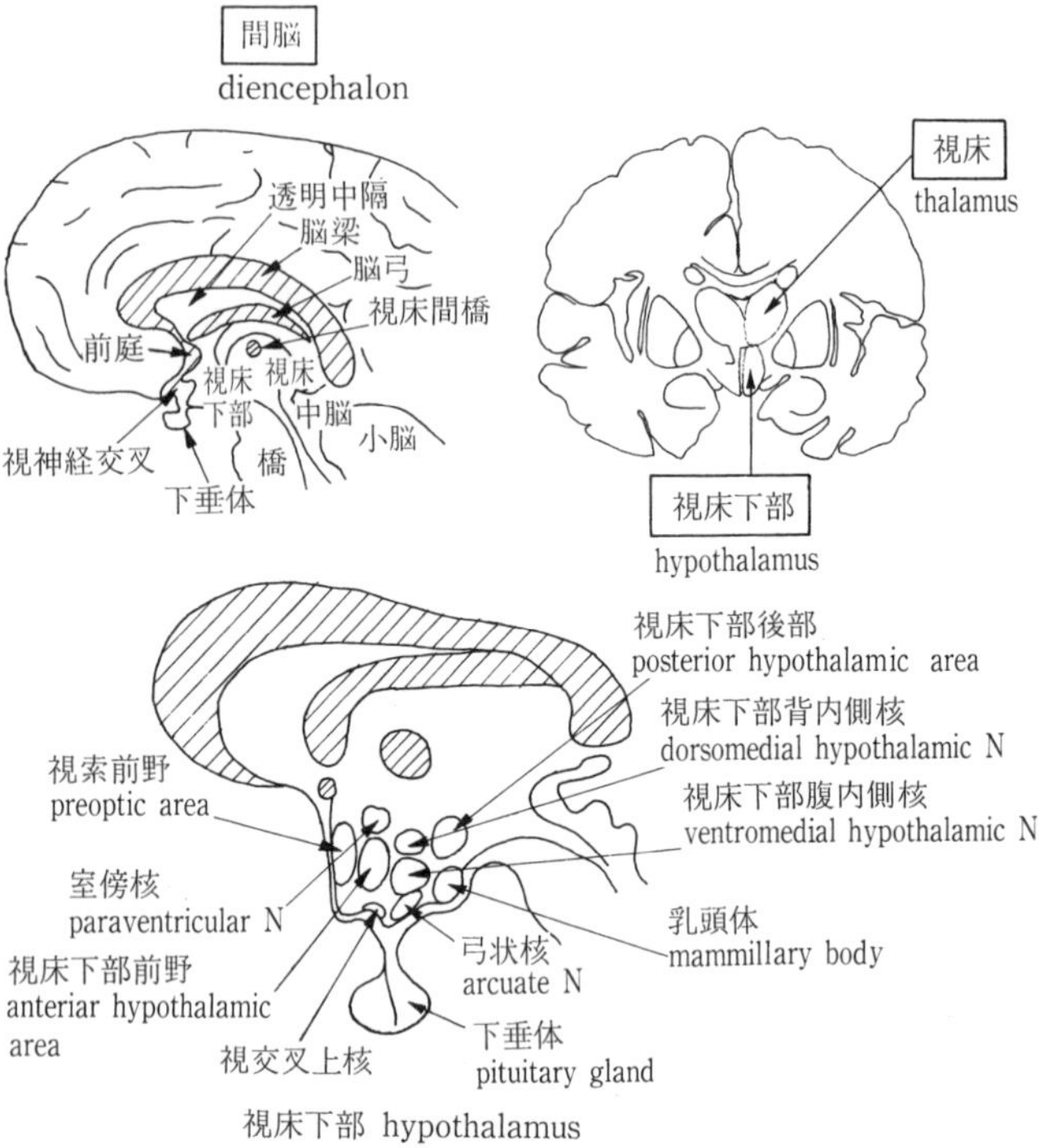

間脳は脳底に位置し視床上部，視床後部，視床，視床下部に区分される。

図 24　間脳の構造

る神経線維は、脊髄の後ろ（後索）を上行性神経線維束（楔状束《けつじょうそく》）になって、延髄の楔状束核にいく。足の情報は脊髄に入ると後索を薄束《はくそく》となって上行し、延髄の薄束核にいく。手からくる神経線維束は足からきた神経線維束の外側に足されていくことから、楔状束は薄束の外側に位置し、延髄でも楔状束核は薄束核（合わせて後索核）の外側に位置する（図47参照）。

後索核から出た神経線維は反対側に行って（毛帯交叉）、内側毛帯となって上行し、間脳の視床の神経核（視床後腹側核）へいく。線維が交叉することで、体性感覚が反対側の脳に入ることになる。体性感覚に限らず感覚は多分にからだとは反対側の脳に情報がいく。視床から出た神経線維は最終的には頭頂葉の体性知覚領に終わる。体性知覚領によって感覚に意味が付加される。

脳の中—体性知覚領

体性知覚領は前頭葉と頭頂葉の境である中心溝のすぐ後部の中心後回にある。中心後回は大脳縦裂の中のほうから前頭葉の外側面下部に至る長いしわである。この部位の機能はさらに細かく判明しており、大脳縦裂の下から生殖器、下肢の感覚、外側面では上から体幹、上肢、顔の順で体性感覚が入る。これがわかったのは、運動のところでも記したようにカナダの医師ペンフィールドが患者の治療のついでに、了解のもとに電極を脳の表面に刺し、電気を流すことで、どのような感じをもつか患者から回答を得るということを行ったからである。

指で触れたものは体性知覚領の上肢の指のところにいく、この部位はとても広く、多くの神経細胞が指の知覚に従事していることがわかる。指で触ったものがどこにあるのか、何なのか、どの程度のものかなど細かなことを解析する。その結果は触ったものを言葉に置き換えなければならない。ことばをつかさどる領域は左側が優位である。すべての感覚にいえることであるが、右の脳に入った情報も左側にいかなければ、言葉に置き換えることはできない。左右の情報は脳梁を通って、反対側にもたらされる。

顔

ネコを抱き上げてほっぺたに感じるネコの感触は指の先の感触とはちがった神経路で脳に入る（図23）。首より上の機能は脳神経で行われていることはすでに記した。第V脳神経の三叉神経が口の中や顔の表面の体性感覚を運んでいく。顔の触覚装置にいっている神経は三叉神経節から出た樹状突起の束であり三叉神経節の神経節細胞から出たものである。一方、三叉神経節から出た神経突起は橋から脳に入って、三叉神経上知覚核にいく。そこから出た神経線維は反対側にいき上行する。首より下の体性感覚と同様に間脳視床の視床後腹側核で中継され、頭頂葉の体性知覚領にいく。顔の場合もからだと同じように、痛みなどは触覚とは違った神経路で視床にいく。

2・1・2　痛　覚

痛覚線維

落ちていた板切れをどけようと拾ったら釘が出ていて、手に傷がついた。血が滲み出してきて、ちょっと痛い。痛みはからだに障害を受けたことを知らせるシグナルである。動物は痛みを避けることでからだを正常に保つ。人間以外の動物が「痛い」と言葉で意識することはないが、避ける必要のある感覚、いやな感覚として脳がとらえていることは間違いない。これを侵害刺激という。動物たちはこの感覚が生じないようにすることで怪我をすることを避ける機能を脳にもっている。ヒトの脳はそれを痛みという言葉で知覚する。痛みがくると、脳はからだのどこが痛むのか、どのような痛みなのか、どの程度の痛みなのかを判断し、それを避けるような、もとにもどすような行動をおこす。僕は手を水で洗って、消毒薬をつけた。

痛みを感じる特別な装置は触覚や圧覚と違って存在しない。脊髄神経節の神経細胞から出た樹状突起が枝分かれして、先端が皮膚の上皮に入る。それが痛みを感じる。組織の中で神経線維がそのまま終わっている自由終末である。神経線維は太さによってＡＢＣ線維の三種類に分けられるが、痛みを運ぶのはＡδ（Ａ線維がさらに細分されている）とＣである。刺すような痛み（速痛、fastpain）は太い線維で運ばれ、鈍い痛み（遅痛、slowpain）は細い線維で運ばれる。

痛みの物質

手を切ったり、つねったりしたらどうして痛いのだろうか。それは痛みを感じる神経終末が、機械的な刺激により反応したり、痛みを発する物質の受容体をもっていて、その物質がくると受容体に結合して電気的なインパルスを生じさせる仕組みをもっているためである。熱に反応して電気を生じさせる痛覚線維もある。釘で傷つけて痛むのは二番目の化学的な反応である。皮膚が傷つけられると、そこの血管はいったんは縮むが、すぐ広がる。それによって、毛細血管の圧力が上がり、血液の中の液状成分がまわりに浸み出す。そこで毛細血管の血液が濃くなりうっ血する。いったん縮んだ血管が広がるのに多くの物質が関係しているが、その中に、血漿中につくられたプラズマキニン、組織内の肥満細胞から分泌されたヒスタミン、血小板凝縮によるセロトニンがあり、それらが痛覚神経末端を刺激することになる。特にプラズマキニンの一つであるブラジキニンの受容体が痛覚神経線維末端に確認されている。

痛みの神経路

傷ついた時の痛みは、指先の触覚とは違った神経路を通って脳にいく。痛みだけではなく、大ざっぱな触覚や圧覚、温冷覚、くすぐったさ、筋肉の疲れ感、性感も同じところを通る。脊髄に入ったそれらの感覚は、脊髄の中の神経細胞に中継される。そこから出た神経線維は脊髄で反対側に行って上行する。しかし、指先の触覚とは違って、後索核には終わらず、直接、間脳視床の視床後腹側核にいく（外側脊髄視床路）。

頭痛や歯痛を含めて首より上の痛みは，三叉神経によって脳にいく。三叉神経神経節（半月神経節）から出た三叉神経は大きく三つの枝に分かれ，上顎，下顎，眼神経と呼ばれる。触覚と同様に視床の後腹側核にいく。視床後腹側核はいくつもの核に分けることができ，触覚と痛覚が必ずしも同じところにいくわけではない。視床から痛覚情報は体性知覚領にいき，痛い場所の特定や程度が知覚される。体性知覚領から大脳辺縁系にいく神経投射が感情的なものを引きおこしていると考えられている。

痛みは他の感覚神経によって抑えられている。他の感覚神経が損傷を受けると，痛さが強くなる（痛覚過敏症，hyperalgesia）。

内臓痛―おなかは痛いし，歯も痛い。頭も痛いし，足も痛い

この齢になると，からだのあらゆるところの痛みを経験している。痛みはからだの表面だけではなくて，からだの中からも自律神経の感覚神経を通してやってくる。これは故障のシグナルである。

痛みはいろいろあるけれども，頭痛は困る。飲みすぎて頭が痛くなるのは自分の責任であるが，頭痛もちはいきなり襲われる。肩がこって頭痛が伴ったり，目が疲れて頭痛になったり，原因はさまざまであるが，結果として頭が痛くなる。頭の片側だけが痛くなったり（偏頭痛），全体が痛かったりするが，頭のどこが痛くなっているのかわからない。脳が感じているので，脳が痛いのだと錯覚してしまうが、脳の中には痛みを感じる感覚神経線維はない。頭の毛を引っ張ると痛いけれど、それを頭痛とはいわない。頭痛は脳の表面、脳膜の間の動静脈、脳の底の動静脈などにきている痛みを感じる神経が感じるものである。それらの神経が刺激されると、頭全体が痛く感じることになる。頭の筋や血管にも痛みの神経がきている。頭の片側の血管が拡張して、神経が刺激されると片頭痛が生じる。それらの痛みも三叉神経によって脳に伝えられる。

歩きすぎたりすると足が痛くなる。筋肉痛である。足を押すと痛んでいる筋肉がわかる。痛くなる原因は一つではなく、筋肉が伸びすぎてそこの結合組織に障害が出たり、筋肉の一部が縮んでしこりができたり、血流障害があったり、多くのことが考えられる。いずれにしても、筋を酷使した結果、しばらくたって、その部位に異常が生じて、痛くなるものである。だから、筋肉痛は翌朝に生じることが多い。

寝ていて足の指が急につったり、ふくらはぎが急にけいれんして強い痛みが走ることがある。こむら返りである。筋肉が勝手に強く収縮した結果である。筋肉のコントロールミスである。筋や関節の痛みも痛みの神経路を通って脳に入っていく。

おなかの中の痛みは皮膚の痛みとはだいぶ違う。一つには痛い場所がはっきりと伝わってこない。痛みが原因部位より広範囲におよび、異なったからだの表面が痛く感じられることが多い（関連痛）。一度、尿管結石になったことがある。左側の腸か何かがぐーんと押されるように、そして焼けるように痛く、その痛さはペンチで腸を挟み込まれたようで、からだを丸めて我慢するしかなかった。初めて乗った救急車で病院にいき，レントゲンを撮って尿管結石とわかったわけである。この痛さは虫垂炎を患ったときの痛さに似ていることが思い出され，また，その手術後に麻酔からさめて，おなかが痛んだときの痛さであることも思い出された。

おなかの中の痛みは，脊髄と脳の中では，皮膚の痛覚と同じ神経路を通って頭頂葉の感覚領にいきつく。しかし，脊髄に入るまでは違った経路である。内臓にきている痛覚の神経は交感神経（副交感神経の場合もある）と一緒に走って脊髄に入る。関連痛は脊髄での中継細胞が皮膚からの痛みと内臓からの痛みを両方とも受けていることから生じるとの説がある。あまり痛いと，鳥肌が立って，冷や汗が出てくる。そのとき血圧は高くなっているし，瞳孔が開いている。その生理現象はすべて交感神経が働いている結果である。

内臓の痛さはいろいろなところで見られるが，女性しか味わえない半分うれしい痛さがある。こどもを産むときの陣痛である（人によって，また初産かどうかで，程度の違いはだいぶあるようであるが）。これは子宮の筋肉の急な収縮に伴うものであり，内臓の痛みである。同様に，排卵後の生理痛もある人とない人がいる。

痛みの抑制

痛みは精神的な状況によって変化する。あまりにも痛みに意識を奪われるとますます痛く感じたりするし，他のことに没頭するといっとき痛みを忘れている。これは痛みが大脳新皮質が作り出す知覚であることを改めて示すものである。一方で、明らかに痛みを抑える神経路があることもわかっている。その抑制神経路に関係している神経細胞は神経伝達物質として、オピオイドペプチド（モルヒネ様の物質）、セロトニン、ノルアドレナリンなどをもっている。ということは、それらを使うと、痛みがやわらぐことになる。阿片や、阿片から単離されたモルヒネは麻薬として有名である一方、痛み止めとしても優秀な薬品である。ただ、習慣性があるのが問題であろう。

脳の中でつくられるオピオイドペプチドはβエンドルフィンやエンケファリンなどである。βエンドルフィン神経細胞は視床下部の弓状核（図24参照）にあり、多くの部位に神経線維を伸ばしているが、そのうち、中脳中心灰白質にいく神経が抑制に関係している。中脳中心灰白質の神経は延髄の大縫線核（図48参照）に情報を送り、大縫線核からはセロトニン神経が脊髄の後角に下行して、脊髄に入ってくる痛覚情報を抑えている。

したがって、痛みをつかさどる脳と脊髄における神経路の神経伝達物質に関係する薬品により、痛みを軽減できるが、痛みの神経路を外科的、薬理学的に遮断する方法もある。神経節細胞を眠らせたり、神経節を壊したり、神経線維を切断することである（神経ブロック）。なにはともあれ、痛みを生じさせた大本を取り去ることが肝要である。

かゆみ

足がやぶ蚊に刺された。パンと叩いたが残念ながら逃げられた。刺されたところが膨らんで、赤くなってかゆくなってきた。おできが膿《う》んでもかゆくなる。寒くなると乾燥して皮膚がかさかさになってかゆくなることもある。かゆみはからだの中に炎症などがおこっていることを知らせる大事な感覚である。

血を吸うやぶ蚊の口から蚊のつばが皮膚に入って、それに含まれるタンパクなどが皮膚に反応をおこさせたのである。かゆみは痛みの軽いもの、変形したものと考えられており、感覚神経は痛みと同じものである。痛みの神経末端が軽く、持続的に刺激され、それが痛みと同じ神経路（外側脊髄視床路）を通って体性知覚領にいき、認識される。

かゆみを引き起こす物質には、肥満細胞から分泌されたヒスタミンや、タンパク分解酵素類、ペプチドなどいろいろある。ヒスタミンが血管壁の透過性を高め、水分成分が組織の中に浸み出てくると皮膚が膨らむ。

かき崩すとばい菌が入り、炎症がおきる。血管から水分成分が出てくると同時に、白血球も出てくる。最初に単核白血球がきてばい菌をとらえ、中好性白血球が出てきてばい菌と戦う。白血球が負けると崩れ、他の物質と一緒になって膿《うみ》となる。その成分が、痛みの神経を刺激してかゆみとなる。

2・1・3　冷 温 覚

お風呂の温度を指先で測るなどということは、最近はあまりない。お風呂が沸《わ》くと「お風呂が沸きました」と女性の声で機械が知らせてくれるものさえある。みんな機械がやってくれてしまうと人間の感覚はどんどん衰えていってしまうのではないだろうか。

指先に限らず、からだの中には温度を測る感覚装置がたくさんある。感覚装置といっても特別な器官があるのではなく、痛みと同様に感覚神経の自由終末であって、温かさを感じるものと冷たさを感じるものがある。温覚は細い神経線維の自由終末で、冷覚は太い線維の自由終末で行われていて、冷点（冷たさを感じる部位）のほうが温点より多い。どちらも手と顔の皮膚にたくさんある。といっても、触覚や圧覚に比べると少ないといわれる。

指をずーっとお湯につけておくと、最初につけたときのような温かさを感じなくなる。温度に順応してくるのである。特に、三二・五度あたりのところで、順応がおきやすく、外の温度を感じなくなるとされている（不感温度）。

温度に関してはおかしな現象がおこることがある。とても熱いものに触れると、熱いというより、はじめに冷たさを感じてしまう。高温でも冷覚神経が働いてしまうためである。矛盾冷覚という現象だが、神経系のいたずらである。さらに、熱い刺激と冷たい刺激はその度合いを超すと、痛覚が現れる。熱いほうは四五度以上、冷たいほうは一〇度以下の場合である。温度の感覚も痛覚と同じ外側脊髄視床路を通って最終的には体性知覚領にいく。

2・1・4　深部知覚―腕の曲げ具合

今、机の上のみかんを取ろうとして腕を伸ばした。腕の伸ばし具合を意識することができる。それは関節や筋に感覚装置があり，状況を脳に伝えているためである。関節の関節包にはルフィニ小体，関節靭帯にはゴルジ受容体，骨膜にはゴルジ-モッツオニ小体などがある。その情報は，指先の細かな触覚情報と同様に，脊髄から後索路を通り，脳に入っていく。体性知覚領にはいった情報は，関節の曲がり具合として意識される。脳はからだの各部位がどのような状態にあるかいつも把握している。運動の制御には欠かせない感覚であり，この神経路が傷害されると歩くことができなくなる。

2・1・5　性的感覚

ペニスやクリトリスの陰部にある知覚小体に適度な接触刺激があると情報は脊髄に入り，痛覚と同じ神経路（外側脊髄視床路）を通って体性知覚野にいく。大脳縦裂内側面の体性知覚野に外陰部からの知覚情報が入る。性的接触刺激は性的な興奮（オーガズム）を生じさせる。そのメカニズムには帯状回などが関係しているようだがまだ解明されていない。また，男性のペニスへの接触刺激は脊髄にある勃起や射精の中枢を働かせる。

2・2　視覚―見る脳

視　覚　器

ネコが急に立ち上がって，窓のそばにより，目を見開いて外を見上げた。ネコの目線を追って窓の外を見ると、窓の左隅に見える庭木の枝に、ヒヨドリが止まっているのが見える。猫の目も、僕の目も同じヒヨドリを見ている。ネコはそれをヒヨドリということばで認識してはいないだろうが、僕とほぼ同じ形のものを脳の中に描いているはずである。

目の構造はよくカメラにたとえられる（**図25**）。キャップに相当するのがまぶたである。瞬時にまぶたが閉じて目を守る神経機構（眼瞼反射）が備わっている（**図26**(a)）。さらに、まぶたは絶えず瞬

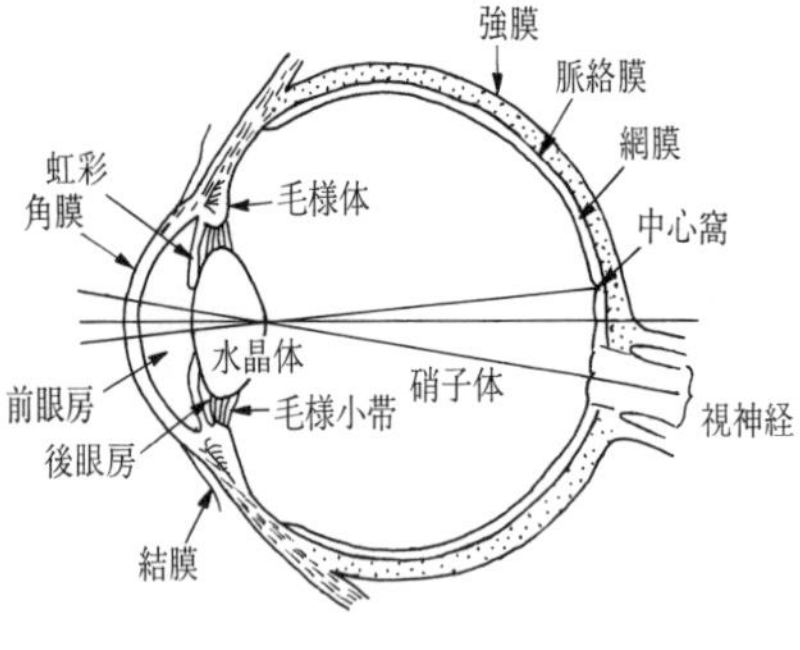

図25　眼の構造

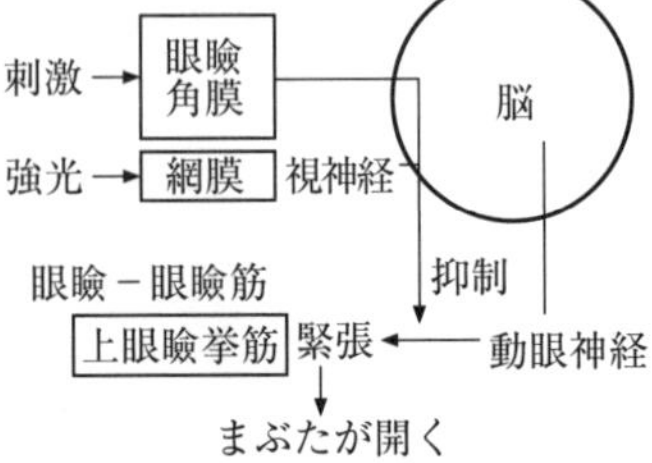

強い光や，角膜への刺激は，動眼神経のまぶたを開ける働きを抑える。

（a）角膜反射と眼瞼反射

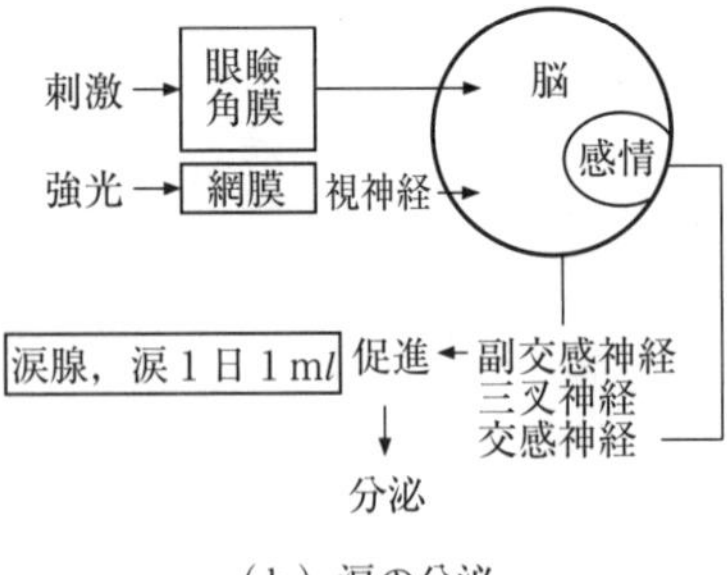

（b）涙の分泌

図26　目の保護（まぶたと涙）

きをして、涙腺から出る涙で目を潤し、必要のないとき、すなわち寝ているときには閉じている。涙は副交感神経の働きで絶えず分泌されており、感情の変化は交感神経によって多量の涙を分泌させる（図26(b)）。

ヒヨドリの姿は前面を被う1㎜ほどの厚さの角膜を通過し、瞳孔を通って、その後ろにある水晶体によって像は逆転し、眼球の中を満たす硝子体を通過して眼球内面の網膜に映し出される。虹彩がつくる孔が絞りの役割をする瞳孔であり、レンズに相当するのが水晶体である。

目を動かす

さて、ものを見るためには首をそちらのほうに向け、目の玉を動かして目的のものを捕らえることから始まる（**図27**）。眼球は顔面骨の凹みである眼窩《か》の中にあり、まわりをかこむ丈夫な強膜には上直筋、下直筋、内直筋、外直筋、上斜筋、下斜筋という六種もの外眼筋がついていて、縦横斜めに眼球を微細に動かす。しかも、二つある目を同じ方向に向けるべく眼筋をうまく調節する。それをしているのが、動眼神経、滑車神経、外転神経という三対の脳神経である。それらの脳神経を出す神経細胞は中脳と橋の神経核にあることから、脳幹の機能がとても大切である。

目の筋肉を動かす仕組みは大変複雑で、目的の物に首や眼球を向けるだけではなく、からだが動いていても、見ているものがぶれないように、視点を固定する筋の微妙な自動的調節をしている。この脳の仕組みがないとへたなビデオ撮影のように、ぶれてしまって映像にならない。入ってくる視覚の情報で自動的に眼筋を調節するのが脳の重要な役割である。頭を動かしてもものを見つめることができるのは、平衡感覚に関係がある。首を動かせばその状態が内耳の平衡感覚器（3・2節平衡参照）から脳に伝わる。そうすると、眼は反対側に自動的に動かされ、それによって頭が動いても一つのところを見つめていられるわけである。三半規管からきた情報は橋の前庭神経核にいって、そこから反対側の外眼筋を動かす神経核（中脳にある動眼神経）（**図28**）に指令をし眼を動かしている。これが

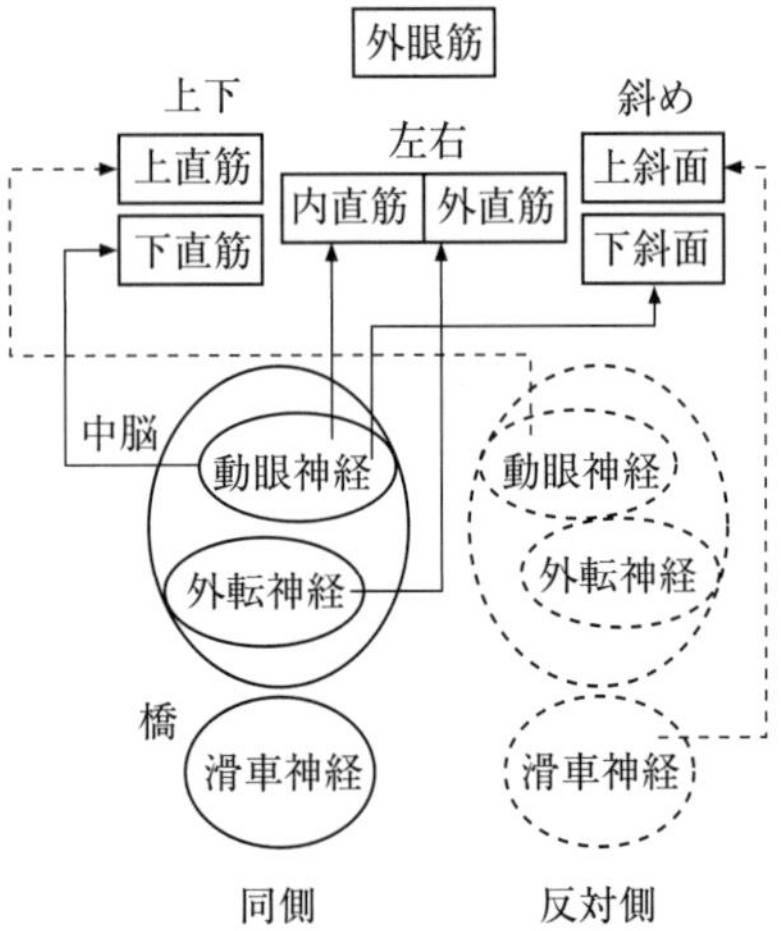

1側の眼の動きは6種類の外眼筋を両側の動眼神経，滑車神経，外転神経が制御することで生じる。

図27　目の動き

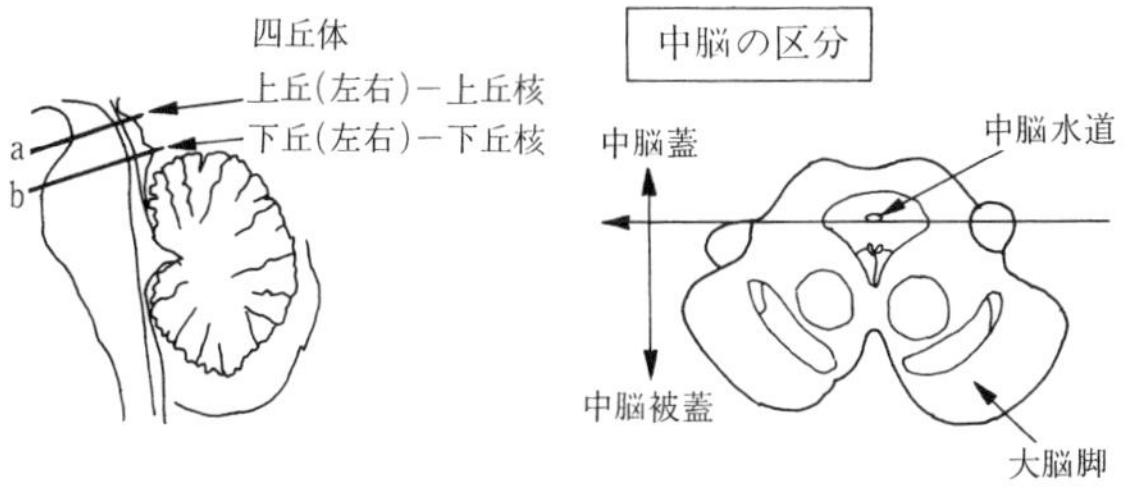

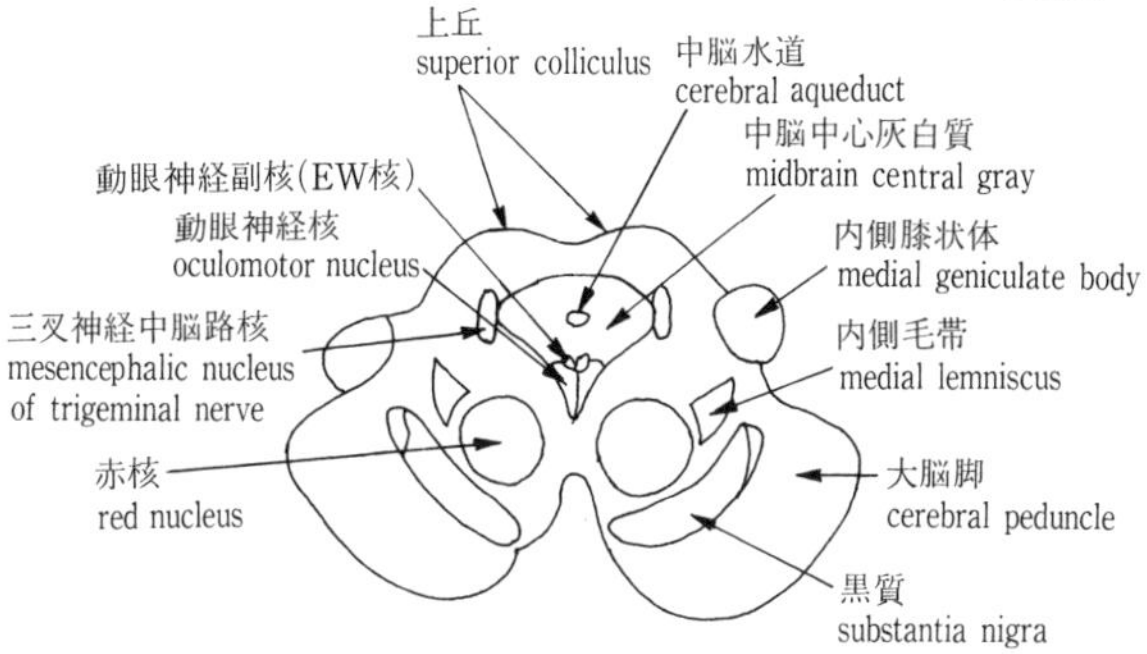

（a）中脳上丘レベル

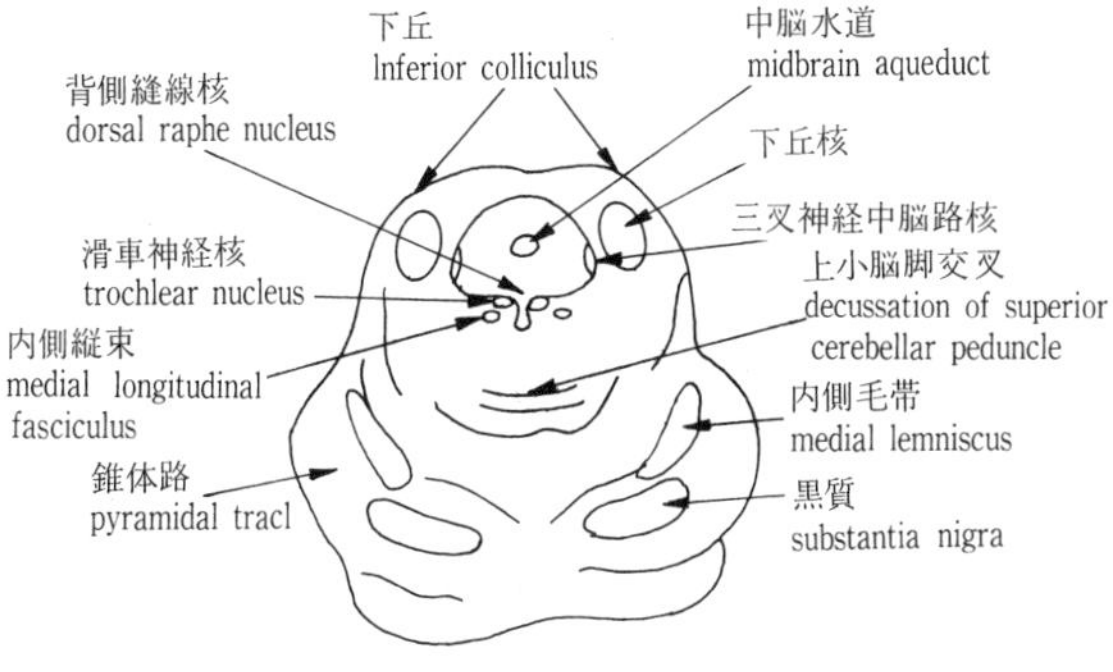

（b）中脳下丘レベル

中脳背側部には四つの膨らみ（四丘体，上丘と下丘）があり，腹側部には左右大脳脚の膨らみがある。第三脳室とつながる中脳水道が中央にあり，それを境に背面の視蓋と腹側の被蓋に分ける。

図 28　中脳の構造

前庭眼反射というぶれないで見つめることのできる仕組みである。

目の光量調節

窓の外を見ているネコの目を見ると、瞳孔が細くなっている。瞳孔は虹彩にある平滑筋が収縮することで開いたり閉じたりする。ヒトの瞳孔の直径は二〜六㎜ほどである。意識して瞳孔を開こうにもできないのは、自律神経で自動的に調節されるメカニズムだからである。瞳孔の形は動物により違っているが、それは虹彩の筋の形態による。ヒトはネコと違って、筋の動きにより虹彩が周囲に均等に引かれるので、瞳孔は丸く広がる。ネコは左右に引かれるので、紡錘状の瞳孔になる。

瞳孔が広がっているときは、脊髄からくる交感神経が瞳孔散大筋を収縮させている（図29）。瞳孔を小さくするのは動眼神経を通って瞳孔括約筋にくる副交感神経の働きによる。窓から入る光の量が多かったため、光の情報がネコの網膜から中脳の上丘、そして動眼神経副核に伝わり、そこから出た副交感神経が働いて瞳孔括約筋を収縮させ、ネコの瞳孔を細くしたのである。テレビの推理ドラマでは死んでいるかどうか調べるため、懐中電灯の光を眼に当てて、瞳孔の動きを見るシーンがよく出てきたものである。中脳が死んで神経核が働かなければ瞳孔は開かないので、脳死の判定の一項目になっている。虹彩には色素をもった上皮層があって、そのメラニンの量によって目の色が違ってくる。たくさんもつ日本人は茶っぽい色をしている。

虹彩と角膜の間の前眼房は、毛様体から分泌される眼房水（角膜や水晶体への栄養供給・老廃物除去）で満たされている。この量が多すぎると眼球が圧迫され、眼内圧が上る。高眼圧になると、ひどい場合には急性の緑内症や失明の危険にさらされる。

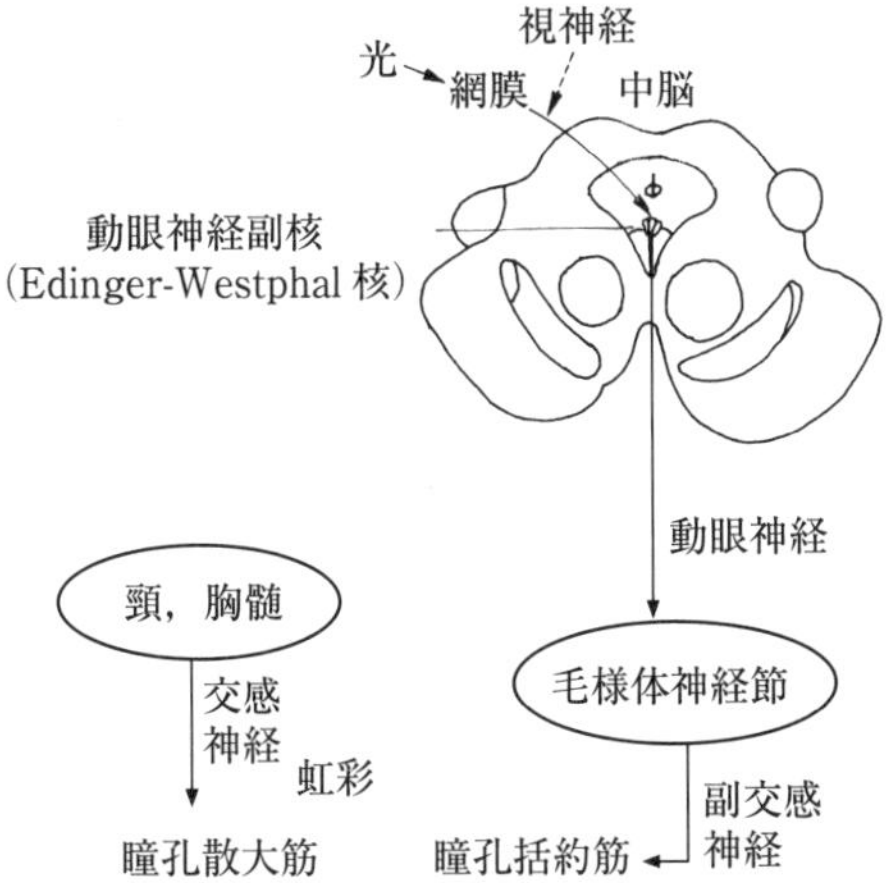

動眼神経副核（Edinger–Westphal 核）が副交感神経を通して瞳孔括約筋を働かせ，瞳孔を小さくする。

図 29　光量の調節

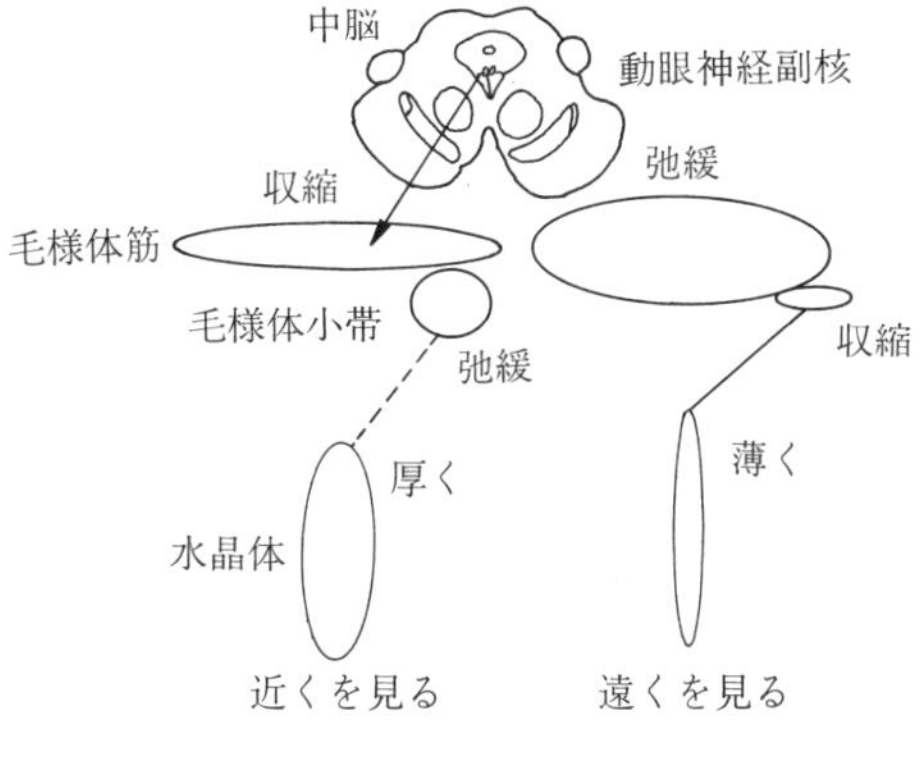

脳動眼神経副核が副交感神経を通して毛様体筋を収縮させると毛様体小体が弛緩して水晶体が厚くなり，焦点が合う。

図 30　焦 点 調 節

焦点合わせ

ヒヨドリのかたちは角膜そして水晶体を通して網膜に投影される。写真機のレンズと同じで網膜にシャープに映す工夫がある。レンズは厚さによって焦点が違うので、カメラでは何枚かのレンズを組み合わせて、それを動かして焦点を変える。一方、眼のレンズに相当する水晶体はまわりにある毛様体から出ているひも（毛様体小帯）につながっていて、毛様体の筋の動きによって薄くなったり、厚くなったりする。薄くなると遠くのものに焦点が合い、厚くなれば近くのものに焦点が合う。これが、ピント合わせである。

ピント合わせのための毛様体の筋肉をコントロールしているのは動眼神経に混じっている副交感神経である（**図30**）。ものを見て〇・三～〇・五秒で焦点が合うとされている。年をとると水晶体が硬くなって動きが悪くなり、焦点が合いにくくなる。それが四〇歳から始まるといわれる老眼である。明るいとものが見やすいのは、物の細部まで光が届くためだけではなく、目のほうでも自動的に瞳孔が閉じて、焦点深度が深くなるので、はっきりと見えるためである。

映像が網膜の上にきれいに写るような仕組みになっているが、眼の構造上や機能に問題があるとうまくいかない。映像が網膜よりも前に映る状態が近視で、網膜の後ろに映るのが遠視である。近視は焦点を後ろにずらすため、凹レンズで補正し、遠視は前にずらすため、凸レンズで補正することになる。

視野に入るものは眼球内面に張りついている網膜全体に映し出されているが、見るものの中心に最もよくピントが合い、周辺はぼやけている。自分では気がつくことはないが、眼は絶えず動いて全体をとらえている。これは脳が目を絶えず細かく動かしていることと、脳で映像の記憶のつなぎ合わせが絶えず行われていることによって成り立っている。

映像をとらえる

水晶体により屈折した光は眼球を満たす硝子体を通って、網膜にいく。光をとらえるのは網膜の細胞である。さらに網膜の中のいくつかの神経細胞が、脳にいく前に情報処理をする。それによって、脳はさらに高次な処理ができる。

ヒヨドリの形と色は網膜の感覚細胞が感受して神経情報に置き換えられる。網膜は感覚細胞である視細胞と神経節細胞（視神経細胞）、それにその間をとりもついくつかの種類の神経細胞からなっている。厚さ〇・一～〇・五㎜ほどの網膜を顕微鏡で見ると、六層に分けられる（**図31**）。網膜の一番奥には視細胞に栄養を受け

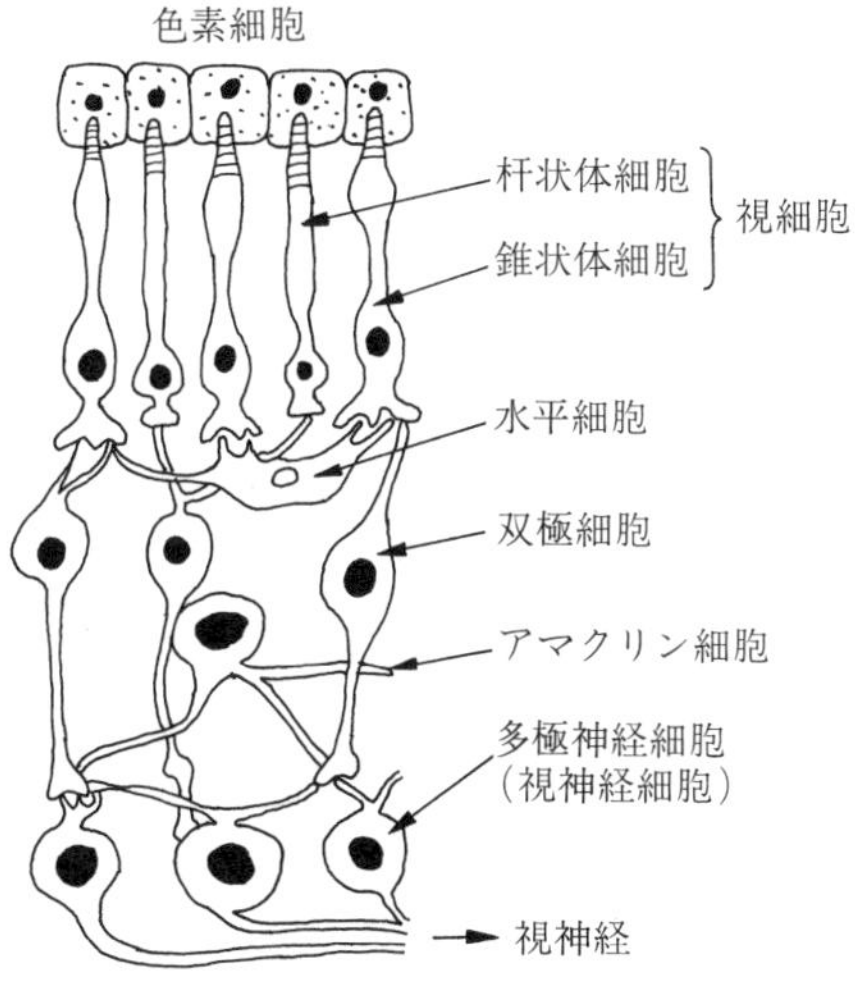

図31　網膜の構造

渡す色素細胞があり、日本人はメラニンをたくさんもっているので、瞳孔が黒く見える。色素のない白ウサギや大黒ネズミは、網膜の外側の血管が多い脈絡膜の血液の色が見えるので赤い。脈絡膜の血液はエネルギーを多量に必要とする視細胞に栄養と酸素を供給する大事なものである。視細胞の光情報を受ける感覚部は色素細胞の突起に囲まれていて、栄養を絶えず供給されている。

視細胞には二種類ある。一つは色を識別する錐状《すいじょう》体細胞で光が十分あるときに働く。もう一つは暗いところで働く桿状《かんじょう》体細胞で色を識別できない。錐状体細胞には赤、緑、青の光の波長に反応する三種類の細胞があり、それらがそろっていないと色が見えない。錐状体細胞の色素はそれぞれの色の波長の光を吸い取って、それが神経の信号、すなわち、電気信号に置き換わる。人間などの霊長類は三種の錐状体細胞がそろっているが、動物によっては不完全で色が見えない。夜行性の動物は錐状体細胞がそろっておらず暗いところでもよく反応する桿状体細胞が多いので色の見えないものが多い。ネコの網膜の錐状体細胞も完全ではない。ヒヨドリの目は鳥目である。暗い所の苦手な鳥の眼は錐状体細胞が多く桿状体細胞が少ないので、昼間しか目がきかない。三種類の錐状体細胞のうち一つの色の錐状体細胞が欠如してしまうと、見えている色が異なってくる。それが色盲である。

暗い所に入るとはじめは見えないが、だんだんと物が見えてくるようになる（暗順応）のは桿状体細胞が働き始めるからである。桿状体細胞の桿状体にはロドプシンという光に反応して、電気信号に置き換える物質が含まれているが、暗い所に慣れるのは、ロドプシンの再生によるものといわれている。錐状体細胞の錐体の赤、緑、青の光に反応する物質はどのようなものか突き止められていない。

光は粒子の波動である。自然光は三〇〜二、三〇〇nmの波長をもち、そのうち三八〇〜七六〇nmの波長を人間は感じることができる。視細胞の色素はその物理的な情報をとらえて電気信号にし、網膜内の中継細胞に情報を送る。

網膜の情報処理

眼の機能の優秀さは言い尽くせないものがある。最初に述べた他の感覚器と違って、網膜そのものに情報を処理する能力があるところである。光の情報をとらえた視細胞は、いくつかの神経細胞を介して光の情報を網膜の表面にある視神経細胞に送る。複数の視細胞は網膜間にあるそれぞれ複数の双極細胞に情報を送る。その情報は+であったり−であったりする。複数の視細胞からきた情報の総和によって双極細胞が働き、情報として視神経細胞に結論の情報を渡す。そこで映し出されたものの輪郭をとらえ、脳に電気信号として送ることになる。視神経細胞から出た神経突起は網膜表面、すなわち、眼球の内面を通って集まり、視神経となる。視神経になるところは網膜に覆われていないので、光を感じない盲点になる。一〇〇万本あるとされる視神経は眼球の後部より出て、顔面骨の視神経管を通って頭蓋骨の中へと入っていく。

脳の中—視覚領

視神経を伝わる情報はただの電気の量や強さにしかすぎないが、脳に入ると特定の意味として理解される。知覚には脳の多くの部分が関与し、どの感覚の知覚もことばをつかさどる脳の領域とつながる。それは、人間特有のものといってよいのだろう。

左右の視神経は脳の底で交叉して脳の中に入っていく。外見からは右左が交叉するように見えるが、ヒトの場合には、すべての視神経が交叉するのではなく、半分交叉する半交叉である（図32）。右目の網膜の右側からきた視神経は交叉しないでそのまま右の脳に入っていく。右目の左の網膜からきた視神経は交叉して左側にいく。左眼の右側からきた視神経は交叉して右の脳に入り、左側はそのまま左の脳に入る。右眼も左眼も右側の網膜から出た視神経は右脳に入り、左側の網膜から出た視神経は左脳に入ることになる。哺乳類でも系統発生的に古い動物や、哺乳類以外の脊椎動物ではすべてが交叉する。

さて、左の網膜に映る映像は右眼も左眼も景色の右側部分になる。写真器のレンズを考えてみるとわかりやすい。左右が逆さに映る。人間は視神経の半交叉により、景色の右側部分は左の脳に、左側部分は右の脳に入るわけである。左の脳は景色の右側を、右の脳は景色の左側を見ている。

脳の視覚を受ける部位（視覚領）は後頭葉にある。しかし、網膜から出た視神経が直接後頭葉にいくのではなく、半交叉した視神経線維の束は視索となり、間脳の外側膝状体（神経核の一つ）にいく。このところですでに右側の外側膝状体には左の視野の情報がいくことになり、左側には右の視野が入る。外側膝状体の神経細胞から出た神経線維は束（視放射）になって後頭葉にいく。

頭の後ろを触ると出っ張りがあるが、そのあたりに後頭葉が納まっている。後頭葉の一番後ろに視

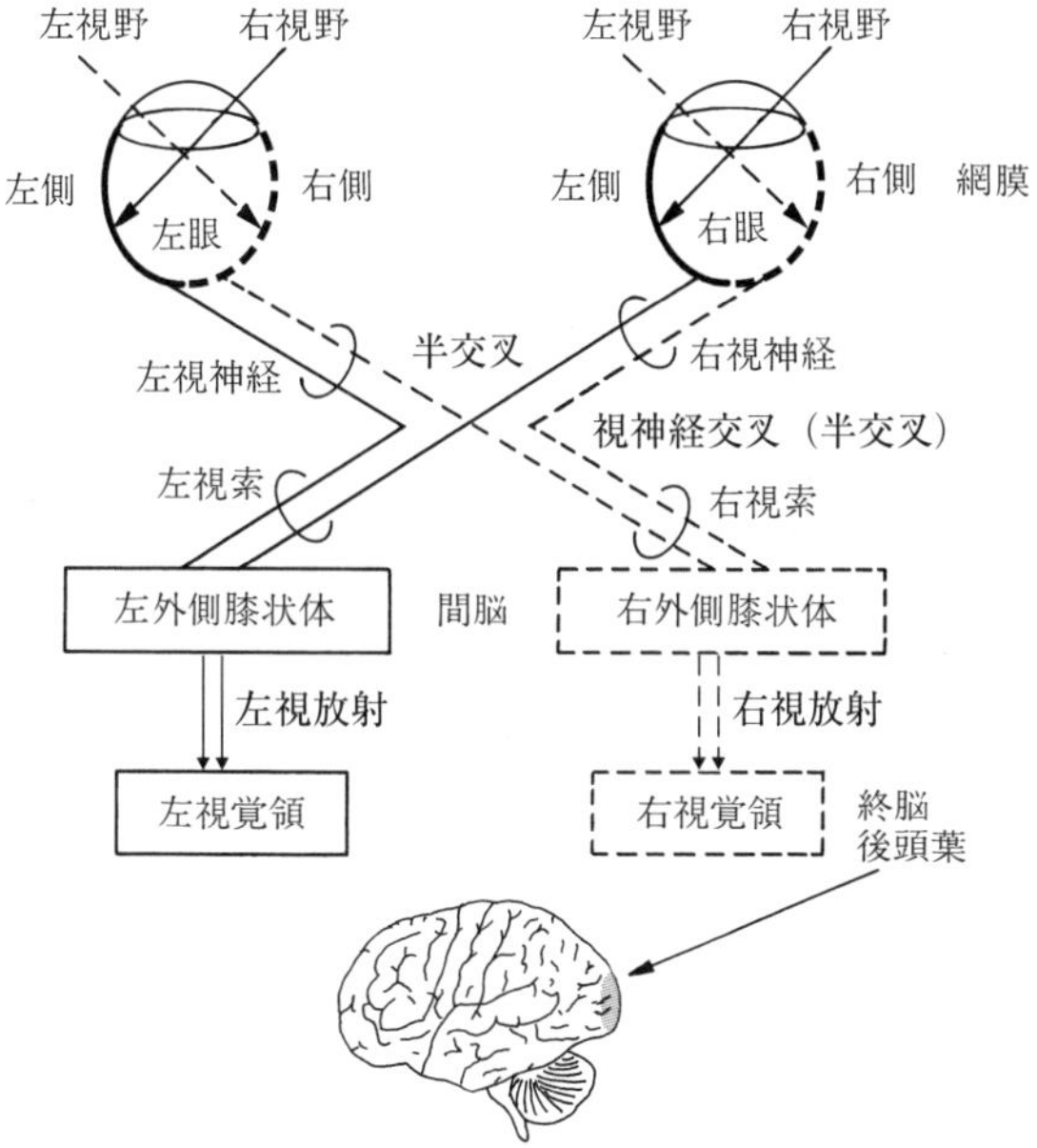

視覚情報は半交叉して脳に入り，間脳の外側膝状体で中継されて後頭葉の視覚領にいく。

図 32　視覚伝導路

覚領がある。ブロードマンの一七野であり、六つの神経層になっているが、顆粒細胞がたくさんある内顆粒層（Ⅳ層）が発達している。顆粒細胞は情報を受ける細胞で、この部位では外側膝状体からくる線維を受ける。その層は有髄線維が多く、皮質の表面に平行した一本の白い線となって見えるため、有線領と呼ばれている。

頭を強く打ったりすると、一時眼が見えなくなることがある。脳が激しく前後にゆれ、頭蓋骨に圧迫され、後頭葉の機能が麻痺したためである。ひどいときは、回復せず失明することさえある。

眼の情報を処理するのは視覚領だけではなく、多くの部位が関係している。人にとって視覚情報を処理する機能は生きていくうえで最も重要なものとして発達してきた。視覚情報は後頭葉後端のブロードマンの一七から一八、一九野と伝播《ぱ》すると考えられる。一八野は二次視覚領とされ、見たものの認知評価と関係があるとされる。そこが傷害されると、見えていても意味の理解ができなくなる。さらに一九野は三次視覚領で触覚、聴覚と関連させる部位と考えられている。ここを刺激すると幻視がおこる。

それぞれのところから視覚の連合野に情報がいくと考えられ、見たものがどこにあるのかなどは頭頂葉で、見ているものは何であるかは側頭葉で判断される。側頭葉には感覚性言語野がある（図61参照）。

距離を測る

見たものの情報はさまざまな角度で計測される。ネコが獲物に飛びつくときに、脳は距離を正確に測って筋に指令をする。人間でも変わりはない。物を取ろうとするとき、手を伸ばす長さを無意識のうちに脳は計測している。それに貢献しているのが目が顔の前面に二つついていることである。見たものの距離は右目と左目では少し違う。その違い（視差）を、脳は瞬時に判断している。それは距離だけではなく立体感を生み出すものでもある。立体視のことだけを考えると縦に二つの目があってもいいのだと思うけれど、横に並んだのはなぜだろう。魚や鳥は顔の横に目がついているので眼だけで多くの方角を見ることができるという利点があるが立体視はできない。爬《は》虫類のあるものは首を左右に振って、立体視をしているともいわれている。人間は前に目があるので視野は狭いが、首を回すことができるのでそれを補っている。

目からの情報

最初に述べたように動物は目でものを見て、それがどのような形と色をしており、どこにあるかということを知る。これはものを見るということの基本的な働きである。ところが、目から入った情報は陰で思わぬ働きを行っているのである。目をつぶって片足で立つことは至難の技である。両目を開いて行うと難なくできる。目から入った感覚は運動機能に情報をもたらして、からだの平衡を保つことに役立っているのである。さらに、目から入った光は脳のリズム形成機能に大きな影響を与えている。からだの中には一定周期のリズムで働いている機能はたくさんあるが、それは脳の中の二四時間のリズム情報を作り出す神経核（間脳、視交叉上核）の働きの影響が大きい。雌ネズミの実験では夜のない状態にすると性周期はなくなってしまう。目から入った光の周期が正常な性周期を保つ働きをするのである。

目は口ほどにものをいい、目の役割はコミュニケーションの道具にもなっている。発生的にも眼球は脳の突出物である。脳の中を映し出すのだろう。

2・3 聴　覚

耳

ステレオからピアノの音が流れてきている。ピアノの音とそのリズムとメロディから、曲名はわかったが、ピアニストの名前は思い出さない。

音も人が生きていくうえで重要な感覚情報である。音は音波すなわち空気の振動であるから、その振動を脳に伝えるのが耳の役割である。空気の振動は、耳の奥の内耳にある蝸牛《かぎゅう》管の中の感覚細胞に伝わることになる（**図33**ⓐ）。

スピーカーの振動から空気の振動となった音は耳の穴から入り、外耳道を通って、突き当たりの鼓膜を揺らす。ゴッホが自分でちょん切ったといわれている耳介は集音器の働きがある。強い攻撃道具をもっていないので、敵をすばやく察知しなければ生きていけないウサギの耳は長くて大きい。しかも左右にぴこぴこと動かすことができる。ネコは獲物の音を聞くため耳を動かす。耳を動かすのは何種類かの耳介筋であるが、ヒトではほとんど痕跡的である。耳介筋がちょっと発達していて耳を自由に動かすことができるヒトもいる。一方で、からだそのものも音の通り道になる。体も音波を受けて鼓膜に影響を及ぼす。

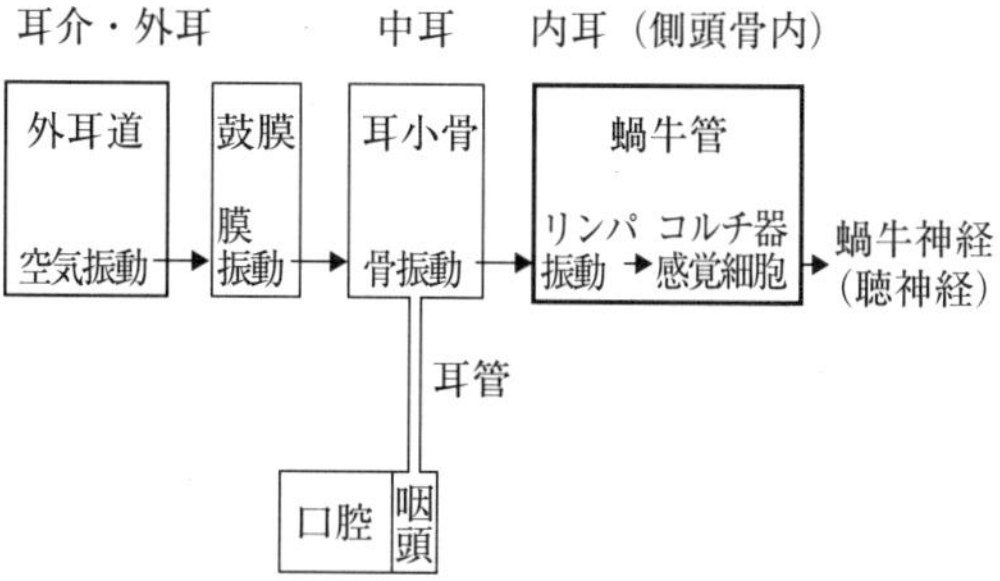

音は鼓膜–耳小骨–蝸牛管と伝わり，コルチ器で神経情報となる。

（a）音の伝わり方

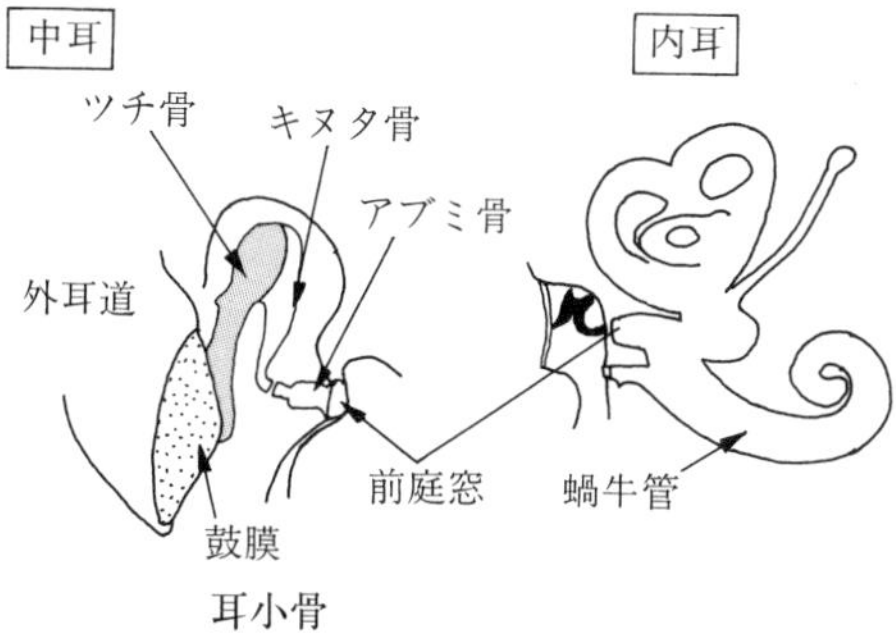

（b）耳小骨と蝸牛管

図33　聴覚装置

音は耳垢《みみあか》の張りついた外耳道を通って、厚さ一㎜、直径が一㎝ほどの鼓膜を振るわせる。鼓膜より中が中耳である。中耳には耳小骨と呼ばれる小さな三つの骨（ツチ、キヌタ、アブミ骨）があって、ツチ骨が鼓膜に接している（図33(b)）。鼓膜の振動はツチ、キヌタ、アブミ骨の順に伝わる。中耳の中には空気があって、細い管（耳管）が咽頭に開口している。そこから口の空気が中耳に入り満たしている。電車に乗っていていきなりトンネルの中に入ると、耳がおかしくなり、音が聞こえなくなる。それは外耳が陰圧になったため、中耳の空気により鼓膜が外側に押されたままになって、振動が伝わりにくくなるのである。つばを飲み込むと、耳管の開口部が動いて、口の空気が中耳にはいり、圧力差がなくなる。

どうして三つの骨があるのかとは誰でも思うことであるが、この骨には筋肉がついていて、それによって震える強さをコントロールしている。あまりにも大きな音のときは、筋の働きで骨の振動が弱まる。伝導の度合いを調節して聴覚の機能を保護しているのである。

頭蓋骨の中──聴覚器

中耳より内側は側頭骨になり、その中に内耳がある。そこに、音を感じる装置である蝸牛管と平衡感覚を感じる三半規管が一つにまとまって存在している。それらは骨のカバー（骨迷路）とその中の膜性の袋（膜迷路）よりなり、膜迷路の中にはリンパ液（内リンパ）がある。骨迷路と膜迷路の隙にもリンパ液がある（外リンパ）。

蝸牛管はかたつむりのような、二回半巻いている骨の管である。蝸牛管の根元は前庭と呼ばれる膨らみで、その基部には前庭窓という穴が開いていて膜が露出している。中耳のアブミ骨はその前庭窓をふさいでいる（図33(b)）。

鼓膜から伝わった音の振動はツチ、キヌタ、アブミ骨を振動させ、前庭窓の膜を振動させる。前庭窓はもう一つの鼓膜である。それにより膜迷路の中の内リンパ液が振動する。蝸牛管は膜組織により三つの部屋に分かれていて、中央の蝸牛管の底部にリンパ液の振動を神経情報に変換するラセン器（コルチ器ともいう）がある。ラセン器の中の内有毛細胞と外有毛細胞の表面から突き出している毛が振動すると、その刺激を有毛細胞にきている神経線維がとらえる。

有毛細胞にきている神経線維はラセン器のそばにある蝸牛神経節の双極性神経細胞の樹状突起である。蝸牛神経節の神経細胞から出た神経線維は、平衡覚の前庭神経節より出た神経線維と一緒になり内耳神経（第Ⅷ脳神経）となって脳に向かう（**図34**）。

脳の中―聴覚領

音の情報は延髄と橋の境界から脊髄に入って、蝸牛神経核群を経由して反対側にいき、外側毛帯という神経線維の束になって上行する。延髄から外側毛帯に入るまでにはいくつかのルートがあり、関係する神経核も異なる。それによって情報がいろいろなレベルでインテグレートされるのだろう。外側毛帯を通って、中脳の下丘核に神経線維が終わる。下丘核の神経細胞から出た神経線維は間脳の内側《ないそく》膝状《しつじょう》体にいく。内側膝状体は側頭葉の横側頭回《おうそくとうかい》にある聴覚領に神経線維を送る。聴覚を伝える神経系もいずれかの部位で交叉して反対側にいく。右の耳から入った音は左側の聴覚領に入ることになる。聴覚領のある場所は偶然にも耳の孔の延長上にほぼ位置する。この部位は側頭葉の背内面で、ブ

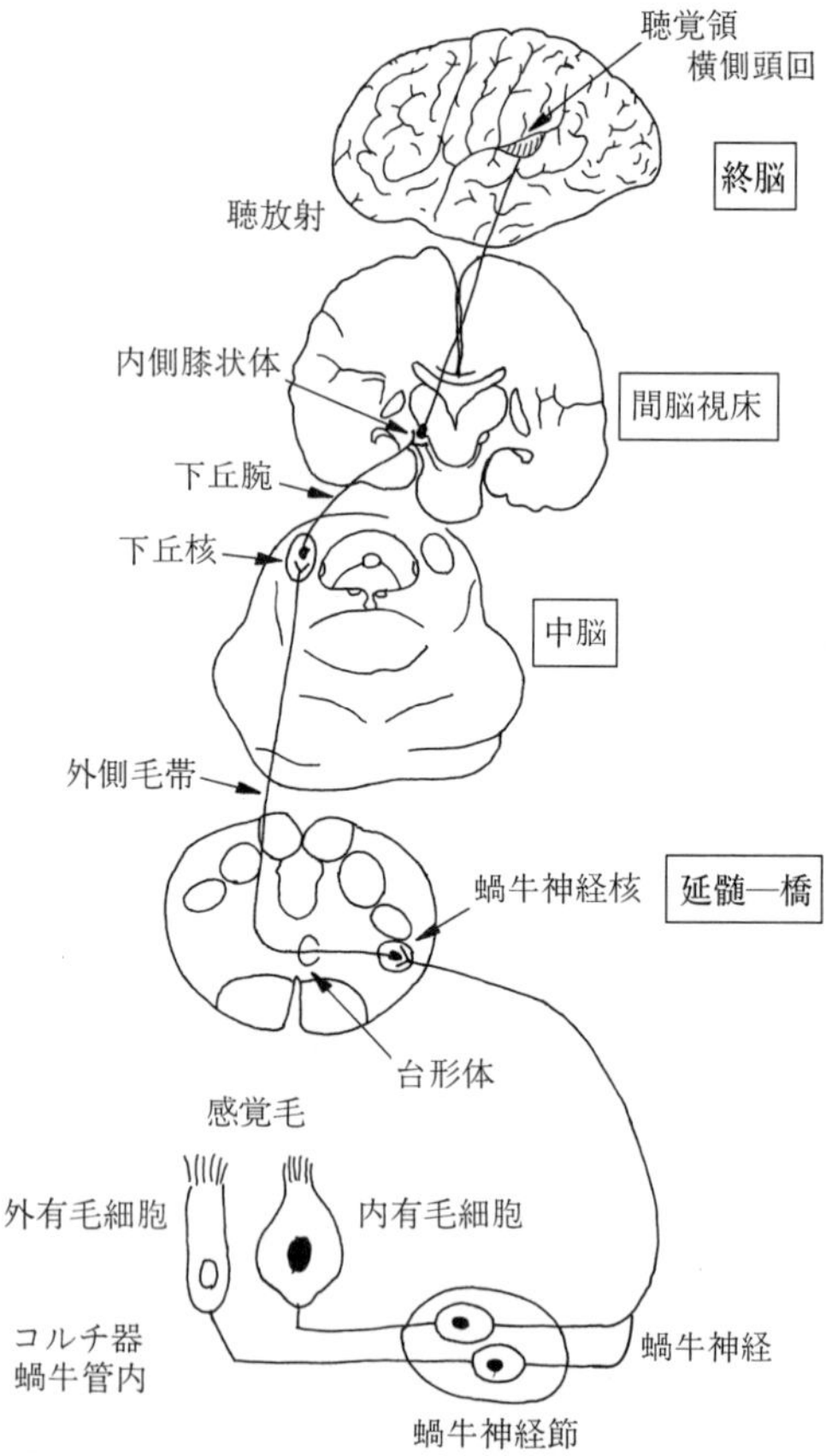

聴覚情報は蝸牛（ラセン）神経節から出る蝸牛神経により延髄を経由して，中脳の下丘核，間脳の内側膝状体で中継され，側頭葉内側部の聴覚領にいく。

図 34　聴覚伝導路

ロードマンによる分類の四二野と四一野に相当する。そこから視覚と同様に、連合野にいくことで音の位置や意味が解析される。

ステレオ

ステレオのジャズの曲が変わって、右側からドラムが、左側からサキソホーンが聞こえてきた。ジャズライブの臨場感が感じられるのは、音が立体になるからである。耳が二つあることで、音の距離感が出てくる。車を運転していて、救急車がどちらの方向から、どちらに向かっているか、今どのくらいの近くにいるのか判断するのは左右の耳からくる情報を脳で分析しているからである。右に入る音と左に入る音の強さ、時間のずれなどから、それらのことを分析抽出しているのである。この機能によって、音は目と同じように、音を発するものの位置や、距離を推測する手がかりをもたらす。そして、どのような脳のメカニズムかまだ判明しないが、見たいものをよく見るような目の仕組みと同様、聞きたいものを入ってくる音の情報の中から選び出している。

音はことばの領域にいき、何であるか判断される。音楽であれば、メロディーが、歌詞が記憶され、それをピアノで弾こうとすると指に運動の指令がいく。歌を口ずさむには声を出すメカニズムに記憶された情報が入っていく。

ステレオから流れるピアノの音はこのようなメカニズムのもとに、意識のレベルと感情のメカニズムに影響を与え、心地よさを与えることになったのである。

音が脳に達するまでのいろいろなところの不具合によって、音が聴きづらくなることがある。これが難聴である。鼓膜が破れてしまえば破れた太鼓と同じように、まともな音はつくれなくなる。耳小骨の連絡がおかしくなっても同様である。脳の聴覚の機能がおかしくなっても同様である。

聞こえにくいのもつらいけれども、余計なものが聴きたくないのに入ってくるのもつらいものである。電車の中でシャカシャカと聞こえてくるヘッドホンから漏れる音もそうであるが、それ以上につらいのは、からだの中、耳の中で勝手に鳴っている音、耳鳴りである。僕も四二歳のときに、ふっと左耳に音が聞こえ、それ以来、聞こえっぱなしで、疲れたときには特に音が大きくなる。検査をしたが原因はわからなかった。耳鳴りの原因は骨や歯やいろいろあるようで、退治をするのはむずかしいとのことであった。実際に音がないのに音を聞いたような気になる幻聴は聴覚領域の幻覚である。

2・4　嗅　覚

この匂いは金木犀であろうか、開けた窓からただよってくる。近くの家に金木犀はあっただろうか。匂いもその情報が脳に入ると、言葉に置き換えられ、記憶に照らし合わされ、情動の神経回路をも刺激する。金木犀の匂いは個性的であるから非常にわかりやすい。匂いにはいろいろなものがあるが、基本臭というものが考えられている。花香、果実臭、汗臭、焦臭、糞臭、樟脳《しょうのう》臭、麝香《じゃこう》、石炭酸、酢酸《さくさん》、にんにく臭（腐敗臭）などであり、それに相当する化学薬品があって、それを使って、鼻のかぎわける能力の測定などをする。金木犀の匂いは花の匂いをさらに細かく脳が判定したのである。

鼻―嗅覚器

香水の調香師は多くの匂いをかぎ分けることができる。それでもイヌにはかなわない。イヌやネズミなどの地べたを四つ足で歩いて生活をしている動物にとって、嗅覚はヒトの視覚と同様に最も重要な感覚である。腐った物を食べないようにするのも、自分のすみかの場所を覚えるのも、自分の仲間を確認するのも嗅覚が頼りである。

匂いは空気中にある物質に対する反応である。鼻がその役目をしている。鼻は本来は呼吸の道具である。酸素の取り入れ口である。だから、鼻の中を覆っている赤みを帯びた粘膜上皮を呼吸上皮と呼んでいる。空気を取り込む入り口にある鼻がその中に入っている物に反応する器官を備えているのは大変合理的で、空気の中の成分をいち早く脳に伝えることができる。それは、悪いものを含んだ空気から遠ざかる、遠ざけるための防御機構でもある。

鼻腔の上部に嗅覚装置である黄褐色の嗅粘膜がある。その面積は動物によって異なっており、ヒトで五～一〇㎠である。これはネコの半分で、イヌの一五分の一である。ここにも匂いにあまり敏感ではないヒトが見えてくる。嗅粘膜の嗅上皮には神経細胞の変化した嗅細胞が支持細胞に挟まって存在している。嗅細胞の表面には数μmの嗅小毛《きゅうしょうもう》が生えており、それが空気中の物質の匂いをとらえる。

嗅細胞には匂いの物質と結合する受容体があって、結合するとそれが、電気的な情報に置き換わる。感じる匂いの物質の数に即して受容体があるということになる。その情報は嗅細胞の基底部から出た神経線維を通して脳にいく（**図35**）。嗅細胞から出た神経線維が嗅神経で、脳神経の第Ⅰ神経である。ヒトでは約一千万本、イヌではその二四倍である。

嗅粘膜の上をたどると、顔面骨の一部である篩骨篩板に突きあたる。その上に嗅球という脳の底から小さな膨らみが伸びてきている。篩骨篩板には小さな孔がたくさん開いていて、嗅細胞から出た嗅神経はそこを通って嗅球の中に入っていく。嗅球は嗅覚情報の中継点である。これは動物によって大きさが異なり、微嗅哺乳類である霊長類や水棲哺乳類は小さく、巨嗅哺乳類であるげっ歯類や有袋類などはとても大きくて脳の表面から見ても前のほうに大きな膨らみとして突き出ている。これも嗅覚に対する依存度の現れである。

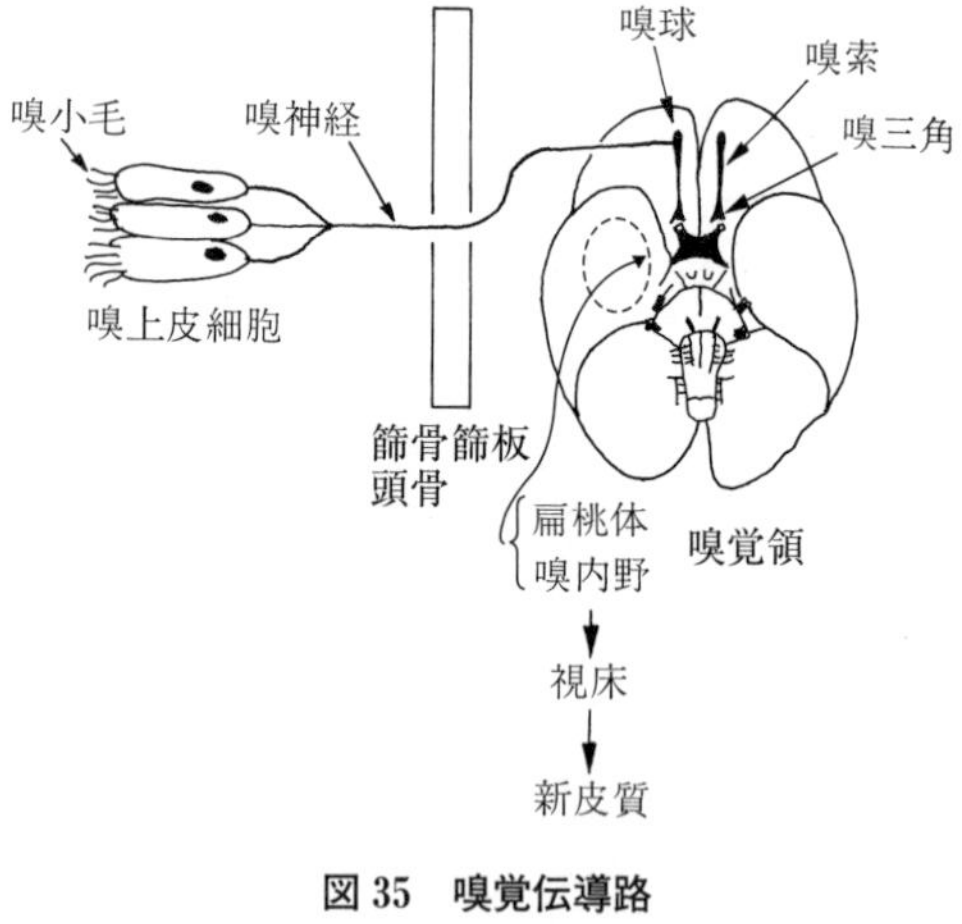

図 35　嗅覚伝導路

さて、嗅覚情報をさばく神経組織は系統発生的（進化的）に大変古い。その情報を処理する脳の皮質は古皮質と呼ばれ、嗅脳ともいう。ヒトでは古皮質は退化の傾向が強く、前頭葉の下部に押しやられている。

脳の中—嗅覚領

匂いの情報は、嗅球で中継されて、脳の中に入っていく。嗅球には入ってきた刺激を増強させる顆粒細胞と、嗅神経を受けて脳の内部に向かって神経線維を出す僧帽細胞と房飾細胞があって、それらが神経回路を形成して情報の処理を行っている。

嗅球から出た神経線維は嗅索を形成して脳本体とつながる。嗅覚の情報は嗅索《きゅうさく》を通った後、分かれて、嗅結節、梨状前野《りじょうぜんや》、嗅内野《きゅうないや》、扁桃体にいく。扁桃体は終脳の内部にある大脳基底核（図41参照）のひとつであり、本能に関係がある。扁桃体はいくつかの部位に分かれるが、そこから出た情報は視床（視床背内側核）にいった後、前頭葉（前頭前野）にいく。いずれかのところから、情報は言語にあてはめられて認識されることになる。このようにして、金木犀の匂いは意識にのぼり、好ましい気分にさせてくれたのである。

2・5　味　覚

今日のみかんはずいぶんと甘い。同じみかんでも昨日は酸っぱく感じたのだが、みかんのせいか、からだのコンディションのせいか。みかんをかむと舌の上から口中に甘酸っぱさが広がる。味を感じるのは舌であることは小さなこどもでもよく知っている。舌はそれだけではなく、かんだ食物を口の中で動かしたり、のどに押しやったりする働きがある。言葉を音としてつくるのも舌の重要な役目である。

味というものは、水の中に溶けている物質に舌にある感覚器が反応して、情報が脳に伝わることで知覚される。甘い、酸っぱい、塩辛い、苦いが基本的なものである。からだの機能は糖分やナトリウムを必要とする。糖分は甘いし、ナトリウムは塩素がくっついて、塩の状態であるから塩辛い。食べ物が細菌により分解されて腐ると酢ができる。酸味を感じなければ、食べられるかどうかわからないだろう。苦さをもつものは場合によれば食べられなかったり、毒だったりする。味覚は、それが食べられるか食べられないかを判断するのに重要なものである。疲れるとエネルギー源である糖分や、細胞の働きに必須なナトリウムを含む塩辛いものをほしくなるなど、味覚はからだの要求する成分を補給するのにも役に立っている。

食塩が欠乏した餌で飼育されたラットは食塩水の欲求が高まる。塩に対する反応性も動物によって異なっていて、草食動物はカリウム塩よりナトリウム塩に強く反応し、食肉類はカリウム塩に強く反応する。また、甘味に対する感覚も動物により異なっている。ヒトでは甘いと感じるショ糖とサッカリンでも、ウシやイヌはショ糖は好むが、サッカリンは甘く感じないのか好まないようである。

舌—味覚器

さて、味を感じるのは舌であるということは間違いないが、味覚器は口の中の粘膜全体に散在しており、口中で感じることができる。といっても、舌に最も多く味覚器が存在している。

舌の表面を鏡で見てみると、白いざらざらがある。ネコは特にざらざらしていてなめられるとおろし金でこすられたように感じる。舌の中は筋肉である。それを覆っている上皮が下の真皮とともに盛り上がって、舌乳頭をつくっている。その上皮が角質化しているため、中の血液の色が透けて見えないので白っぽく見えるわけである。角質化しているのが糸状乳頭で、ほかに、角質化をしない有郭乳頭、葉状乳頭、茸《じ》状乳頭がある。白い舌の表面をよく見ると、赤くぽちぽち見えるのが茸状乳頭である。

味を感じる感覚器は舌乳頭に存在している。ただし、糸状乳頭にはなく有郭乳頭に多い。感覚器は味蕾《みらい》（**図36**）といって、ヒトの舌では二、〇〇〇から三、〇〇〇、ときには五、〇〇〇ほどあるとされている。味蕾は名前のように、花の蕾のような形をしており舌の上皮に埋もれている。味蕾の中の味を感じる味細胞が水に溶けている物質に反応する。味細胞は二〇〇～三〇〇時間で絶えず新しくなっている。水に溶けているものを感じる味蕾は、魚のひげのまわりにもたくさんある。

ちょっとみかんの汁を舌の先と、脇や後ろにつけてみたら、どうも感じ方が違う。舌の部位によって感じやすい味覚があるからである。舌の前のほうは甘味と塩味で、脇は酸っぱみ、苦味は後ろのほうといわれていたが、現在では必ずしもそうではないことがわかってきた。

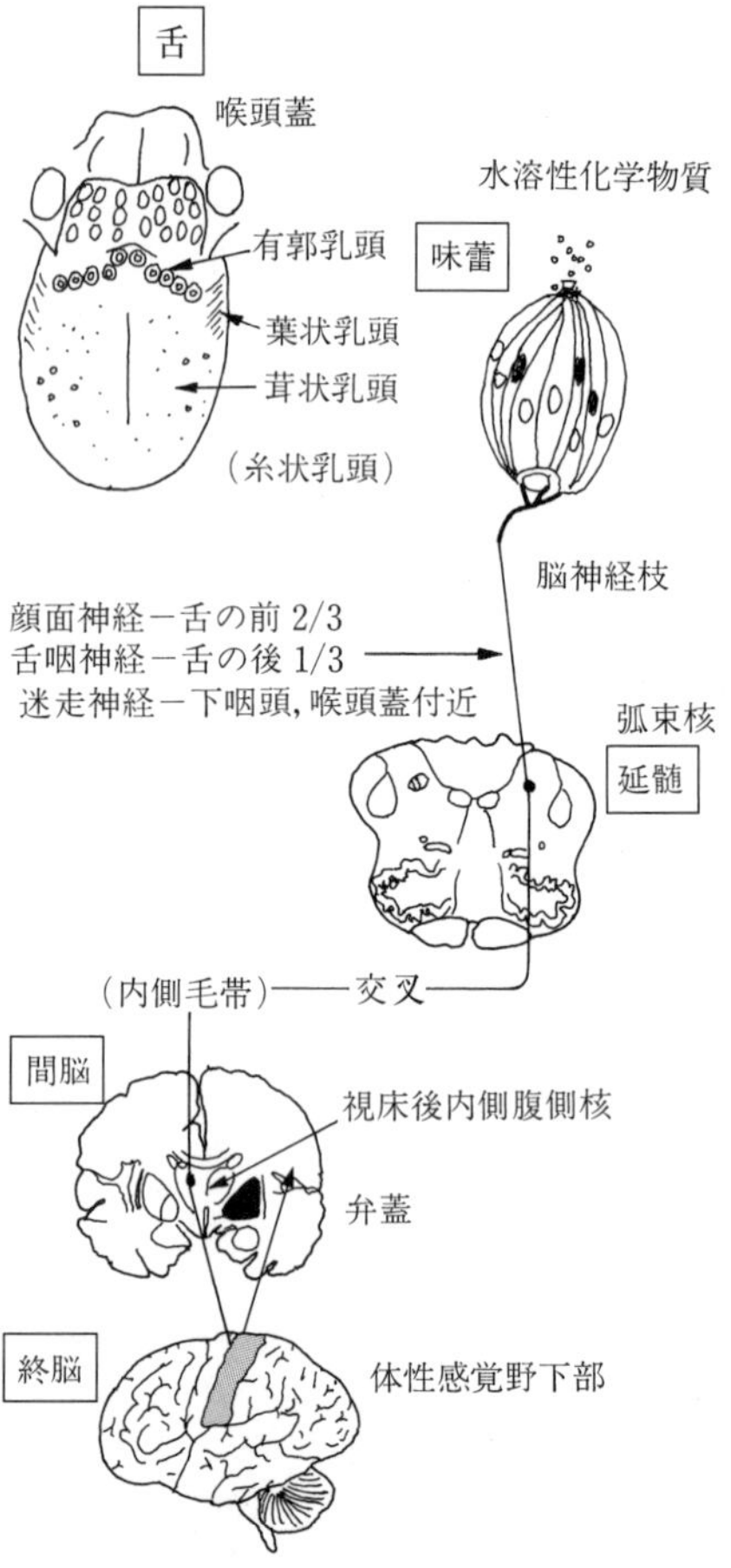

味を感じる味蕾の情報は顔面神経，舌咽神経と迷走神経により延髄の弧束核にいき，さらに視床で中継され弁蓋にいく。

図 36　味覚器と味覚伝導路

脳の中—味覚領

味蕾には神経線維がきており、味覚情報を脳に伝える。味蕾に神経線維を出しているのは脳神経であるが、一つではない。舌の前三分の二は顔面神経の鼓索神経で、後ろ三分の一は舌咽神経である。茸状乳頭の味蕾は顔面神経、有郭乳頭と葉状乳頭の味蕾には舌咽神経がいっている。迷走神経も咽頭や喉頭の味雷に神経線維を出している。これらの神経を切断してしまうと、味蕾が消失してしまうし、ラットの実験では食塩水と水の区別ができず、食塩水を飲みすぎて死んでしまう。

これらの神経はそれぞれの神経の通り道を通って、延髄の弧束核に情報を送る（図36）。弧束核から出た神経線維は、体性感覚と同じように、反対側の内側毛帯に入り、間脳の視床後内腹側核にいく。そこから、頭頂葉の体性感覚野下部（舌）、弁蓋、島にいって、味覚として知覚される。他の感覚と同様に、言語野を介して、記憶と照合し、判断が下されるものと考えられる。

味蕾に影響を与えて味をごまかすことのできる物質がある。ミラクリンを口に入れると酸っぱいものが甘く感じるし、ギムネマ酸を入れると、甘味を抑えてしまう。

味は複雑で、いろいろなものを混ぜると表現がむずかしい感覚になる。微妙な味具合というのだろう。基本味を適当に混ぜると白味になり、こくといったものになる。隠し味はいくつかの味を混ぜることで、支配神経の干渉により生じる。渋さは柿のタンニン酸によって引き起こされるが、味覚神経に影響することと、口の粘膜が収斂することで生じるようである。金属などはイオンが舌に直接作用して痛みを伴って影響を及ぼす。コカインによる麻酔は味を抑えてしまう。

参考図書

横田敏勝　脳と痛み―痛みの神経生理学、共立出版、ブレインサイエンスシリーズ11、一九九三

池田光男　目はなにを見ているか、平凡社自然選書、平凡社、一九八八

芝崎浩・米倉義晴　脳のイメージング、ブレインサイエンスシリーズ12、共立出版、一九九四

福田淳・佐藤宏道　脳と視覚、ブレインサイエンスシリーズ15、共立出版、二〇〇二
小野田法彦　脳とニオイ、ブレインサイエンスシリーズ19、共立出版、二〇〇〇
高木貞敬・渋谷達明編　匂いの科学、朝倉書店、一九八九
山本隆　脳と味覚―おいしく味わう脳のしくみ、共立出版、ブレインサイエンスシリーズ　18、一九九六
山本隆　美味の構造、講談社選書メチエ219、講談社、二〇〇一
佐藤昌康・小川尚編　最新味覚の科学、朝倉書店、一九九七

3章　動　き

3・1　動　く

動物とは字のごとく動く生き物である。動かなければ食べ物も飲み物も得ることはできないし、敵から逃げることも、子どもをつくることもできない。植えられた生き物を植物と名づけたのは賢明であるが、本当は植物とて微速度カメラで撮れば動いていることがわかる。動物はからだを足や手で迅速に移動させる生き物ということになる。足のない動物は他のものを使って移動する。蛇はからだをくねらせて、魚はひれを動かして、昆虫は羽根を震わせて地上や、水中、空中を移動していく。どのような方法であれ、移動に必要なからだの筋を動かす必要がある。筋は神経の指令に従って収縮をする。ということは、移動するのは脳の指令で行われていることになる。

ヒトは二本の足を使って移動する動物である。脳には二本の足をうまく動かすメカニズムがある。四本足のネコやイヌやウマは四本を順序よく動かすことで歩いたり走ったりするわけで、二本余計にあることで、脳には二本足で歩く人間とは少し異なったメカニズムがある。一方でヒトは二本足であるから、からだを移動させると重心が移動するので、倒れないようにしなければならない。そのために、足の底や足そのものの筋の微妙な調節を必要とする。高度な足の制御を必要としているのである。

二本足で歩くようになったおかげで、ヒトは手を自由に使えるようになった動物である。手は足とは異なった働きをし、指先の運動はヒト特有の細かな仕事を可能にした。手を動かすことはさらに複雑な脳のメカニズムの獲得にもつながっているのではなかろうか。

脳には意識的に運動を指令している部分と、無意識に、自動的に運動を調節している部分がある。みかんをとるために手を伸ばすのは意識的な動き（随意運動）であるが、からだの重心の変化に対応して、倒れないように筋を調節し平衡を保つ無意識なメカニズムがそれに伴って働いている。さらに、手足を動かすだけではなく、からだの中では必要に応じて絶えず内臓が動いている。心臓は休むことなく一生涯動いており、胃や腸も栄養を吸収するため懸命に動いている。その運動は自分の意志で直接変えることはできない（不随意運動）。内臓の不随意運動は平滑筋、随意運動は骨と骨の間にはっていて関節を動かす骨格筋（横紋筋）の働きによるものである。

随意運動——手を伸ばす

みかんがこたつの上にある。とても良い色をしていておいしそうである。そこまでは、目から入った情報により、脳がみかんであること確認し、今までの経験の中にあったみかんとの比較からおいしそうと認識する過程である。のどの乾き具合などの脳に寄せられている情報を加味した、脳の無意識な情報処理を踏まえ、食べたい、食べようという「気持」になり、そこで意識となる（6章食参照）。そして決断をし、手を伸ばし、みかんを指で持ち上げることになる。からだを動かすには、入ってきた感覚情報をもとに、脳が必要な筋を収縮させることで行われる。動物には、脳から脊髄、脊髄から筋という運動を指令する基本的神経回路が備わっている。

みかんと認識するのは視覚領から視覚言語領を通して行われるが、みかんのほうに目を向け、目を止めるのは視覚領から上縦束を通って前運動領の前眼球領にいく情報が運動領を働かせた結果である。

脳の中―運動領

手をみかんのところまで伸ばす指令をするのは前頭葉の一番後ろにある中心前回を中心に発達している運動領である。中心前回は中心溝に沿った長い顕著なしわである。カナダの脳外科医であるペンフィールドはてんかん患者の頭を局所麻酔で開き、いろいろな部分に電極を入れ電気刺激をし、意識のある患者に質問することで、なにがおこるか調べてしまった。今では考えられないような実験であるが、刺激をする部位により、患者の返答が違うことから、脳の機能は部位によって役割分担、すなわち機能の局在性があることがわかったのである。その中で中心前回は運動領とされ、大脳縦裂の内側から外側面下部にかけて、外陰部、足、尻、胴、首、腕、指、目、鼻、唇、顎、舌、喉、腹部内の筋に指令を出す機能をもつことが示された。さらに特筆すべき点は、手指と顔面の筋肉を指令する部位が極端に広いことであった。指の細かな運動、顔の表情をつくる細かな表情筋の運動には、たくさんの神経細胞を必要とすることを意味している。サルでは、足の指の運動野がヒトに比べると広く、さらに尾を動かすための領域もそれに続く。動物の行動の特徴がそのようなところにも現れる。

運動領の皮質にはベッツの神経細胞（錐体細胞）という大きな運動神経がV層に発達している。その神経細胞の神経突起が脊髄の運動神経に指令情報を伝える。運動領を出た神経線維の束は間脳との境目を形成する大きな内包の前の部分を通って、中脳の腹側部の出っ張りを作る大脳脚になる。内包は新皮質に出入りする神経線維が集まったところで、ここに出血がおこると運動と感覚の障害が生じる。

脳から脊髄へ——錐体路

大脳脚の運動指令線維は橋《きょう》の中ほどを通過し、一部は橋核の神経細胞にいく。橋を通過した線維は延髄の腹側部の膨らみを形成する。それが錐体《すいたい》と呼ばれることから、ここを通り脊髄にいく運動神経路を錐体路とも呼ぶ（**図37**）。錐体を通る神経線維の大部分は延髄の末端までくると、左右交叉（錐体交叉）して反対側の脊髄にいく（外側皮質脊髄路）。右手でみかんを取るときは、左側の運動領の腕と手指を指令する部分から出た神経指令が、延髄で交叉して右側の腕と指の筋にいくことになる。

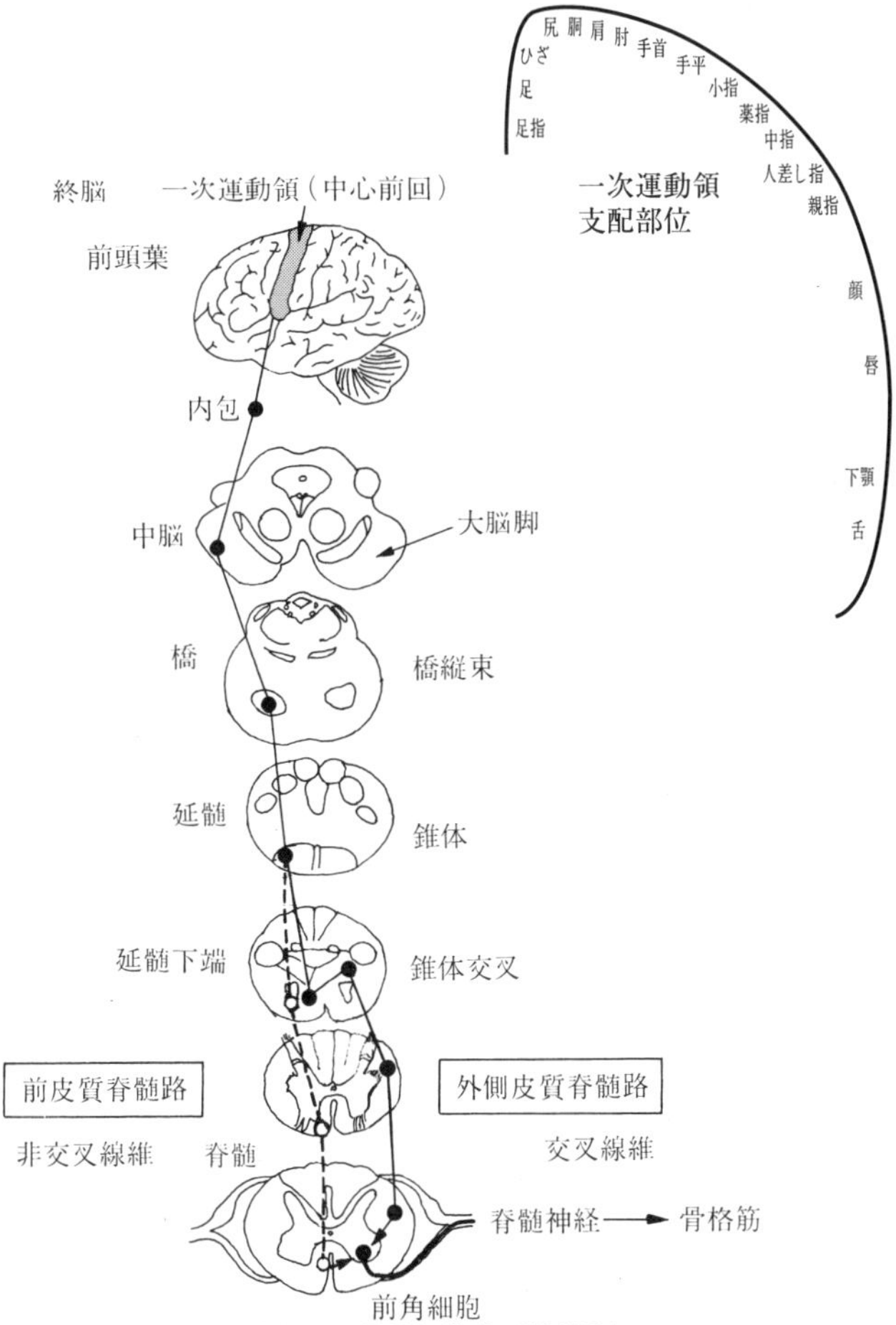
尻
胴
肩
肘
手首
手平
小指
薬指
中指
人差し指
親指
顔
唇
下顎
舌
ひざ
足
足指
一次運動領
支配部位
終脳
一次運動領（中心前回）
前頭葉
内包
中脳
大脳脚
橋
橋縦束
延髄
錐体
延髄下端
錐体交叉
前皮質脊髄路
外側皮質脊髄路
非交叉線維
脊髄
交叉線維
脊髄神経
骨格筋
前角細胞

図 37　運動伝導路（錐体路）

皮質の運動領から出た線維の一部は下位脳幹の運動性脳神経核にいき、首より上の運動をつかさどっている（皮質核路）。

随意運動をつかさどる錐体路は新皮質の運動領から脊髄にいくもので、大脳新皮質のない鳥類以下には存在しない。哺乳類ではヒトの錐体路が最も発達しており、一〇〇万本の神経線維から成り立っている。錐体路を通る神経線維は先にも書いたが、延髄の下部で交叉する。イヌ、ネコ、ウサギでも同様に延髄で交叉するが、ラットやモルモットそれにコウモリでは橋のレベルで交叉する。

錐体路のどこで障害がおきてもからだの一部が自由に動かなくなる。筋が緊張しなくなるので弛緩《しかん》性麻痺がおこる。出血などで大脳皮質の運動領が傷害されると皮質てんかんが生じる。内包で出血することがあるが、両側にわたることは少なく、出血と反対側が麻痺する内包性片麻痺がおこる。

脊髄運動神経

運動領から出た多くの神経線維は錐体交叉で反対側にいった後に脊髄に入り、脊髄で側索（外側の神経線維の通り道）を下降し、脊髄の前角にある筋に神経を出す運動神経細胞（前角細胞）にシナプスする。一部の神経線維は交叉しないで同側の前索を通って下降した後に、反対側の前角細胞にシナプスする（前皮質脊髄路）。いずれにせよ錐体路の神経線維はすべて反対側にいくことになる。右の脳が左のからだを動かす仕組みである。

脊髄の前角細胞から出た神経線維は前根を通って、脊髄神経となり腕の筋肉にいく。脊髄神経の末端では神経線維がほどかれ、一本一本になり、筋肉の筋細胞の表面に付着し、運動終板という構造をつくる。運動終板はシナプスに似た構造で、神経伝達物質であるアセチルコリンが放出され、それが筋細胞を刺激して筋は収縮する。その結果、腕が伸び、つぎの指令により指の筋がコントロールされみかんをつかむ。

このとき、みかんの柔らかさ、重さの感覚情報が無意識のうちに脳に入り、それをもとにみかんを支えるのに必要な指や手の筋の収縮の強さが決められている。みかんの皮をむくには指の微妙なコントロールが必要である。先にも書いたがそのために運動領の指を動かすための神経細胞の数は大変多い。

運動終板で放出されたアセチルコリンは酵素によってすぐ分解される。化学兵器として用いられたサリンはその酵素の働きを阻害するものであるから、筋が収縮したままとなり、呼吸や多くの機能が麻痺する。

3・2　平　　衡

さて食べようと思ったところに電話が鳴った。電話の音は聴覚領に入り、電話のある所にいく動作を開始させる。そこまでの脳による判断過程もみかんを認識するのと同様に電話の音であることを認識し、義務感により立ち上がる。立ち上がる過程は座ったまま腕をのばすだけの場合よりかなり複雑になる。というのも二本の足で立ち上がり、電話口まで歩いていかなければならないからである。あぐらをかいていても、正座をしていても足だけで立ち上がるのは容易ではない。からだをどちらかに傾け、そちら側の手をついて、手にからだの重心をかけ、反対側の足を立て、つぎにもう一つの足を立てるところで、手は役目を終え、二本の足に重心がかかることになる。歩くことは二本の足を交互に動かしてからだを前に進めていくことである。

筋の収縮状況は、筋組織の中にある筋紡錘（muscle spindle）によって脊髄に伝えられる。筋紡錘の太さは〇・二、長さが五㎜ほどで、筋一g中に二〜三〇個ある。筋紡錘の中には細い骨格筋が入っており、筋が収縮すると筋紡錘内の筋も収縮し、その状態が脊髄‐脳と伝えられ、拮抗《きっこう》作用の筋の弛緩収縮を調節する情報となる。足を曲げる筋と伸ばす筋の収縮を交互にうまく働かせて歩くという動きをつくり上げる。ひざのすぐ下の腱を軽くたたくと、足がぴくんと持ち上がる膝蓋腱《しつがいけん》反射は、腱がたたかれ、腱のついている大腿四頭筋が伸展し、筋の中の筋紡錘が伸びた結果、その感覚情報が脊髄に行き、運動神経を働かせて大腿四頭筋が収縮して生じた反射である（図43）。

しかし、からだが倒れないようにしながら足を交互に動かしていく必要がある。歩く時には絶えず重心が変わり、そのために足と足底の筋が微妙に調節されている。二本足で歩くことができるのは、歩くことで変化する重心の位置に対して、足の筋肉をうまく調節する機能をヒトが獲得してきたからである。からだの状態を脳が知るのは平衡感覚をつかさどる内耳の前庭器官からくる情報と、足の筋の緊張状態の情報によるもの、さらに、視覚が重要である。そして、主役は小脳である。

小脳と平衡（図38）

からだの傾きや動きを感じる前庭器官は、音を聞く装置と一緒に、耳の奥の側頭骨の中にある内耳にある。内耳にある半規管は、それぞれが直角に交わる三つの半円状の管とそれを覆う骨よりなり、中にはリンパ液が入っている。半規管の根元の膨大部には有毛細胞があって頭の回転を感じる。半規管と連なる卵形嚢と球形嚢の中の有毛細胞の上に平衡砂（カルシウムでできている）がある。からだが移動すると、リンパ液が動き、平衡砂が片寄る。それを有毛細胞が感知する。有毛細胞には、すぐそばにある前庭神経節の神経細胞から樹状突起が伸びてきており、リンパ液の動きが神経情報としてとらえられる。前庭神経節から出た神経突起は、音の情報を運ぶ蝸牛神経節から出た神経突起とともに、内耳神経として延髄と橋の境に入る。入ったところで、聴覚神経と分かれ、前庭神経は橋の前庭神経核にいく。前庭神経核はいくつかあるが、そこから出た情報は小脳にいって、二本足で立っているための筋への指示の材料となる。

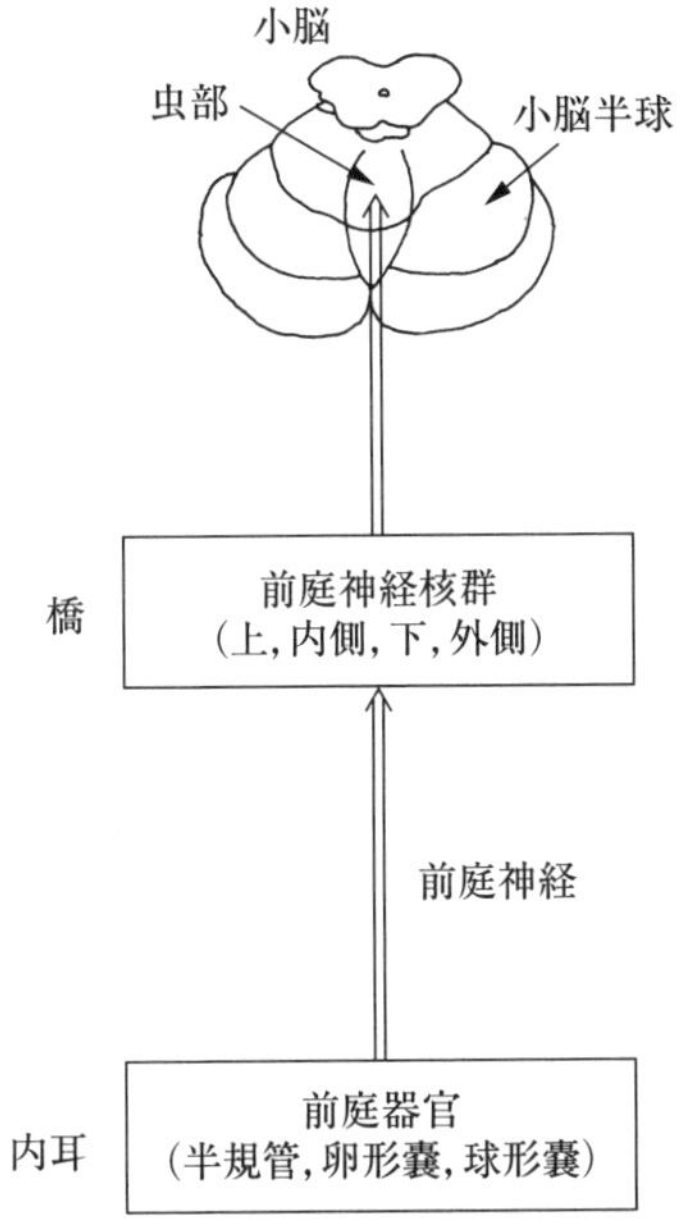

図38　平衡感覚の伝導路

平衡器官から入ってきた平衡感覚と、目から入ってきた自分のからだの位置の情報、からだの筋や関節からくる体性感覚情報は、小脳で分析され、もう一度、視床、運動領にいき、運動指令のもととなる。この機能がないと、適切な運動ばかりか、姿勢を保つことができない。

小脳（**図39**）は男で約一三〇g、女で約一二〇gと脳全体の一割ほどを占める。飛行バランスをとるため微細な運動制御を必要とする鳥の小脳は特によく発達している。足底や足の筋の状態などは脊髄を通り、下小脳脚を通って小脳の中央の虫部に入る。運動領からくる情報も橋核（**図40**）で中継され、中小脳脚を通って小脳の左右の半球皮質にいく。橋は中脳と延髄の間に位置し、腹側被蓋部には大きな膨らみがある。その中に運動領の神経線維がシナプスする橋核がある。このように、橋は運動指令を小脳に中継する役割をもつ。また、それだけではなく、橋背側被蓋部には多くの脳神経核が存在し、生命維持に重要な部位として働いている。

小脳の細胞構築は分子層、神経細胞層、顆粒層からなり、顆粒層の顆粒細胞に情報がいく（顆粒細胞にシナプスする入力線維を形態から苔状《たいじょう》線維と呼ぶ）。処理された情報は分子層にあるプルキンエ細胞から小脳核にいく。小脳核から出た神経情報は上小脳脚を通り、中脳の赤核などを経由して最終的にふたたび運動領にいく。このように平衡感覚情報ばかりではなく、大脳皮質の運動情報は絶えず小脳にいき、小脳はからだの重心をとらえ、適切な運動ができるような指令を出している。

小脳のもう一つの大事な機能はからだの記憶である。練習をつんだスポーツマンが、最もよい状態でからだを動かすことができるのは、小脳にからだの動きの記憶がつくられるからだという説があ

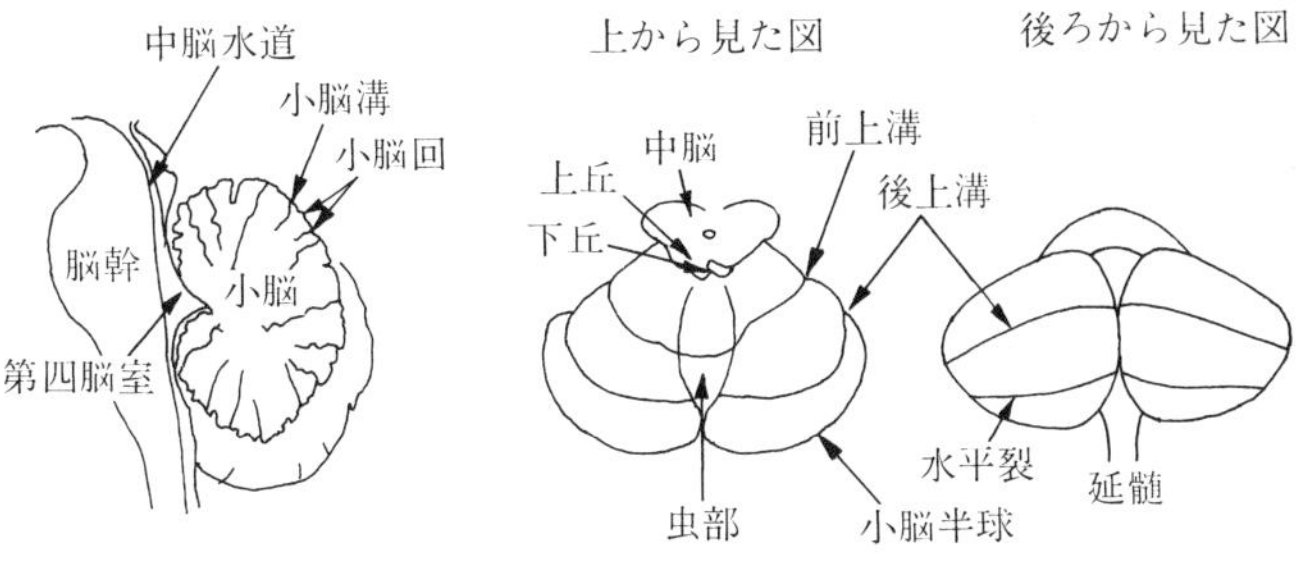

（a）小　脳

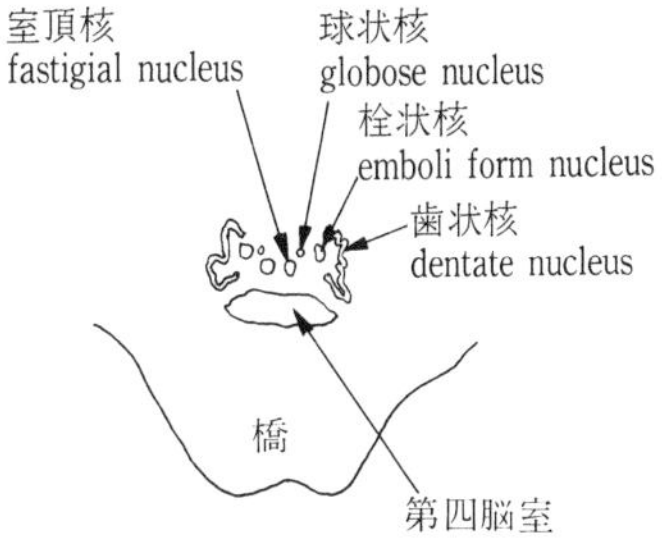

（b）小脳核

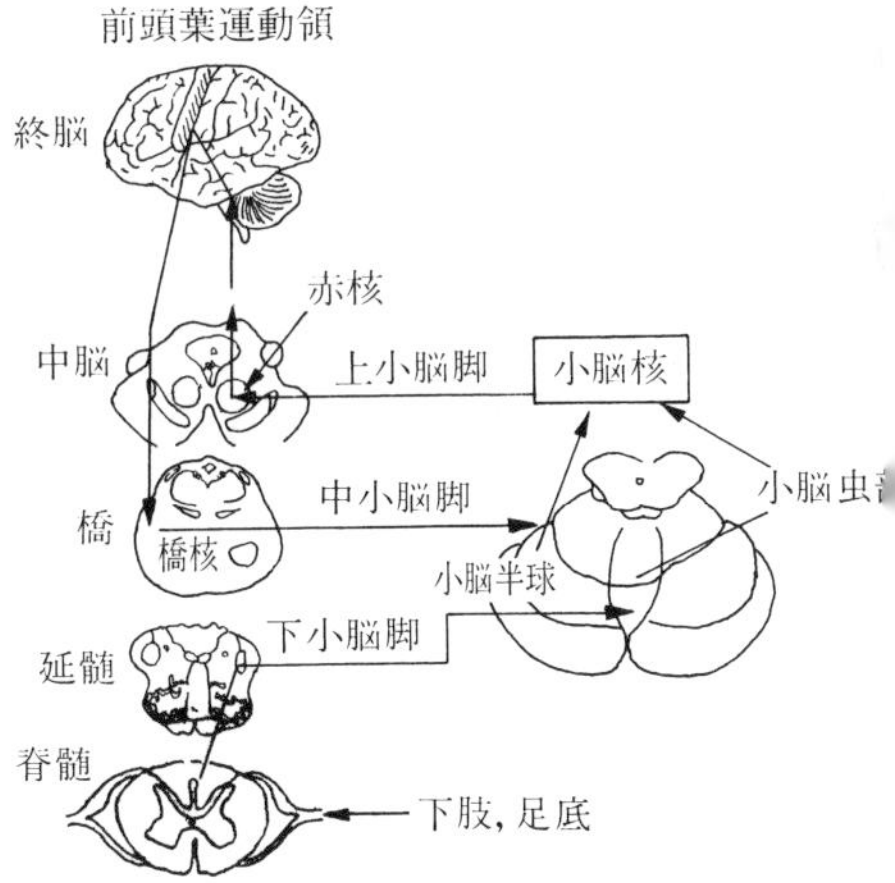

（c）小脳の神経連絡

小脳を外から見ると左右の膨らみ（左右小脳半球）とその間の膨らみ（虫部）がある。内部には四つの小脳核（歯状核＝新小脳核，栓状核，球状核，室頂核）がある。

皮質－橋からくる神経線維の束である中小脳脚，脊髄や延髄からくる下小脳脚，小脳核から出る上小脳脚がある。

図 39　小脳の構造

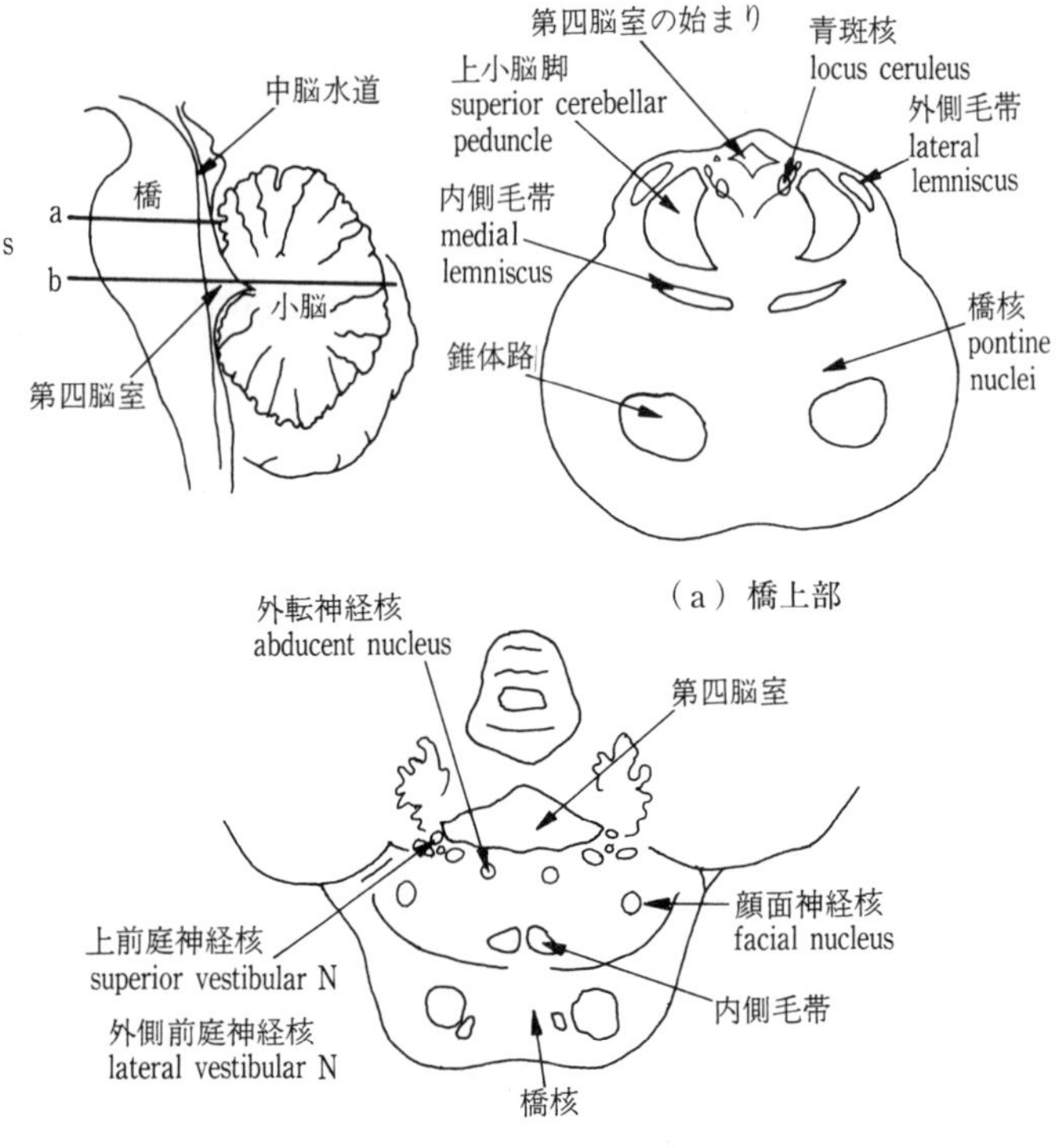

（b）橋下部

橋の背側部と小脳の間は第四脳室である。腹側部は大きく膨らみ，運動領から情報を受け取る橋核がある。橋核から出た神経線維は横走し中小脳脚となり小脳にいく。

図 40　橋 の 構 造

る。からだの姿勢を保つという先天的な不随意機能ばかりではなく、後天的な運動機能の獲得に小脳が関係している可能性がある。

3・3　錐体外路

平衡を保つことばかりではなく、からだの微細な動きの調節はいろいろなかたちで無意識に行われている。多くの神経系が関係しているがまとめて錐体外路と呼んでいる。からだの動きは、錐体外路の働きなくしてはうまくいかない。系統発生的に下位にある脊椎動物の運動は錐体外路が中心になって行われていることを考えると、人間の動きは、錐体路の神経系が獲得されてきたことで可能になったと考えられる。錐体外路には大脳基底核、小脳核、下位脳幹の神経核と多くの神経が関与する。特に大脳基底核の尾状核と被殻は新線条体、淡蒼球は旧線条体と呼ばれ、どちらも細かな運動の制御にかかわっている錐体外路の中心である（**図41**）。

中脳の黒質が傷害される病気がパーキンソンにより一九五〇年に報告された。パーキンソン病は安静時に手足が震え、からだ全体の動きが遅くなり、歩き出すと止まれなくなったりする。黒質はメラニン色素をもち、ドーパミン神経を線条体に出して（黒質線条体神経路）、線条体の運動機能をコントロールしている。これも錐体外路の一つである（**図42**）。

尾状核そのものの障害に片方の指を動かすと反対側の指も勝手に動く不随意運動が生じたり、意識

尾状核　caudate nucleus ─┐
　　　　　　　　　　　　├── 新線条体　neostriatum
レンズ核┌被殻　putamen ─┘
　　　　└淡蒼球　globus pallidus　外節 ─ 旧線条体　paelostriatum
　　　　　　　　　　　　　　　　　内節
前障　claustrum
扁桃体　amygdala body

（a）大脳基底核（大脳核）celebral basal ganglia, celebral nuclei の分類

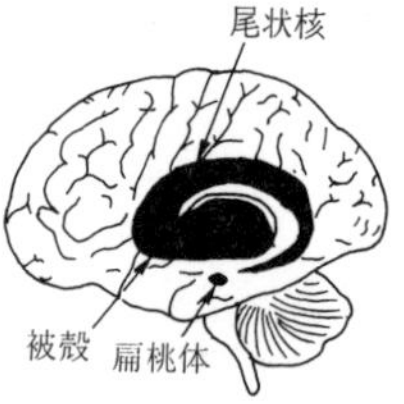

（b）側面図

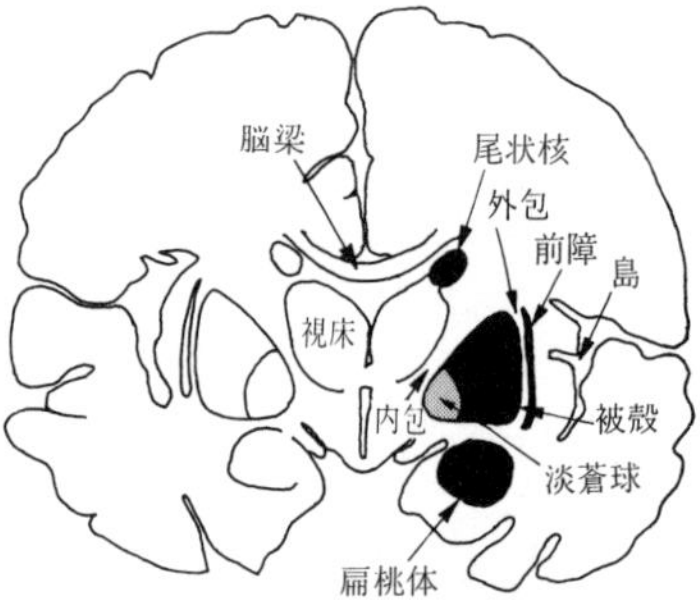

（c）前額断図

終脳の奥の大脳基底核（大脳核）は尾状核，レンズ核（被殻と淡蒼球），前障，扁桃体，視床下核（ルイ体）からなる。尾状核と被殻は新線条体，淡蒼球は旧線条体と呼ばれる。新線条体は新皮質から連絡を受けるのでヒトでよく発達する。

図 41　大脳基底核の構造

的に動きが止められない状態になるハンチントン舞踏病がある。尾状核は大脳皮質によって指令される運動を抑える働きをもつものと考えられている。ネコの実験では首を左右に動かすのも尾状核の働きであることが示されている。

線条体はあらゆる新皮質より連絡を受けており、高等な哺乳類になるほど連合野からの神経投射が多くなる。状況に応じた無意識な細かな運動ができるのはこのような錐体外路系の働きによるものである。

今の電話はマンションの宣伝で、こんな遅くにと、少し憤りながらこたつに戻り、みかんの皮をむ

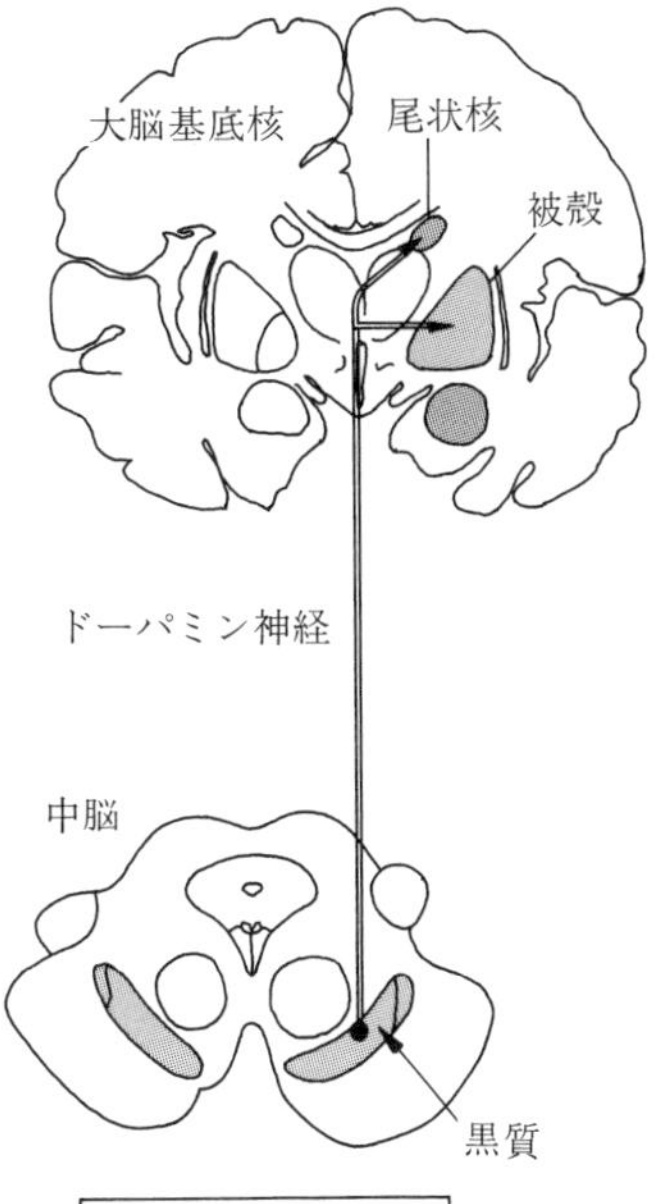

錐体路以外の運動に関わる神経路の総称である。ここに図示したのは錐体外路の一つである中脳黒質から線条体にいく黒質線条体路。ドーパミン神経である。

図 42　錐体外路

いた。

小さな子どもはなかなかうまく皮がむけない。力がないだけでなく、指をうまく動かすまでに、神経回路がしっかりとでき上がっていないのである。左手指でみかんを支え、右手の親指をみかんのおしりの真中あたりにつっこんでむいていく。右手指の小指、薬指、中指も親指が皮をむくときの支えになっている。指を使って皮をむくには、相当複雑な指令が指の筋に無意識的にも行われているのである。これも錐体外路によるものである。

3・4　反射—感覚との連動

公園を通りかかったら、ボールが飛んできた。危ないと思い瞬時にからだをボールから逸らし、ボールは家の壁にあたった。いつも野球に親しんでいる人ならば両手でキャッチしただろう。この選択は脳が無意識のうちに行い、筋をすばやく動かしたのである。もっと速い反応はいろいろな場面で見られる。特にからだに危害が及びそうなときに生じる。指に熱いものが触れると、手が勝手に動いて、熱源から指を遠ざける。かえってひじを他の所にぶつけて、火傷《やけど》よりもそのほうが痛かったりする。瞬時の動きは、感覚情報が脳にまでいかないで脊髄で処理され、筋に指令がいくからである。その仕組みは脊髄にある。皮膚感覚情報は後根を通って、直接脳に向かうものと、脊髄の後角に終わるものがある。後角の細胞は、脳に神経線維を伸ばすものと、脊髄の前のほうに神経線維を送って介在神経を介し、または直接に、前角の運動神経細胞を働かせるものがある。後者の神経経路が脳を介さず、瞬時にからだの筋肉を収縮させる脊髄反射の仕組みである（**図43**）。危険を避けるメカニズムである。すでに述べた膝蓋腱反射も脊髄反射の一つではあるが、介在神経を介さない。

朝起きて、夜寝るまでの、自分の動きがいかに多くかつ複雑か考えてみていただきたい。そうすると膨大なエネルギーを脳と筋で消耗していることが理解できる。

寝ている時ですら寝返りをうち、からだを動かしている。一生の間筋細胞は酷使されるが、それ以上に脳は働きづめなのである。

参考図書

丹治順　脳と運動—アレションを実行させる脳、ブレインサイエンスシリーズ17、共立出版、一九九九

松浪謙一・内藤栄一　最新運動と脳、サイエンス社、二〇〇〇

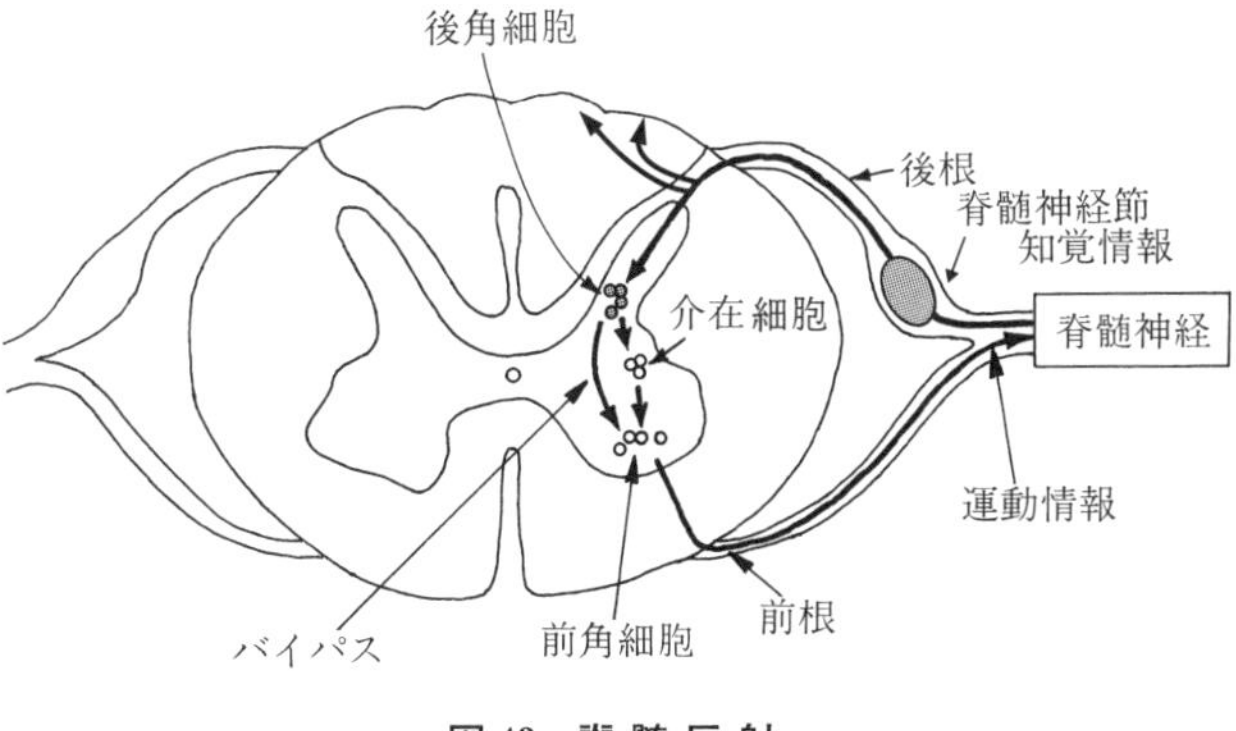

図43　脊髄反射

4章　体　　温

細胞の働きのための体温調節

クーラーの調子が悪くて、汗がだらだら出てくる。扇風機をつける。毛皮をきているネコは冬は暖かそうだけれども、さすがに夏は暑そうで、風通しのよい窓際で伸びている。冬は冬で暖かい場所を目ざとく見つけて丸くなっている。ネコが涼しい所や暖かい所を探し出すのは温覚と冷覚と行動をつかさどる脳の機能である。ヒトは洋服を脱いだり着たり、クーラーをつけたり、ストーブをつけたり、まわりを調節して気持ちの良い温度環境をつくりだしている。トカゲやカメの甲羅干しはよく見かける光景である。自分たちの力で、環境を変えることのできない彼らは日が当たるところを探して、そこでゆっくりと温度を吸収している。

「気持ちの良い温度」とはいったいどのようなものだろう。それは、内臓が正常に働き、酸素や栄養が十分に取り入れられ、からだの動きが一番円滑にできる温度なのである。ヒトはその温度を気持ちの良い温度と脳が感じる。動物は気持ちが良いと意識はしないまでも、からだがそれを求め、行動が生じる。

脳やからだは細胞からできているのであるから、細胞が生きていくための最適な条件が必要である。細胞の中では細胞の働きを維持するために、日夜タンパク合成や、エネルギーの生産が行われている。そこではいろいろな酵素反応、すなわち化学反応がおきており、温度はそれを左右する。細胞の中には水がたくさんあり、水の中で化学反応が円滑に行われる。ヒトのからだは七〇%が水である。水は〇℃で凍ってしまい一〇〇℃で沸騰し蒸発してしまうことは誰でも知っている。細胞を構成する最も重要な物質であるタンパクは四三℃で変化してしまい、元に戻ることはできない。ということは、タンパクでできている酵素は四三℃以上の状態になると機能しなくなる。だから、からだの中を〇℃にしないように、四三℃以上にしないようにすることが、生きるためには絶対に必要なこととといわざるをえない。

動物のからだには〇℃から四三℃の間の最も細胞が働きやすい温度条件になるように、体温を調節する仕組みがある。それが外の温度を吸収したり、からだの温度を発散させたり、からだの中で温度をつくり出したりすることである。ヒトは三七℃あたりが最もよい体温である。自分で一定の温度を保つ仕組みをもつ動物（恒温動物）である哺乳類は、夏冬の変化に強い。そのような仕組みをもたない動物（変温動物）は四季の変化だけではなく、昼夜の温度の変化にも敏感で、からだに熱を吸収するためにひなたぼっこをしたり、寒いときには、動かないようにしてエネルギーの消費を抑えたりして生きのびている。

動物は細胞でのエネルギーの生産が低下すれば生活ができなくなる。その化学反応を維持するために体温を保たなければならないのである。ヒトでは、成人が一日に摂取する二、五〇〇～三、〇〇〇カロリーのエネルギーのうち、八〇%が熱をつくりだすことに使われている。

外気の温度はからだから熱を奪ったり、からだの温度を上昇させたりする。同じ温度でも風が強いとからだの熱はより奪われていく。扇風機の風がからだを冷やす原理である。暑い、寒いと思うのは、温度情報が体表や内臓の冷温覚神経から体性感覚の神経路を通って脳に伝わるからである。

温度情報

皮膚の暖かさを感じる温受容器も冷受容器も、痛みと同じように自由神経終末であり、冷点のほうが温点より倍もあるとされている。手に熱いものが触れると、温覚神経から、情報が体性感覚路（図23参照）を通って、反対側の間脳の視床にいく。そこから情報が頭頂葉の体性知覚領にいくことで、熱いものに触れた部位、程度を判断する。火傷しそうなほど強い刺激の場合には、脊髄に入った情報は直接脊髄の運動神経を働かせることで、手を無意識のうちに熱いものから遠ざける（3章脊髄反射、図43参照）。

人間のからだでは、四六時中体表に触れる空気の温度がモニターされ、それが脳に通知され、からだの熱生産の量を調節するための情報ともなり、危険を避ける情報ともなる。からだの中から暖めようと熱いコーヒーを飲むと、食道から暖かさが流れていくのが感じられる。からだの中からも温度の情報が自律神経の感覚神経により脳に伝えられる。

変温動物は暖かいところに移動して、からだの温度を一定に保つ行動性の体温調節をしている。ネコが暖かく心地良いところを選ぶのも、人間が洋服を着たり脱いだりするのも、行動性の体温調節といってよいのであろう。恒温動物である哺乳類はからだの中に熱源をもっており、それを利用し、体温を一定にする自律性の体温調節機構を備えている。その上で、行動することで自律機能を補助し、からだの負担を軽減しているのである。室温調節機により環境温度を変えることで、からだの働きを楽にしているのは人間の知恵である。

脳の中—体温調節中枢

温度の情報が脳に入ると、視索前野—視床下部前野にある体温調節中枢が活動する（図44）。体温調節中枢は、熱発散か熱保持を選択し、自律神経系を介して処置をする。そればかりではなく、体温調節中枢には直接温度を感じることのできる神経細胞が存在している。暖かさを感じる温ニューロンと冷たさを感じる冷ニューロンである。そのニューロンによって、脳の温度の変化を感じ取っている。脳の温度が上がりすぎたりすると脳の機能が麻痺してしまう。熱が出たときにはぼーっとしていて考えがまとまらない。そこで、頭に氷嚢をのせたりして熱をさます。

体温発散

からだの熱さが脳の体温調節中枢に伝わると、血液の流れが速まると共に体表に集まり、からだの中で生産された熱が血液を介してからだの表面から放散され、体温を三七℃に保とうとする。汗も増え、体表の気化熱によりからだを冷やそうとする。ヒトはいざという場合、通常の一〇倍の汗をかく能力をもっている。ヒトには二〇〇～五〇〇万もの汗腺がある。ヒトは暑い所にいくと、だんだん慣れ、特別の工夫をしなくても、体温が一定に保たれるようになる。脳の調節による適応である。しか

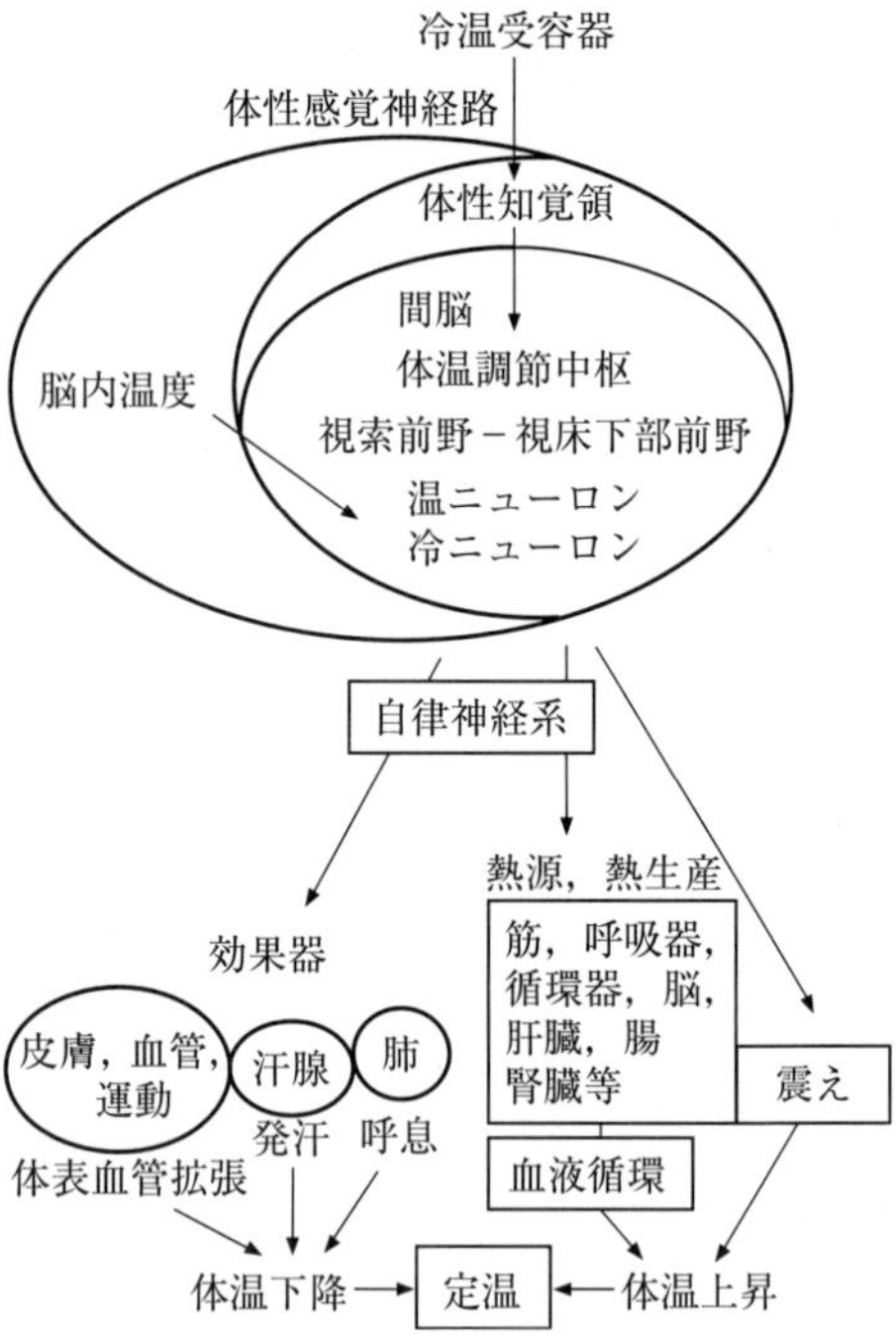

温冷覚は感覚装置から脳に入り，視床下部の体温調節中枢に情報をもたらす。体温を上げる必要のあるときは自律神経系を介して内臓や脂肪組織などで熱をつくり，また，骨格筋による震えをおこす。下げる必要のあるときは体表の血流をよくしたり，汗腺活動を高め，発熱効果を上げる。

図44　体温調節

し、子どものころ（二～三歳）から、暑い環境に住んでいると、人種に関係なく汗腺の数が増えるということである。脳とからだ両方による住む所への適応である。汗腺にはアセチルコリン作動性交感神経がきており、体温調節中枢の情報をもとに汗の分泌を促している。

汗腺があまりないイヌは暑いと舌を出し、口を開けて、はぁはぁとあえぎ呼吸をして熱を発散させている。ヒトも吐く息とともに熱が絶えず発散されている。すべてを合わせるとヒトは一日一 *l* もの水をからだから放出し、からだを冷ましている。

汗をぬぐって、扇風機にあたれば風がからだの熱をさらに奪い取ってくれる。その情報が、温感覚器から脳にいくと、体温調節中枢の働きで汗が止まる仕組みである。

熱　生　産

日本では、一年を通して、体温より高い気温になることはほとんどない。したがって、吸収されたエネルギーはからだのあらゆるところで絶えず熱につくりかえられている。熱の生産で最も多いのが肝臓、腎臓や腸の内臓で、全体の五〇％ほどにもなる。筋肉も二〇％である。脳は一〇％ほどである。体温中枢はそれらの熱生産の調節をしている。走った後は体がとても熱い、筋肉でつくられる熱が増大するためである。

寒いとからだが勝手に震える。これは熱を作り出すからだのメカニズムの一つである。随意筋が周期的（一〇Hzほど）に勝手に収縮することで震えがくる。しかし、震えを生じさせているのは視索前野―視床下部前野ではなさそうで、もっと後部の視床下部のようである。また、脊髄も重要な役割を担っているようである。

震えばかりではなく、特に寒いときに熱を供給してくれる組織がからだの中にある。大人になると少なくなるが、子どもにたくさんある褐色脂肪である。褐色脂肪は動物にもある。

風邪を引いた時熱が出るのは、リンパ球などから分泌されるサイトカインが体温調節中枢に作用するためである。からだの防御に関する発熱のメカニズムである（図58免疫参照）。

温かい気持、冷たい気持、温かい人、冷たい人、いろいろな語に「温かい」と「冷たい」がつけられて使われる。たいてい温かいほうが良い意味につかわれるのは、からだが温かさを欲しているからであろう。熱を出さないからだは冷たい死体である。

参考図書

彼末一之・中島敏博　脳と体温―暑熱寒冷環境との戦い、ブレインサイエンスシリーズ23、共立出版、二〇〇〇

5章　呼　吸

朝の空気は気持ちがよい。窓を開けて深呼吸をする。動物は空気や水から酸素をからだに取り入れて、細胞はそれを材料に、エネルギーをつくりだす。酸素は使われたあとに二酸化炭素になって捨てられる。人は酸素を含んでいる空気がないと死んでしまう。空気を取り入れるところが鼻や口であり、取り入れた空気から酸素をからだに入れる臓器が肺である。魚は鰓《えら》で水中の酸素をからだの中に取り入れる。

からだに取り入れた酸素を、栄養分や水とともにからだの隅々まで配るのが血管の中を流れる血液である。肺では血液中の赤血球の赤い色素であるヘモグロビンが酸素と結びつく（外呼吸）。からだ中の毛細血管にめぐってきた赤血球は、そこで細胞に酸素を渡し（内呼吸）、代わりに二酸化炭素をもらう。肺の肺胞（後述）にもどった赤血球から二酸化炭素が離れ、肺の空気に放出される。再び赤血球には空気中の酸素が結合する。二酸化炭素の多くなった空気は、肺から鼻や口を通って息として吐き出される。

鼻から喉

鼻から入った空気は咽頭《いんとう》、喉頭《こうとう》、気管、気管支の気道を通り肺に入る（図45）。空気は咽頭（口を開けたときの突き当たり）を通り、喉頭に入る。喉頭は食道の前にあり、食べ物を飲み込むときは喉頭蓋《がい》でふたをされるので気管に食物は入らない。息をするときには喉頭蓋が開いており、吸った息は中に入っていく。食べ物が間違って入ると、喉頭やそれに続く気管が刺激され、咳が出て押し戻される。また、喉頭には声帯ひだがあり、声をつくる働きがある。

喉頭に続く気管を含め気道は粘膜に覆われ、薄いながら平滑筋の層がある。副交感神経が働くと、気管支の平滑筋を縮め、空気の流通は悪くなる。交感神経系が働くと、平滑筋が弛緩《しかん》して太くなる。喘息《ぜんそく》はアレルギーのもとがからだに入って組織の刺激物質が遊離し、気道が狭まった状態だが、副交感神経の神経伝達物質であるアセチルコリンの作用を抑えれば、平滑筋が弛緩して気

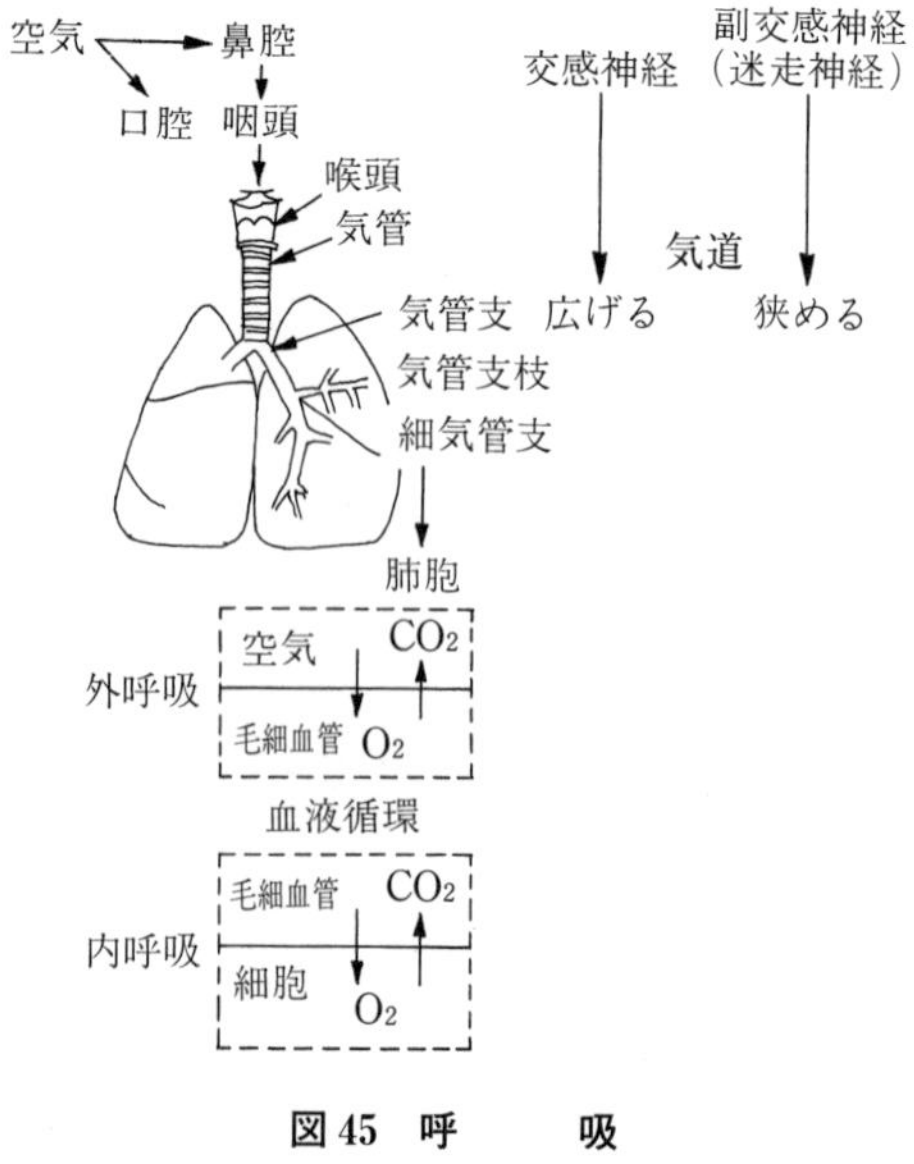

図45　呼　吸

管が太くなり楽になる。喘息の発作吸入薬には交感神経のアドレナリンの受容体であるβ受容体を刺激する成分も入っている。

肺

心臓を挟むように存在している左右の肺は、心臓の右心室からくる肺動脈（左右それぞれ一本）の静脈血から二酸化炭素を取り除き、酸素を供給する。酸素を供給された血液は左右それぞれ二本ある肺静脈で心臓の左心房に戻る。肺は胸膜によって肋骨と背骨で囲まれた胸郭についている。胸郭の下部、すなわち胸部と腹部の間には横隔膜（平滑筋膜）がある。肋骨間に張っている肋間筋と横隔膜が胸郭を広げる筋である。

気管支は分枝し、気管支枝となり肺に入っていく。気管支はさらに細く分枝し、細気管支、呼吸細気管支となり、直径が〇・一〜〇・二㎜の呼吸上皮の袋である肺胞に続く。空気は肺胞の中に満たされる。肺胞は一〜七億もあるとされ、肺胞の延べ表面積は九〇〜一〇〇㎡にもなる。無意識に呼吸をしているときに出入りする空気の量は一回に五〇〇 ml ほどであり、さらに吸うと二・五 l ほど入る。深呼吸では三 l ほど吸っていることになる。無意識に息を吐いたところからさらに思い切り息を吐くと一 l ほど吐き出すことができるが、まだ、一・五 l ほどの空気が肺に残っている（残気量）。思い切り吸った場合には、肺の中に四・五 l もの空気が入っていることになる（全肺気量）。思い切り吸ってから、できる限り吐き出した空気の量が肺活量ということになる。

呼吸運動

必要とされる酸素の量は、からだの状態によって違う。運動をやっているときは、筋がたくさんのエネルギーを必要とし、そのためたくさんの酸素を使うので、呼吸は激しくなる。肺に取り込む空気の量を増やし、呼吸の回数を多くしなければならない。そこに脳が働くことになる。

肺には動く仕組みがない。肺のくっついている胸郭が広がると肺も広がり空気が吸い込まれ、縮むと肺も小さくなり空気が口から吐き出される。横隔膜と肋間筋が縮むと、胸が広がって空気が肺に入る。すなわち吸うことになる。息を吐くのは、肋間筋や横隔膜が弛緩することで生じる。脳は肋間筋と横隔膜をうまく動かして呼吸を調節することで、無意識に一分間に一八回前後の呼吸数を維持している。この数字は心拍数の約四分の一である。

自然と行われている呼吸（安静呼吸）は脳によって無意識に行われているが、深呼吸など意識的な呼吸（努力呼吸）は、脳の運動機能を働かせて、安静呼吸に使われる筋以外の筋も使って、大きく胸を動かすことになる。息を思い切って吸うとからだがのけぞる。これは努力吸息が背中の筋や胸の筋を収縮させることを示している。反対に思い切って息を吐くと、前かがみになる。お腹の筋が引っ張られた結果である。

しゃっくりは健康な人でも訳がわからずに生ずるものであるが、横隔膜が不規則に収縮する現象である。横隔膜の動きを指令している横隔膜神経や横隔膜の感覚情報を送る副交感の迷走神経に対する刺激によっておこる。

呼吸中枢―延髄

意識的には二回息を吸って二回息を吐くということもできるが、何も考えなければ息を吸ったり吐いたりが交互におこっている。それは延髄の呼吸中枢の働きによるものである（**図46**）。延髄（**図47**）の網様体（**図48**）がその中枢と考えられている。中枢には二種類あり、延髄腹側部には、吸息中枢、延髄背側部には呼息中枢があると考えられている。息を吸っているときは吸息中枢が働いていて、その指令は息を吸うのに必要な筋を収縮させると同時に、吸息中枢と呼息中枢の間にあって抑制

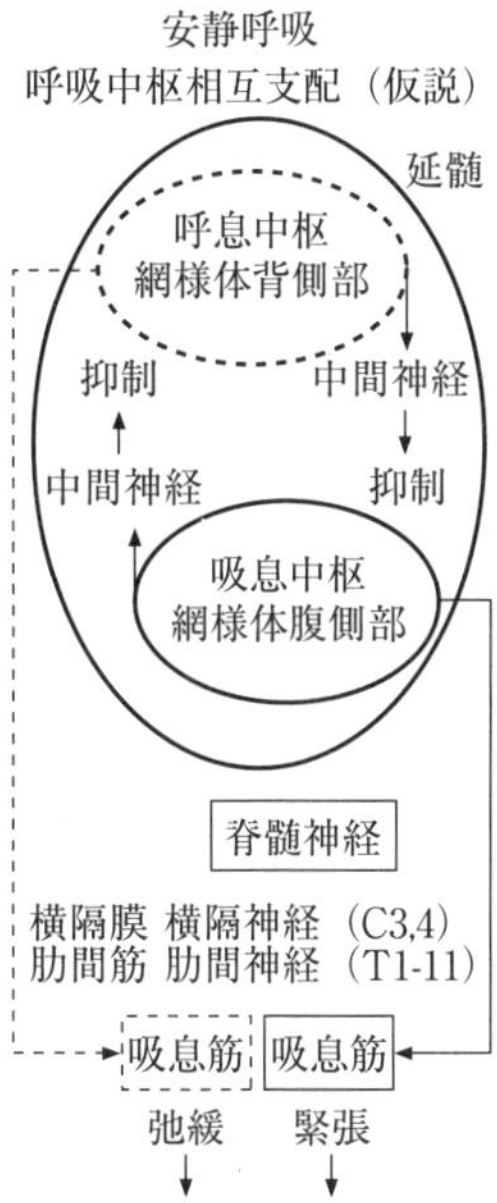

図46　呼吸中枢の働き（一つの説）

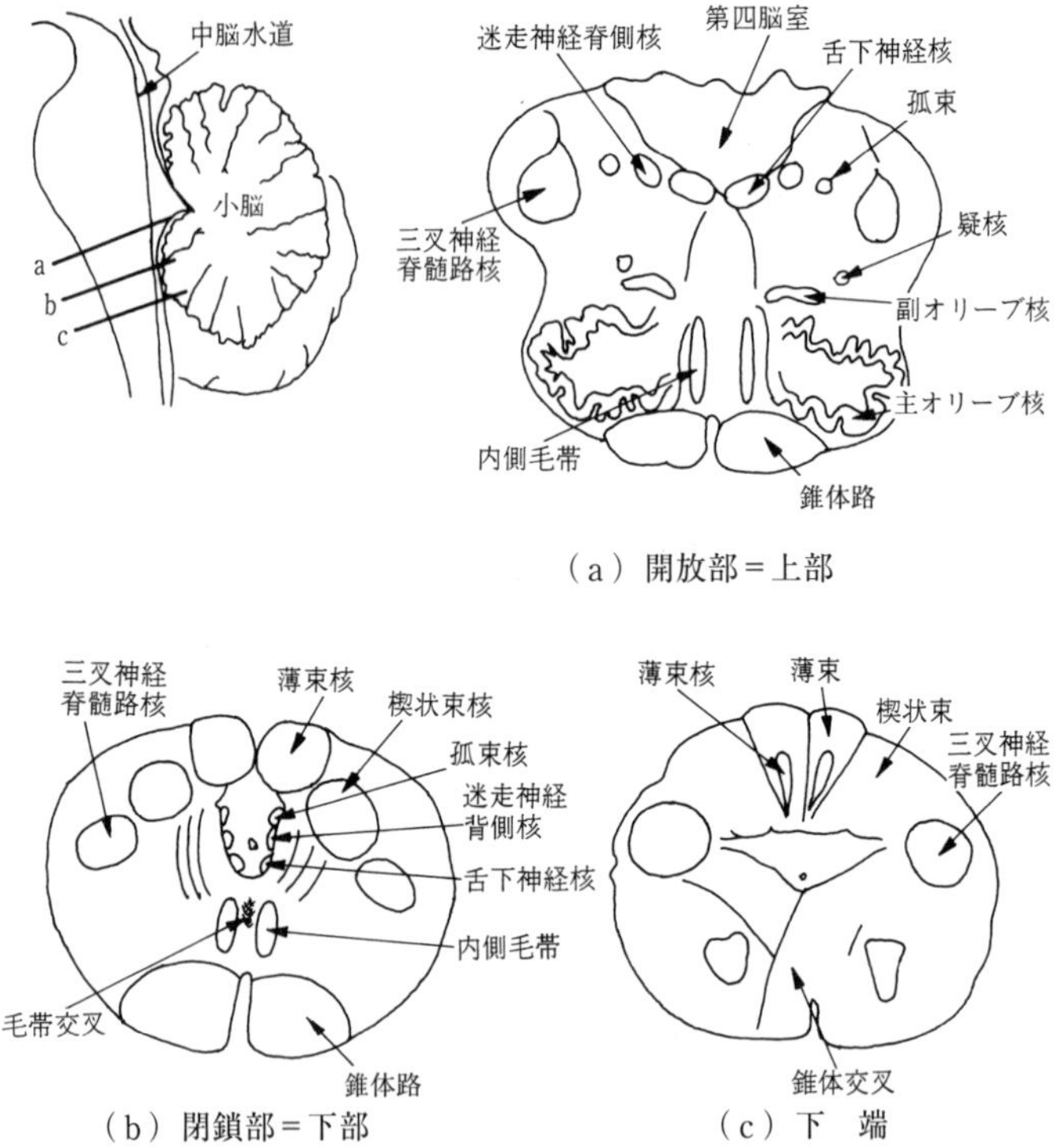

脊髄と連絡する脳の下端を構成する。延髄の背側には第四脳室がある。腹内側部には錐体という膨らみがある。

図 47　延髄の構造

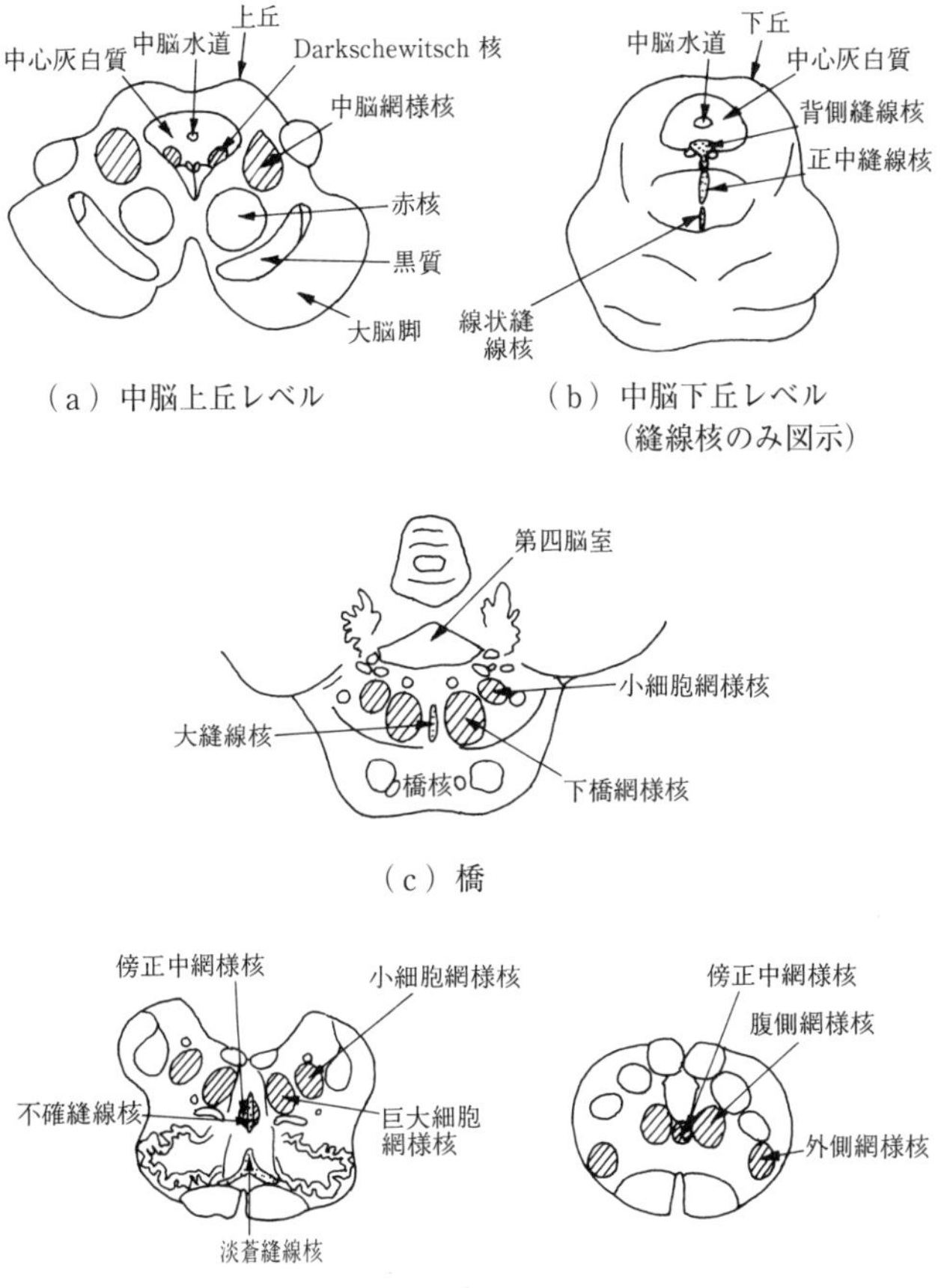

（a）中脳上丘レベル　（b）中脳下丘レベル（縫線核のみ図示）

（c）橋

（d）延髄上部　（e）延髄下部

網様体は脳幹にある神経線維と神経細胞よりなる組織である。神経線維の束である神経線維束にしては細胞が多く，神経核というには神経線維が多い。縫線核は正中線維に存在する神経細胞群で，セロトニン神経を多く含む。

網様核と縫線核の存在部位の模式図を示す。分類については研究者により異なるので，ここでは二つの本を参考にしてまとめてある（佐野豊：神経科学－形態学的基礎Ⅱ，金峰堂(1999)，Barr, M. L.：The Human Nervous system, Harper and Row(1972)）。

図 48　網様体と縫線核

的に働く中間ニューロンを働かせて、呼息中枢の働きを抑えている。息を吐いているときは、呼息中枢が働き、中間ニューロンの働きで吸息中枢の働きは抑えられ、吸息に働く筋は弛緩する。吸息中枢と呼息中枢は交互に働いて一定の空気が肺に入り、出ていくという説である。

われわれは、息を止めていることができる。水の中で息をしてしまっては大変なことになる。一般的に、長くて二分ほどだが、海女《あま》は五分も止めていることができるそうである。それは意識によって行われることであり、脳の指令が、吸息に必要な筋の緊張を妨げることで生じる。意志が呼吸中枢をコントロールすることになる。

深呼吸をするときは、意識により、安静呼吸にかかわる筋に加えて、脊髄神経を介して胸や背の筋を収縮させ、より強く胸を広げ息を吸い、腹部の筋を収縮させ、多くの息を吐き出している。

呼吸は酸素の供給が目的であるが、動物は吐く息を利用して発声を行っている。しゃべっている間は空気を吸うことができないが、無意識のうちに、息継ぎを行っている（10章ことば参照）。

ごみを吐き出す

空気の中にごみやばい菌がうようよしているので肺は病気におかされやすい。昔は風邪からすぐに肺炎をおこした。結核は結核菌が肺にとりつくしつっこい病気である。酸素が供給されなくなればからだは弱る。老人の肺の病気は命取りになる。

空気中のごみは鼻の穴の入り口に生えている鼻毛につかまる。排気ガスのひどいところでは、鼻をかむと汚れた鼻水が出る。鼻が刺激されると，鼻水は鼻の粘膜からしみだすが，ごみや異物を外に出す働きがある。異物がくると，鼻の粘膜が刺激され，三叉神経（嗅神経も関与）を介して，呼吸系の反射が生じ，空気が一気に鼻と口から放出される。これが防御反応の一つのくしゃみである。

気道にはばい菌をやっつけるリンパ球の生産組織である扁桃がある。一般に扁桃腺と呼んでいるものである。のどのまわりには特に多く，空気や食物のばい菌がからだの中に入らないようにしている。ばい菌と戦っていると，腫《は》れて，熱が出る。すなわち扁桃腺炎である。気管や気管支の粘膜にもリンパ球の集まりがたくさん見られるが，ときには気管支炎などの炎症をおこす。

気管や気管支の粘膜には腺があって粘液を分泌して内腔を覆っている。ごみが入ると，それが刺激になって，気管腺の分泌を盛んにして，粘液が増える。粘液はごみをからみとり，たんのもとをつくる。気管や気管支の内腔の上皮は多列線毛上皮であり，線毛が外に向かって動くことでたんが外に向かう。また，気管やのどのまわりの筋の収縮も意識のもとで脳により促され，喉頭から口にたんが滑り出してくる。

気道にばい菌がついてしまい，炎症がおこると，それが引き金になって咳がでる。一生懸命我慢をしようとしても止めることができない。気道に異物が入っても咳が出る。咳も気道から異物を除去する働きがある。咳は，咽頭，気管，気管支が刺激されると連続的に，間欠的に呼吸器系の反射がおこり，肺の空気が気道から音を発して出る現象である。迷走神経により刺激情報が入り，呼吸筋を制御する神経（肋間神経，横隔膜神経など）の働きで生じる。

だいぶコンピューターの前にすわっていたので疲れたようだ。あくびが出てきた。あくびも呼吸の動きの一つである。出たら途中で止めることのできない不随意なものである。疲れたり飽きたり、眠くなると生じる長い吸息である。

参考図書

平野実編　呼吸、嚥下、発声の制御、篠原出版、一九八二

6章　食

6・1　食べる

空　腹

さて、おなかがすいた。おなかがすくということばは、おなかの中に隙間ができたことからきたのだろう。夕方になるとおなかがすいてくるのは、健康なヒトならば当たり前の生理現象である。日本人は一日に三度食事をとる。その習慣はかならずしも人類普遍的なものではないが、朝食、昼食、夕食ということばが多くの国であるように、かなりの地球人たちが一日三度の食事を守っている。習慣は基本的にからだが要求することが基盤になって作り上げられる。

動物は空腹状態になると、餌を求めて歩き回ったり、狩をしたりする。からだの機能を維持するのに必要な血液中の成分が低下してきたことを、脳が感じてこれらの食行動が出る。からだの中で最も栄養分、特に糖分を必要とするのは脳の神経細胞である。脳がからだ中の糖分や酸素を二〇%以上も使ってしまうことは神経細胞のところですでに述べた。勉強をした後におなかがすく理由でもある。脳は自分を働かすにも栄養分を摂取しなければならない。栄養成分はデンプン質、タンパク質、脂質、無機塩類といろいろあるが、それは、つきつめると細胞が機能を果たすために必要なものということになる。

食欲中枢

食欲はまずからだが要求することから始まる（**図49**）。夕方になると胃の中はからっぽになり、糖分が使われてしまい、血糖値が低下する。細胞の中ではいろいろなことがおきているわけであるが、エネルギーのもとであるATP（アデノシン三リン酸）の減少も食行動に関係していると考えられている。また、長期的な食欲変化に関してはからだの中の脂肪の蓄積状況も影響がある。動物たちは冬に先立って食欲が増す。寒くなると体温を一定に保つためにも、食物エネルギーの多く

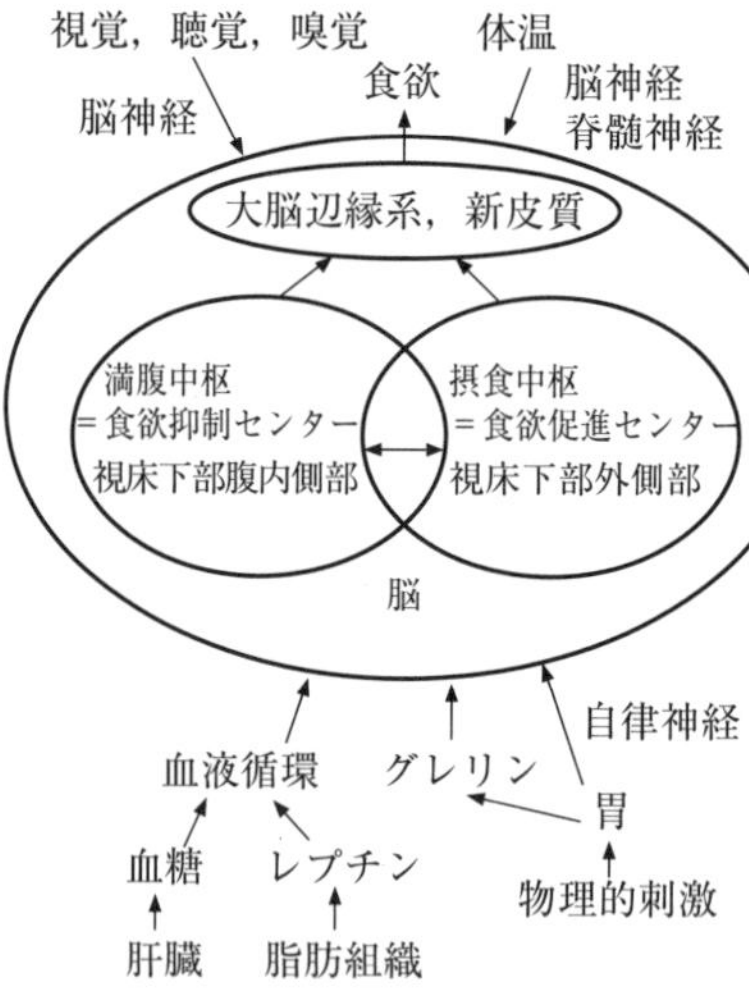

図49 食　　欲

を利用する必要があり、たくさん食べなければならない。気温が食欲に影響を及ぼすシステムもからだの中にあるわけである。天高くウマ肥ゆる秋である。

夕方になって胃の中がからになると胃壁にある感覚装置は胃の縮み状態を内臓の感覚神経を通して脳に伝える。また、血液の中の糖分が少なくなると、それによって脳は胃がからになったことを知る。さらに、からになった胃からは、グレリンという食欲を促進する物質が分泌され、脳に作用する。

間脳の視床下部には動物の食行動を抑制したり、促進したりする中枢がある。視床下部腹内側部や弓状核の神経細胞は食欲を抑制する働きに関係する。視床下部のこの部位を実験的に破壊されたネコやネズミはいつまでも食べつづけ、ころころに太る。人間でも、まれではあるが、視床下部の機能の損傷による肥満（視床下部性肥満）が見られる。一方、視床下部の外側部には食欲を促進する働きがある。視床下部のこの部位を破壊された動物は食行動をしなくなり、がりがりにやせて死んでしまう。

食物をたくさんとり、からだに脂肪が蓄えられると、脂肪細胞からレプチンという物質が分泌され、視床下部腹内側部などに影響を与え、食欲を抑える働きをする。また逆に、胃から分泌されるグレリンには視床下部外側部に影響を与え、食欲を促進する働きがあることがわかってきた。視床下部のこれらの部位には血糖量の変化とともに、レプチンやグレリンも強い影響力を持っているのである。

動物はこのようなからだの中のいろいろな物質が脳に作用すると、餌を探しに行く探索行動を開始し、食行動をとる。人間でも視床下部の抑制機構と促進機構が働いているが、その機能は動物のように食行動に直接つながるのではなく、何か食べたいという意識、食欲を生じさせることになる。

嗜　好

食卓に出されたものにどれから箸《はし》をつけるかは、それぞれの人の好みである。味の好みは育ってきた環境によって培われるとされる。動物では親が食べているものは大人になって食べるが、そうでないものは避ける。ヒトでも親が好きなものは子どももよく口にし、好きになるようであるが、親が嫌いなものは口にすることが少なかったためか好まなくなる傾向があるのは、まわりを見るとなんとなくわかる。

ある国の家畜が他の国に輸入され放牧された結果、生まれた国の草と似たような草を食べ、それが毒草であったため死んでしまったという話も聞く。動物の食物に対する嗜《し》好は生死にかかわることである。ヒトはそれが好みとして食欲に影響を与える。視覚的なものが食欲に影響を与えることはあらためていうこともない。そのかたちや色がいやなものを連想させ、それに匂いが、汚いものを連想させたりすると食欲は減退するし、逆に、促進する場合もある。納豆が雑巾くさく、本場のチーズやくさやが排出物の匂いであったりするが、慣れ親しんで育つと極上の味と感じるようになる。また、からだのコンディションで、あぶらっこいものを避けたかったり、逆においしそうに見えたりする。これはからだの生理的欲求がそのときの嗜好に影響を与えていることを意味する。

さて、食卓について、おかずをつまみ、ご飯を口に入れる。おいしい。快感である。おなかがすいているとなおさらである。これは脳が感じている。ほっぺたが落ちそうという表現は素晴らしい。ほんとうにおいしいものを口に入れると、ほっぺたのあたりの筋が緊張して痛いような感じをもつ。

咀嚼

食物を口にまで運ぶには手やからだの筋肉の指令が伴う。口に取り入れるには口のまわりの筋肉（表情筋）、舌の動きなどが関係する、したがって、顔面神経や舌咽神経が働く。

ご飯を口に入れ、いつもは何も考えずに顎の筋肉（咬筋）を動かしてかむ。食物が硬いと、歯や舌の感覚神経によりもたらされた情報をもとに、脳は硬いことを認識し、かみ砕けるか判断し、いつもより長くかむ。それは無意のうちにも行われる。

口の中で食べ物は歯でかみ砕かれると同時に分泌された唾液と混じり合う。唾液は耳下腺、顎下腺、舌下腺でつくられ、口の中に分泌される。下顎を動かして舌の下を吸うようにすると、唾液が出てくる。舌の下に開口している舌下腺の導管から唾液が絞り出されるからである（**図50**）。

唾液は口に食べ物を入れる前から分泌され始めている。パブロフの実験でよく知られているところだが、イヌは、決められた食事の時間に近づいたり、飼い主の食事を用意する気配よって、口の中に唾液をためている。ヒトだって変わりがないのである。これは、嗅覚、聴覚、視覚による条件反射である。

食べ物が口の中に入ると、口腔粘膜が刺激され、その情報は舌神経を通って、延髄の弧束核に入り、上唾液核と下唾液核にいく。この二つの神経核が唾液の分泌を調節している。下唾液核から出た神経は副交感神経として、舌咽神経を通って、耳神経節にいく。耳神経節から出た神経は耳下腺から唾液を分泌させる。上唾液核から出た神経はやはり副交感神経として顎下神経節にいき、そこから出た神経が舌下腺、顎下腺から、唾液を分泌させる。交感神経も分泌を促し、胸髄から出て上頸神経節で中継された交感神経が各唾液腺から唾液を分泌させる。視覚、嗅覚、聴覚による条件反射による刺激も脳に入り最終的には唾液核を働かせることで、唾液の分泌を促すことになる。

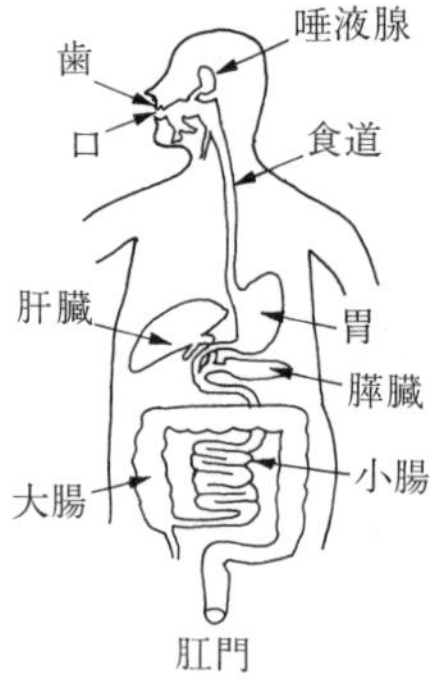

（a）消化器

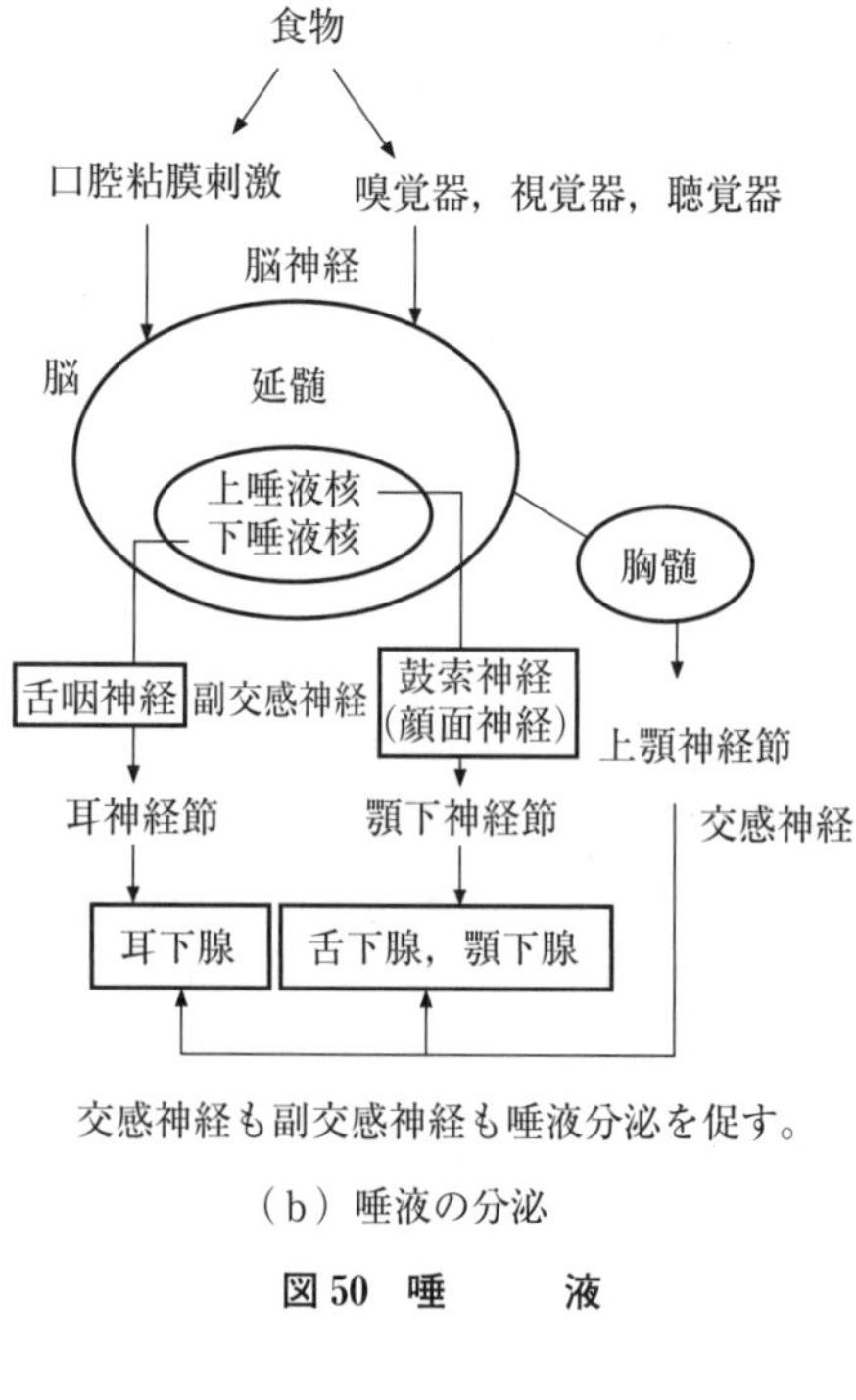

交感神経も副交感神経も唾液分泌を促す。

（b）唾液の分泌

図50　唾　　液

嚥下

咀嚼《そしゃく》している間に唾液が混じり、唾液に含まれるアミラーゼの働きで、デンプン質が分解される。咀嚼の回数は個人によって違うが、柔らかくなった食べ物は舌の働きで口の奥に押しこまれる。咀嚼をしているとき、食べ物が飲み込むのに適した柔らかさかどうか、無意識のうちに判断している。

飲み込む動き（嚥下運動）は少しばかり複雑である（**図51**）。呼吸のための喉頭の入り口が、食道と同様に口に向かって開いているので、食べ物が喉頭、すなわちいきどに入らないようにしなければならない。その仕組みは喉頭にふたをする喉頭蓋である。口は鼻腔ともつながっているわけで、そちらにいってしまっても困る。そこを防ぐのが、軟口蓋《なんこうがい》（のどちんこのついている膜）である。

口の奥に運ばれるた食べ物が口の奥の壁（咽頭）に触れる。その刺激は延髄の嚥下の中枢にいき、喉頭蓋、声門（声のところ参照）が閉じられ、軟口蓋が上がる（嚥下反射）。これで、呼吸器系とは遮断され、そちらに食物がいかなくなる。食べ物が飲み込まれる瞬間は呼吸が止まっていることになる。あわてて飲み込むと、喉頭蓋を動かす指令がうまくいかず、気管に食べ物が入ってむせることがある。

食物が食道にはいると、反射的に食道の蠕動運動（くびれ運動）が始まる。食道の蠕動運動は迷走神経により食道の二つの筋層、特に輪状筋が収縮して生じる。二五cmほどの食道の下のほうに食物が移動すると、食道と胃の間を閉めていた噴門括約筋が緩んで胃の中に入る。

胃

胃に入った食物は、胃の筋の蠕動運動によってもみくちゃにされ物理的に細かくなり（**図52**）、さらに、胃の粘膜にある胃腺から分泌される消化液が混ぜ合わされる（**図53**）。胃腺からペプシノーゲ

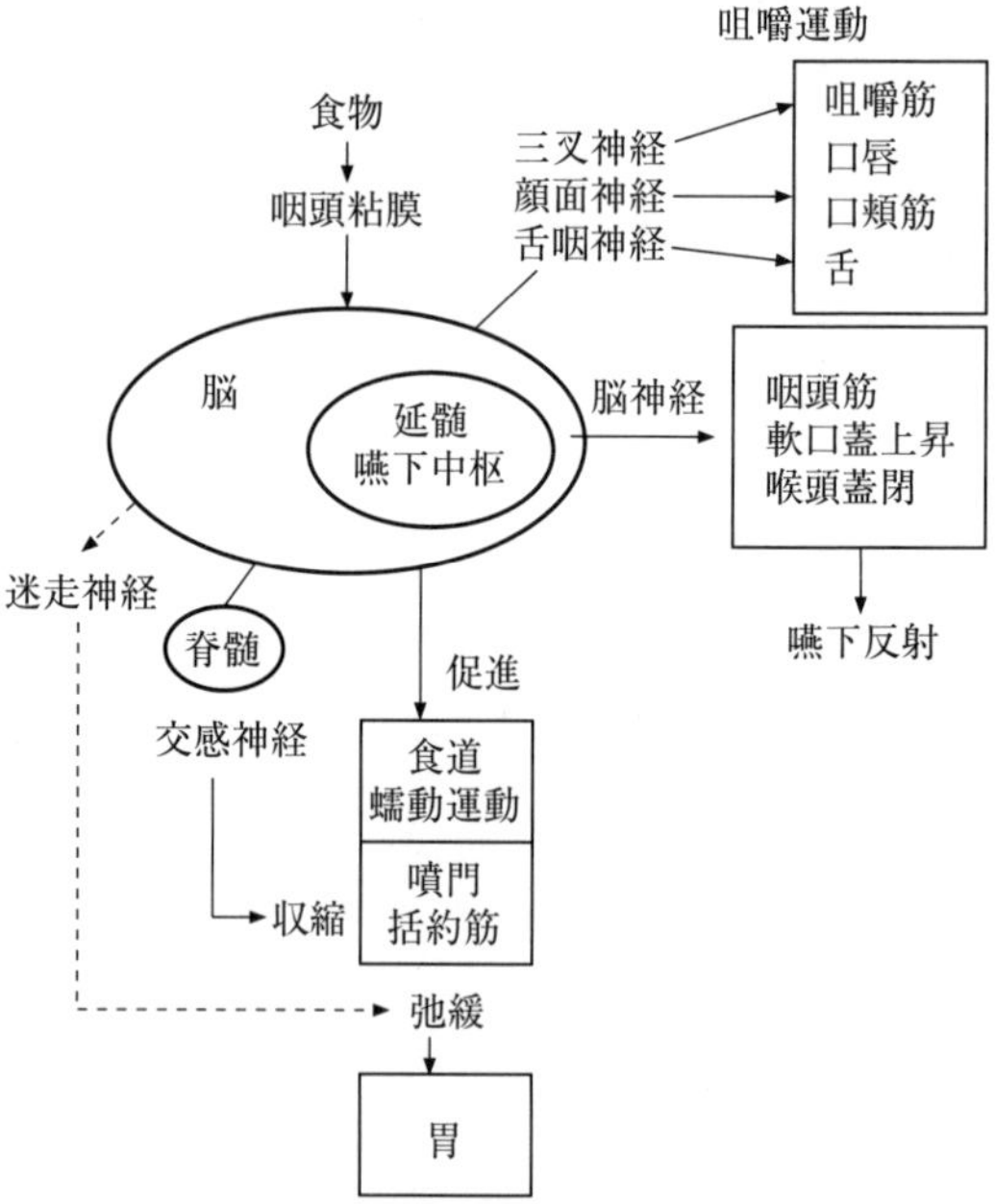

脳神経の指令で咀嚼運動が行われ，食物の咽頭粘膜への刺激が延髄の嚥下中枢を働かせ一連の咽頭，喉頭，食道の運動を生じさせる。

図51　咀嚼・嚥下

ンなどの消化酵素のもとが分泌され、さらに、塩酸も分泌されるので胃の中は酸性になっている。それにより酵素の働きが良くなる。

胃液は唾液と同じように、食物が口に入る前から、条件反射的に脳により指令され分泌が始まる。口の中に入った食物の刺激は脳に伝わり、迷走神経を介して胃液の分泌を促す。さらに、食物が胃に入ると、神経的な刺激と、胃の出口付近から分泌されるガストリンにより刺激され、胃液の分泌が促進される。同時に胃の筋も迷走神経（副交感神経）の働きで収縮を始める。この動きは交感神経によって抑えられる。胃も腸もどちらも動きは副交感神経で促進されて、交感神経で抑制される。消化

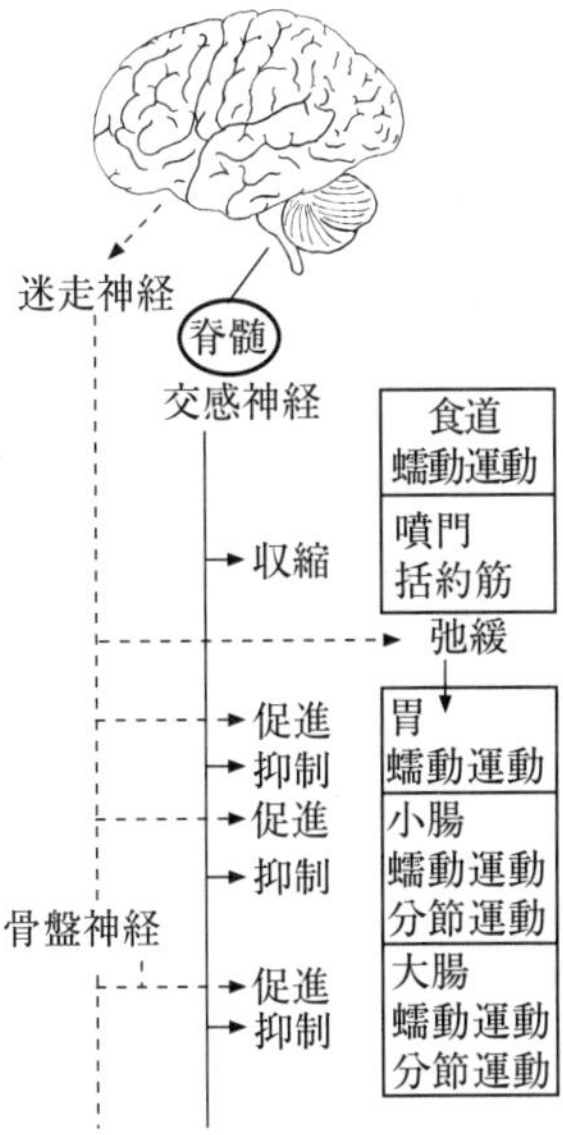

胃から大腸の運動は基本的に副交感神経（迷走神経か骨盤神経）で促され，交感神経で抑えられる。

図 52　消化管運動

液の分泌に関しても同じような傾向がある。自律神経によって調節が計られている消化器系は、自律神経に影響を及ぼす精神的な活動によって影響を受けやすい。ストレスがすぐ胃の状態に表れるのはこのためである。

食べ物が汁状になると、胃壁全体が緊張することで胃の中の圧力が高まり、胃の出口である幽門部に集まる。

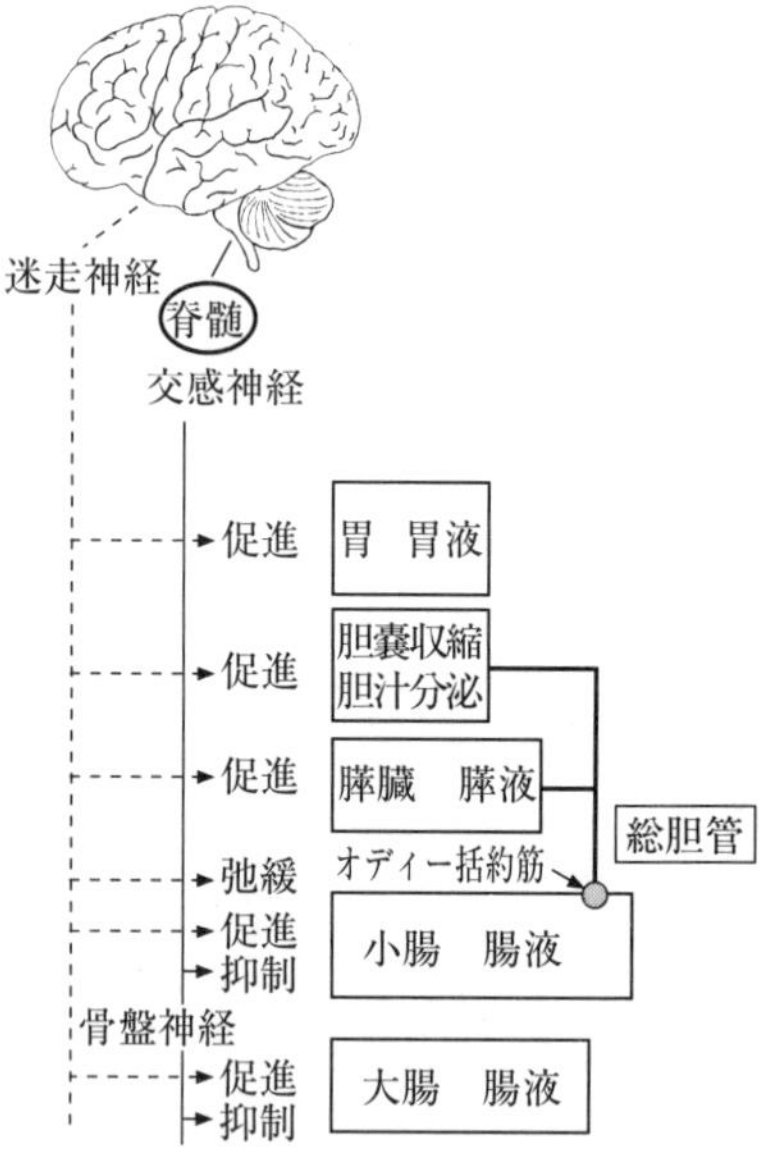

消化管の運動と同じように，基本的に副交感神経で分泌が促される。

図 53　消化液分泌

吐き気

いろいろな原因で気持ちが悪くなり、吐き気をもよおすことがある。これは延髄を中心とする嘔吐中枢の働きによるものである。飲んだものを吐き出すことができるメカニズムで、害になるものを食べたときなどは、命を守ることになる。嘔吐中枢には咽頭や胃腸から副交感、交感神経によって情報が入り、また、平衡器官や目からの神経情報、さらに、大脳皮質からの情報もいく。すなわち、吐く原因は物理化学的なものから精神的なものまで幅広い。嘔吐中枢が働くと、胃壁の緊張が低下し、食道括約筋が弛緩した状態になり、横隔膜と腹筋の強い収縮によって腹腔内圧が上昇して、食物が胃から食道に逆流するわけである。その時、喉頭は喉頭蓋によりふたをされるので、吐瀉物が気管に入ることはない。嘔吐は反射的に生じる。

腸

幽門部を閉めていた幽門括約筋がゆるみ、小腸の最初の部分である十二指腸に汁になった食物が入る。十二指腸が膨らむと胃の運動もゆっくりとなる（腸胃反射）。さらに、汁になった食物の酸性度や含まれる物質が十二指腸壁からエンテロガストロンなどの消化管ホルモンを分泌し、それが、胃液と胃の運動を抑制する。このように、食物の小腸への移動は神経情報と液性情報によって胃の働きを抑制する。逆に小腸は活発になる。

小腸は十二指腸、空腸、回腸よりなる。六から七ｍにもなる小腸の粘膜は、ひだ状になっており、さらに小さな突起（腸絨毛）が無数にある。突起の表面は吸収上皮が覆っており、上皮の表面は細胞質の突起が規則正しく並んでいる。このように小腸は長く表面積が広いことで、養分の吸収率を高めている。その回りは輪状にとりまく筋（輪状筋）と縦に走る筋（縦走筋）の層があり、腸の動きをつくりだしている。粘膜には消化液を分泌する腺がある。

腸から分泌される腸液（消化液）は副交感神経により促進され、交感神経によって抑制されている（図53）。小腸内には肝臓と膵臓でつくられる消化液も分泌される。肝臓でつくられる胆汁は胆管に貯えられている。胆汁には赤血球などが破壊されて生じるビリルビンが含まれており、これがうんちを黄色くしている。肝臓障害などでビリルビンが血液中に増加すると黄疸になる。胆汁は脂肪成分の分解を助ける。膵臓でつくられる膵液はタンパク、脂肪、糖分を分解するあらゆる酵素を含む。十二指腸壁には肝臓と膵臓からきた管が一緒になって（総胆管）開口している。そこは括約筋（オッディーの括約筋）により閉じられているが、迷走神経が緩めることで膵液や胆汁の分泌が促される。

小腸には一定間隔の筋が収縮するメカニズムがあり、食物が動くと膨らんだところが収縮をすることで、食物の一部は元のところに戻され、またかき混ぜられる。分節運動である。食物は小腸、肝臓、膵臓の消化液とともに攪拌される。さらに蠕動運動がおこり、養分の吸収が行われながら食物は下っていく。小腸の動きは迷走神経（副交感神経）により促され、交感神経により抑制される。胃や腸は心臓と同じように自分自身で収縮するメカニズムをもっており、副交感神経や交感神経はその働きをそのときに最も適した動きになるように作用する（図53）。

タンパクは分解されてアミノ酸になり、デンプン質などは糖分になり、無機塩類とともに、腸絨毛表面近くまできている毛細血管に吸収され、腸の静脈を通り、門脈を通って、肝臓に入る。脂肪は膵液中の酵素により脂肪酸とグリセロールになって腸上皮に吸収され、中性脂肪などに再合成されてリンパ管に吸収され、胸管にいき、最終的に静脈に入る。

小腸で栄養分を吸収されてきた食物汁は大腸の最初の部分である盲腸にいく。大腸は盲腸、結腸、直腸よりなる。大腸は水分吸収の働きをもつが、同時に、粘液を分泌しそれを食物の残骸に加えて、水分が除かれても柔らかさを保つようにする。大腸の運動も小腸と同じメカニズムでコントロールされており、副交感神経で促進され、交感神経で抑制されている。しかし、副交感神経は迷走神経だけではなく、骨盤神経も関係する。水分をとられながら固まってうんちらしくなってきた食物の残骸は、直腸に入る。環境変化や疲れはストレスをもたらし、自律神経の働きが弱まると、粘液の分泌も減り便は固くなり、大腸の動きも悪くなって、便秘になる。

満　腹

おなかがいっぱいになるのは、胃の中に食べ物が十分入り、物理的にこれ以上入らない状態になったことも一つである。しかし、血液中の糖分が増え、それが視床下部外側部の摂食中枢の働きを抑え、視床下部腹内側部の抑制中枢が働き、胃の中がいっぱいにならなくても、食欲は抑えられ満腹感が得られる。動物ではそれによって、食行動が停止する。栄養の少ない草を食べている草食動物は絶えず食べていることになる。
ブドウ糖は肝臓でグリコーゲンになって貯えられ、血糖値が一定になる。細胞は満たされた糖分を用いてエネルギーをつくりだす。脂肪分は必要な分をからだ中の細胞が利用し、多い場合は脂肪細胞の中に貯えられる。体温は必要な高さになる。脳の細胞も新たなエネルギーを得てやる気を出す。

6・2 水を飲む

食事が終わり、お茶を飲む。食物の残りを胃に送ると同時に、水分を供給することになる。食物には多くの水分が含まれており、小腸と大腸で吸収されている。しかし、それだけでは足りずに水を欲しくなる。

水を飲みたくなるのもからだの要求からくる。蒸発熱でからだを冷やすため汗をかく夏は、とりわけ水がほしくなる。からだの七〇%は水分であり、水分の役割は細胞の中の酵素の反応の場を供給するだけではなく、水を利用して細胞は働く。ヒトは水を飲むことでからだの水分を維持しなければならないが、水を飲まない動物もある。砂漠にすむ動物でカンガルーネズミ、アレチネズミなどはほとんど水を飲むことはなく、一〇%の水を含む種子を食べると、それがからだの中で保持されるという水の利用効率が高い仕組みをもっている。ラクダのこぶに水が貯えられているというのは誤りで、中は脂肪であるが、ラクダは一度にたくさんの水を飲むことができ、からだ中に蓄えることが可能である。

水分を吸収するのは消化器系の粘膜ばかりではなく、皮膚からも吸収され、肺も空気中の水分を吸収している。海の中にいるカメやヘビは、海水を飲んでも濃縮された塩類の液を体外に排出することができるので、水に不自由をしない。

飲水中枢

のどが乾いたと感じるのはからだの組織から水が少なくなったときである。水分が減少すると血液中の塩分濃度が高まり、アンギオテンシンが分泌され、脳に働いた結果、喉の渇きを意識する。動物では、視床下部の飲水センサーが働いて、水を飲む行動が生じる（**図54**）。のどの渇きは心理的な要因でもおこる。緊張するとのどがからからになる。また、動物により、物を食べる行動が、飲水行動を連動させる脳の仕組みをもつものもいる。アヒルなどである。

間脳視床下部の室傍核近くを破壊された動物はまったく水を飲まなくなってしまうことから、そのあたり

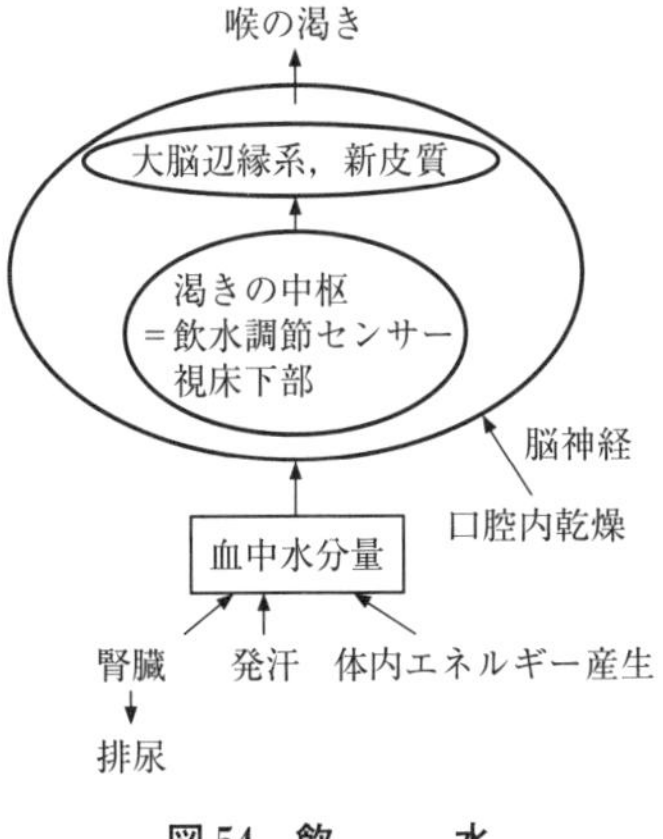

図54　飲　　水

に水を飲む中枢があると考えられている。

水分調節―腎臓

血液中の水分はからだを回り、不必要な水分は腎臓で捨てられ尿として膀胱にたまる。腎臓の皮質には血液から不要な水分と塩分などをこしとるマルピギー小体がある。マルピギー小体は、毛細血管のループ(糸球体)を、こしとった尿を受け取る尿細管の先が包み込んだものである。尿細管は腎臓の皮質から髄質に下降し、腎盂《じんう》のところでまた上行し、髄質に入ると、マルピギー小体に入る血管と出る血管の間を通って導管につながる。その血管の間を通る尿細管の管壁と動脈の壁は細胞が変化して、旁糸球体装置となっている。導管は下降して、腎盂に開く。尿細管はとても長いもので、こしとられた尿の成分から必要な水分と塩分などをもう一度からだに戻す(再吸収)働きをもつ。

したがって腎臓はおしっこをつくる、すなわち排出する器官と認識されているが、血液の中の水分と、塩分を一定に保つ重要な臓器である。こしとった水分の九九%は再吸収される。そのために、マルピギー小体の血液の流れを調節してこしとる量を調節したり、尿細管での再吸収をコントロールするシステムが発達している。マルピギー小体における血流調節には旁糸球体装置の中の緻密《ちみつ》斑の細胞が関係していると考えられている。

下垂体後葉から出る抗利尿ホルモン(バソプレシン)も尿細管に働いて水分の再吸収を促進している。抗利尿ホルモン分泌はアルコールで抑えられるので、酒を飲むとおしっこにいきたくなる。このホルモンは細動脈に働いて管を細くするので血圧も上げることとなる。抗利尿ホルモンの分泌調節は体液の浸透圧の変化を間脳の神経細胞が感じ取って行っている。この神経細胞は飲水中枢とも連絡をもっている。

水分と塩分を再吸収された尿は腎盂にいき、尿管を通って、膀胱に貯えられる。腎臓にカルシウムの塊がたまることがあり、あまり大きいと痛くなる。腎臓結石である。その石がこわれて、尿管に落ちてくると、やはり尿管が腫れて痛くなる。尿管結石である。痛い病気の代表である。

最終的に尿をためておく膀胱は膨張力のある丈夫な袋である。尿の中には不必要なものや有害なものも含まれる。したがって、たまってきた尿の成分が浸透圧でからだの組織に入ってきては困る。膀胱の粘膜上皮の移行上皮は膨張にも強く、からだの中に水や有害物質が入ってこないようにする機能をもっている。

6・3 排　泄

排　便

朝おきるとすぐトイレにいきたくなる人、朝食を食べるといきたくなる人いろいろいる。夜食べたご飯は、栄養が十分吸収された残りとなって直腸にたまっている。腸内細菌でつくりだされたガスも一緒にたまっている。飲んだ水も膀胱にたまっている。

直腸の出口が肛門である。肛門にはそこをとりまく二種類の筋がある。この筋によって出口が閉まっている。一つは内肛門括約筋で、平滑筋（不随意筋）でつくられており、もう一つは外肛門括約筋で骨格筋（横紋筋、随意筋）である。これは自動的に開け閉めをするメカニズムと意識的に閉めておくことのできるシステムがあることを意味する（**図55**）。

肛門は交感神経の働きで内肛門括約筋が収縮して閉まっている。うんちがたまると、直腸壁が膨らみその情報は骨盤神経を通って、脊髄を通り、脳の中に入る。それが意識に上り便意になる。と同時

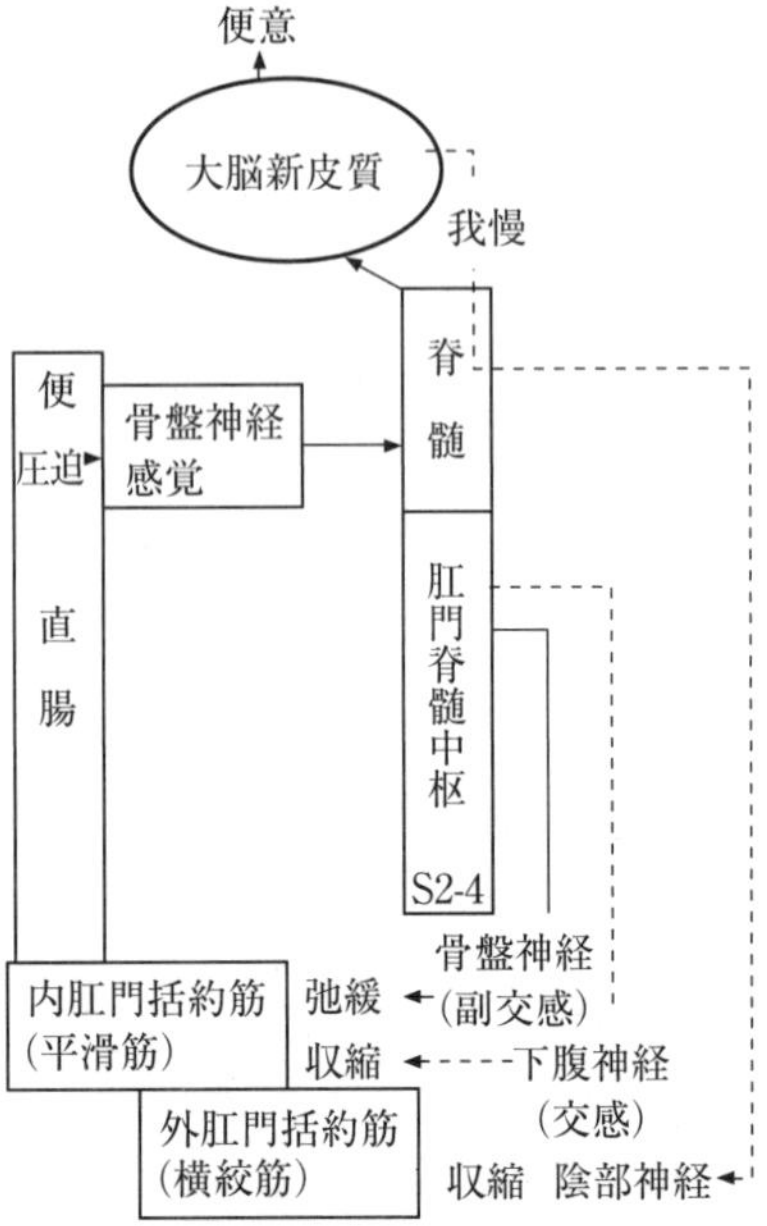

内肛門括約筋は交感神経で収縮し，副交感神経で弛緩する。外肛門括約筋は意識により陰部神経を介して収縮させておくことができる。

図55　排　　便

に、脳の指令で、副交感神経である骨盤神経が働き、内肛門括約筋が弛緩することで肛門部が緩む（排便反射）わけである。が、トイレがなければ出すことができない。我慢、我慢、電車の中で我慢した経験はたいていの人があるだろう。これが、外肛門括約筋の働きである。意識によって、閉めておくことができるわけである。しかし、限度があり、あまりにもたくさんのうんちが直腸にたまりすぎるとそれもできない。我慢の意識は仙髄から出た陰部神経（脊髄神経）を働かせて外肛門括約筋を収縮させる。

トイレにしゃがみ、脳のお許しがでると、括約筋は弛緩し、うんちはトイレの中へ捨てられる。すーっとした。そのときの快感は脳が感じている。食べることから出すことまで、意識に上る部分は快感が伴う。

排　尿

うんちとともにおしっこも出る。膀胱の出口は肛門と同じように、平滑筋の内膀胱括約筋と横紋筋の外膀胱括約筋でできている（**図56**）。おしっこがたまって、膀胱の壁が圧迫されると、そこにきている感覚神経が、骨盤神経を通って仙髄の副交感神経系の中枢を働かせる。その結果、膀胱をとりまいている平滑筋が収縮し、内膀胱括約筋が弛緩する膀胱反射がおきる。これは交感神経により抑えられているものである。膀胱反射がおこると、ここでおしっこが出てしまう。しかし、トイレにいくまで我慢をする。意識によっておしっこを我慢できるのは、脳からの指令が、脊髄神経を介して外膀胱括約筋を収縮させているからである。うんちとおなじ機能である。排便が脳によって許されると同時に、排尿も許されて同時におしっこが出るのである。

膀胱から出た尿は尿道を通って外に出される。男性の尿道は陰茎の中ほどを通っていて長さ一七cmほど、精子の通り道でもある。女性の尿道は二・五cmほどと短いので、ばい菌が入りやすく尿道炎や膀胱炎をおこしやすい。

大脳新皮質の機能が発達していない赤ちゃんや、脳軟化症などで意識の機能が衰えてる老人はがまんができず、うんちにしろ、おしっこにしろ、排便反射、膀胱反射が生じるままに、そのまま出してしまう（尿崩症）。外肛門括約筋や外膀胱括約筋を制御できないからである。

排尿はからだの水分を一定に保つためには重要な役割をしている。通常人は一日に四～六回トイレにいき、男は一日に一、五〇〇～二、〇〇〇ml、女は一、〇〇〇から一、五〇〇mlのおしっこをする。

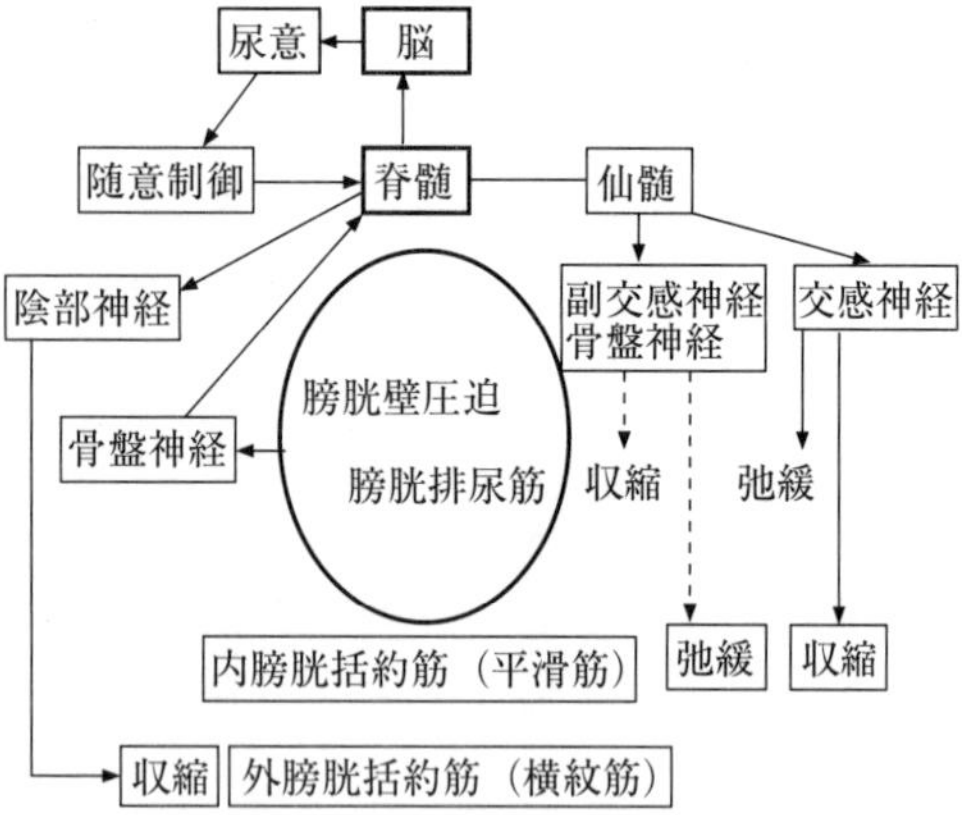

排便と基本的には同じメカニズムである。

図56　排　　尿

手を洗う

トイレに行ったら手を洗う。お尻をふいた紙を通してばい菌などが手につく。それを洗い流す習慣は小さいときから脳の中に叩き込まれる。

食べ物は口から肛門へ脳の働きで移動をしながら、物理的に、化学的に変化を遂げていく。食物に対して、人間の頭の中では、きれいなものから汚いものへと意識が変えられていく。それは小さいときからの教育であり、また、おいしい食物の匂いから、成分が腸内の細菌により分解され生じるいやな匂いへの変化もある。うんちの匂いは食物が分解されてできたものである。細菌の分解が強くて、できた気体が腸で吸収しきれずに、たまって肛門から外に出たのがおならである。おならはくさい。肉食動物のおならのほうが草食動物のおならよりくさい。ヒトでも食べたものやからだの具合で、おならの量と匂いが変わってくる。おならは胃腸の具合や、消化の具合、ひいてはからだのコンディションのシグナルになる。へー。

人間の生活の中で、食事と排泄に割かれる時間は相当なものである。

参考図書

大村裕・坂田利家　脳と食欲—頭で食事をする、ブレインサイエンスシリーズ9、共立出版、一九九六
中川八郎　脳の栄養—脳の活性化を探る、ブレインサイエンスシリーズ1、共立出版、一九八八
平野実編　呼吸、嚥下、発声の制御、篠原出版、一九八二

7章　循　環

胸がどきどきどきどきしている。これは心臓の高鳴りからきた感覚を表現したものである。心臓は一定のリズムで動いている。血液はそれに沿って心臓から送り出されていく。血液がこないと細胞は死んでしまう。血液の中には腸で吸収したもの、肺で取り入れた酸素をもつ赤血球、内分泌腺から分泌されたホルモン、ばい菌をやっつける白血球、すでにできている抗体などいろいろなものが含まれる。血液量は体重の約一三分の一であるから僕の場合五lほどある。

心臓は左右の心房、心室の四つの部屋からなる厚い心筋の袋である。心臓は自分で動く能力をもっている。右心房の入り口にある洞房結節は心臓のペースメーカーとして働いており、房室結節に情報を送る。右心房の状態はそこから出た特殊心筋により左心房に伝えられる。特殊心筋は心筋の特殊化したもので、そのものには収縮能力はなく、むしろ伝達能力をもっている。しかし、心臓は自分で動くことができるが、からだの要求に合った血液の供給はできない。それは脳がからだの要求を受け、心臓に一定の指令を送ることで行われている。不整脈は心臓のリズムがおかしくなった時に生じる。心臓の伝達機能が弱まって動きがおかしい時には、人工のペースメーカーをつけ心臓を一定のリズムで刺激し、からだに必要な血流を確保する。

急坂の続く丘の天辺にある家に歩いて帰り着くと、息ははぁはぁ、心臓はどきどきと音を立てて激しく動いている。酸素が多量に必要になれば、肺の働きを高めて、心臓の動きを早め、血液の流れを早くする。脳がみんなやっていることである。心臓を調整することで血流量や早さを変えることに加えて、脳はそれぞれの部位に応じた血管の太さもたえず調整している。それによって、手、足など部位における対応ができる仕組みになっている。

血液の流れ

血液は心臓から出て、動脈を通って脳とからだに回り、栄養と酸素が使われ静脈を通って心臓に戻る（図57）。無脊椎動物では心臓の構成ももっと簡単で、血管もないものがいる。

哺乳類では、肺や肝臓など内臓や下肢などの下半身の静脈血（酸素が使われた血液）は下大静脈を通って、頭や脳や腕など上半身の静脈血は上大静脈を通って、右心房に入る。右心房が収縮すると右心室に静脈血が入り、その血液は肺動脈を通って肺に入る。肺で酸素を供給された動脈血は肺静脈を通って左心房にいき、左心室から大動脈にいく。動脈血は大動脈から分枝し臓器や筋にいく動脈を通り、細動脈から毛細血管に入る。細胞に接するように存在する毛細血管からしみ出た栄養や、赤血球の酸素を細胞が受け取り、細胞が不要としたものが血管中の血液に捨てられる。細胞の不要物と、酸素が使われて生じた二酸化炭素などが入った静脈血は、毛細血管から細静脈を通り、臓器から出る静

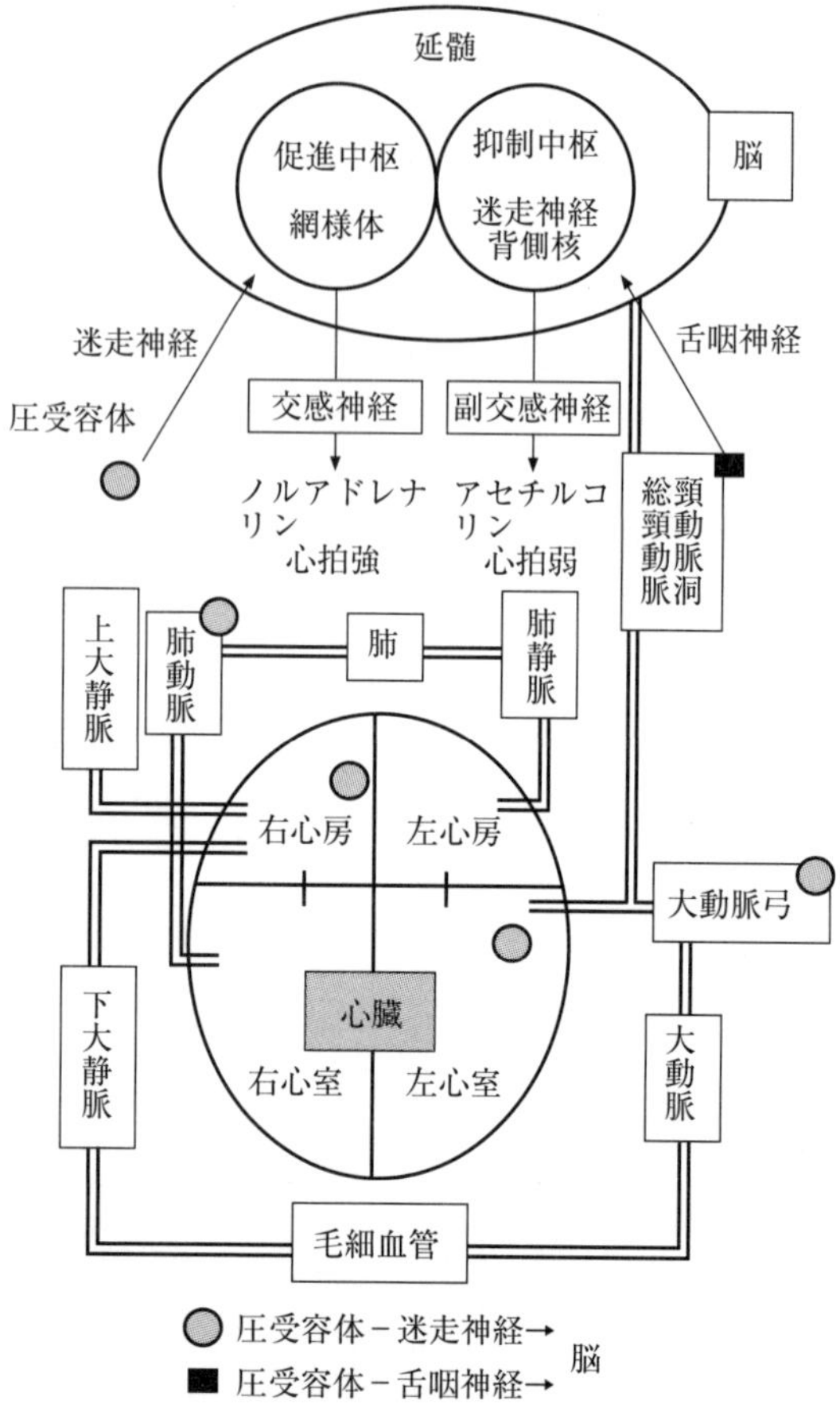

心臓の動きは延髄の心臓中枢で調節されている。延髄には促進中枢（網様体）と抑制中枢（迷走神経背側核）があり，交感神経を介して心拍を早く強くさせ，副交感神経（迷走神経）を介して抑制している。

図 57　血液の循環

脈を通って、大静脈に入り心臓の右心房に戻る。血液は心臓を一分間に五 l 流れる。からだの全血液量は五 l ほどなので、血液のからだの旅は、一分で一周するといえるであろう。

血流の感覚装置

血液の流れがどのような状態になっているのか脳が知らなければ、脳は心臓に指令をすることができない。血液の流れや強さを感じる装置（脈圧受容体）は血液の流れていくいくつかの場所に存在している。頸動脈洞、大動脈弓、心房、左心室、肺動脈にある（図57）。頸動脈洞で感知される血圧は、脳にいく血液の量の調整に必要なものであり、大動脈弓の血圧はからだにいく血液の量を知るものである。そこには自律神経の神経終末がきていて、その部位の血液の量を圧力として感じ取る。

心臓の動きに関してはずいぶん昔見たテレビの教育番組のシーンを思い出す。「心臓を自分で早く動かせるか」との先生の質問に、「できる」と答えた小学生がいた。おやっという顔で先生が「どうやって？」と質問したら、小学生は走ればいいといったのである。先生の期待した答とは異なったな、と僕は思うと同時に、小学生の頭の柔らかさにほっとした思いでもあった。先生の質問は意識だけで速く動かせるかというものであったろう。それはむずかしい、またはできないとの答が欲しかったのである。

心臓は自律神経系によってコントロールされている。だから、意識だけで動く速さを変えることはできない。しかし、何度も書いたようにからだの要求には従うのである。無理をすれば心臓が苦しくなり耐えられなくなる。

心臓の中枢――延髄

延髄には生きていくうえで大事な機能が集まっている（図57）。心臓を制御する中枢もここにある。そこには血管にある血圧を感知する装置から情報がくる。心臓を制御する中枢には心臓の動きを抑える機構と、促進する機構がある。心臓の抑制中枢は延髄の迷走神経背側核である。この神経核から出た神経線維は迷走神経（副交感神経）となり心筋にいく。この神経の末端からはアセチルコリンが神経伝達物質として放出され、心筋の働きを抑える。一方、拍動を強くするのは延髄の網様体の機能である。そこから出た指令は交感神経を介して行われ、ノルアドレナリンが神経伝達物質として使われている。心臓の拍動が弱まると、アドレナリンの注射で強める。走ると、その情報は心臓の中枢に行き、交感神経が働き、心臓の拍動が強まることになる。交感神経と副交感神経のバランスによって心臓は適切な拍動を打つ。

自律神経系によって調節されている心臓の動きは、精神の影響を受ける。それはまだ、学生の頃であった。夜ベッドでよく寝こんでいたとき、人の腕がふーっと自分の顔をなで、ひゃーと凍りつくような思いで、半分寝たまま、自分の腕でそれをなぎ払ったことがある。心臓がどきどきとしていた。気がついてみると、腕組みをしたまま寝てしまい、しびれて感覚のない片方の腕が、なにかの拍子に顔に触った結果、他人の腕だと思いゾーッとしたのであった。心臓も止まりそうに驚くという状況である。怖いことや驚いたとき、緊張したときに心臓はいつもと違って、どきどきと早く打ち始める。動物では、天敵がやってくることを察知すると、心臓が早く打ち始める。これは、すぐに逃げ出すために、からだが必要とする血液をあらかじめ準備しているのだという動物行動学からの説明がある。確かにその通りかもしれない。人間にもそれが残っているのであろうか。

人間の場合はそれだけではなく、感情が心臓の動きや顔の血管に影響を与える。異性に会うとどきどきしたり、顔が赤くなったりする。そして、すぐ顔が赤くなることを自分で恐怖する赤面恐怖症というのもある。精神的なものが自律神経系に影響を与えるわけである。その結果が心臓の拍動にもはね返ってくる。

心臓の血管

心臓はいつも動いている。脳と同じようにエネルギーの消耗は激しい。心臓には静脈から栄養の高い血液がくるわけであるが、心臓の内面に近いほんの少しの筋細胞が直接恩恵にあずかるが、ほとんどの心筋細胞は大動脈から分枝する冠動脈の血液から栄養分を供給される。冠動脈が一過性につまったり、ストレスなどにより心筋に血液がいかなくなると強烈な痛みを伴う狭心症をおこす。ニトログリセリンは爆薬の起爆剤として使うが、心臓の動脈を拡張させる作用をもち、狭心症の発作を抑える働きがある。狭心症などにより心筋が死ぬと心筋梗塞になる。ひどい時にはからだの他のところから血管をとってきてつけかえる（バイパス）手術を行う。

血管の太さ

必要な血液の供給量はからだの部位によって必ずしも同じではない。よく使われているところは血液の流れが速くなる。それは、血管の太さを調節することで行われる。心臓が早く動き、血管が細くなれば、血管の圧力は高くなり、血液の流れはより遅くなる。脳の機能を調べるために、血液の流れを調べる装置がある。X線を用いる方法は、吸い込むことで血液にガス（キセノンガス）を入れ、それが拡散する様子をX線による断層写真で追いかけるものである。さらに、ポジトロン（陽子）を出すアイソトープの投与を行い、それをとらえるポジトロン断層法（PET）が開発されている。それにより生《なま》の機能がわかる。さらに、血液に入れる物質によっては特定の機能を調べることもできる。脳の磁場を利用した装置（MRI）を用いた機能の検査も行われるようになってきた。

皮膚や内蔵の血管の太さの調整は、部位ごとにきている交感神経（血管運動神経）によって行われている。延髄網様体の司令により脊髄のC_1～L_2からでた交感神経はアドレナリンを伝達物質として血管を収縮させる。

家に帰り着いて、しばらくたったら心臓も落ち着いた。心臓中枢への要求がなくなり、いつもの状態にもどったのである。心臓は一日に一〇万回も拍動している。一生を八〇年とすると、およそ二万九、二〇〇日であるから、二八億一、二〇〇万回もどきどきしていることになる。

参考図書

山下博・河南洋・前田正信　脳と循環─血圧は脳によって調節される、ブレインサイエンスシリーズ20、共立出版、一九九八
柴崎浩・米倉義晴　脳のイメージング、ブレインサイエンスシリーズ12、共立出版、一九九四

8章　免　疫

どうも風邪気味で熱がある。僕のからだの中では、風邪のウイルスに対する抗体をつくり、ウイルスをやっつけようとしている。ウイルスは熱に弱いので、体温を上げることで増殖を止めるようとしている。抗体をつくるのも、からだに熱を出させるのも、白血球がやっている。からだの免疫の中心である。免疫の仕組みは、神経機構、特に自律神経系と関係があり、また、内分泌系とも相互作用がある。

白　血　球

風邪のウイルスがからだに入った時点から、からだの中の免疫機能が働き始める。ウイルスはマクロファージに取り込まれる。マクロファージは、細菌や異物を飲み込んでしまい偽足を出して移動する細胞で、日本語では大食細胞といわれ、アメーバーに似ている。

マクロファージは取り込まれたウイルスを細胞内で分解し、その情報を、集まってきたリンパ球に伝える。リンパ球はその情報から抗体（免疫グロブリン）をつくり、抗体が抗原にとりついてウイルスを死滅させる。抗原抗体反応はからだの防御の中心であり、その主役が白血球である。マクロファージも元をただすと、白血球の一つと起源が同じである。

白血球は何種類かあるが、その中のリンパ球が抗体をつくっている。抗体形成を刺激する抗原は数え切れないほど多いにもかかわらず、リンパ球は情報のやり取り（化学反応）ですべてに対応できる仕組みをもっている。それは他の細胞とは異なる遺伝子発現の仕組みと、リンパ球やマクロファージから分泌される多様な免疫活性物質（サイトカイン）によって行われている。（図58）

抗体をつくるにはおもにBとTの二種類のリンパ球の働きが必要である。マクロファージ内でウイルス（抗原）が処理されると、リンパ球が認識できる抗原物質が表出する。その物質は、T細胞表面の受容体を刺激し、Tリンパ球は活性化されてサイトカインを分泌する。Bリンパ球の受容体もウイルスの抗原物質により活性化され、かつTリンパ球から出たサイトカインの働きによって（ヘルパーTリンパ球）、Bリンパ球はウイルスに対する抗体を分泌する形質芽細胞となる。最終的には形質細胞になり、どんどん分裂し、抗体を産生する。抗体はウイルスを認識し、それにとりついてとどめを刺す。Tリンパ球はウイルスなどをもっている細胞そのものを認識する抗体もつくる（キラーTリンパ球）。それはウイルス感染している細胞そのものを死滅させる働きがある。

どちらのリンパ球も骨髄にある幹細胞からつくられるが、胸腺に移動して最終的にTリンパ球になる。どこでBリンパ球になるのかわかっていない。からだの中にリンパ球が集まっているところがたくさんある。リンパ節、喉の周りの扁桃、小腸の粘膜（パイエル板）、脾臓の白脾髄、などである。

そこにはすでにT、Bとなったリンパ球が集まっており、抗原がくるとBリンパ球が形質細胞となり、分裂して増殖している。リンパ節が膨らんで痛くなるのは、白血球が細菌などと戦っており、炎症状態になっているからである。

リンパ管はからだ中に張り巡らされているが、血液循環を促す心臓のポンプの役割をするものがない。リンパ管は最終的には静脈につながり、リンパ液は血液の動きに引かれてからだを移動する。リ

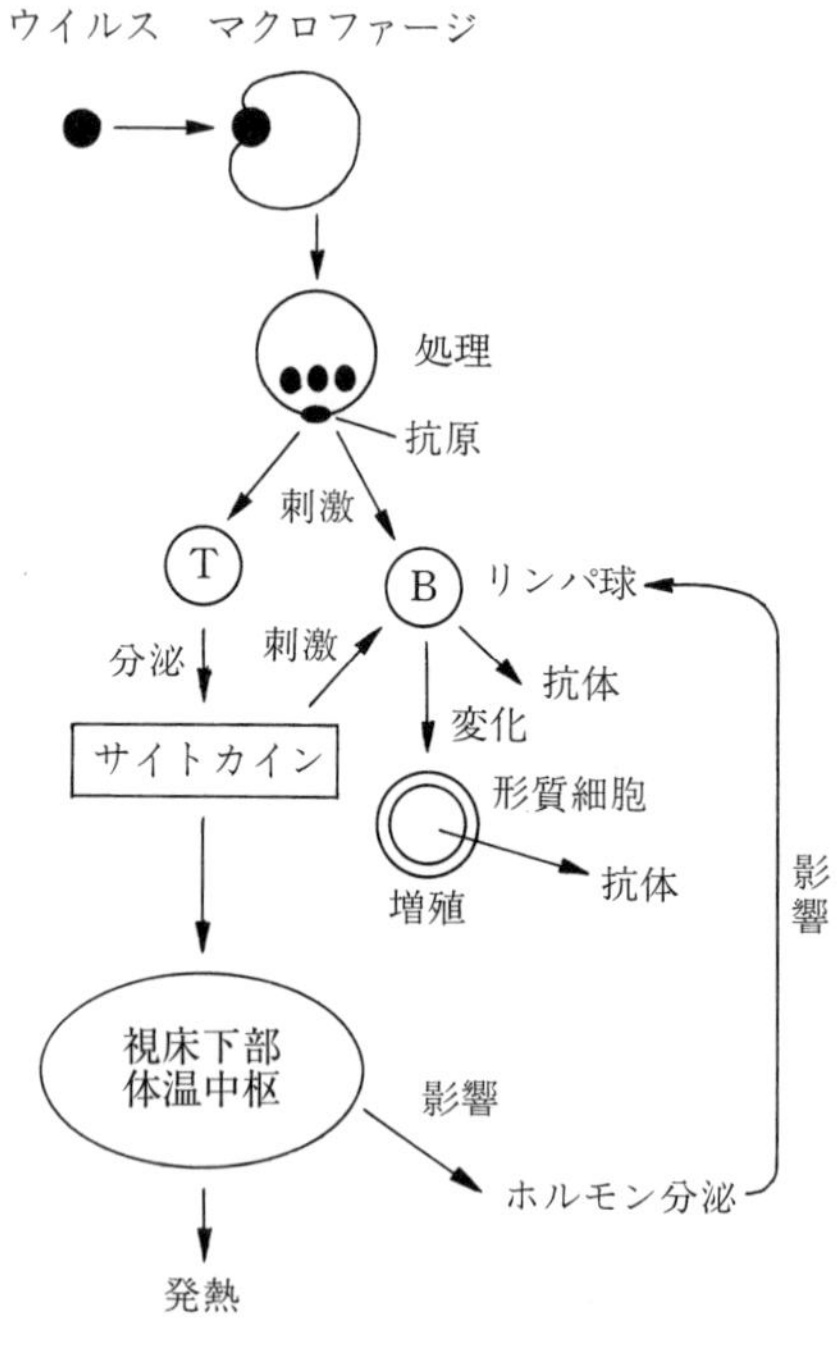

T：Tリンパ球，B：Bリンパ球

図58　免　　疫

ンパ節で増えた形質細胞は、リンパ管を通り静脈血に混入する。このようにしてからだには抗体を産生する形質細胞が入り込んでいくことになる。

脳の中にはリンパ管はなく、リンパ球もあまりない。抗原抗体反応による免疫はどうやらミクログリア（小神経膠細胞）とアストログリア（星状神経膠細胞）が関係している。ミクログリアとアストログリアはリンパ球のようにサイトカインを分泌し、Tリンパ球を活性化する。Tリンパ球はミクログリアとアストログリアの働きを強める。さらにミクログリアはマクロファージと同様に異物やばい菌の食作用を示す。

脳と免疫

間脳の視床下部には多くの自律神経機能の中枢があることはもうおわかりであろう。免疫に関しても、視索前野や視床下部前野が働いていることは、多くの動物実験で示されている。からだの中の状態は、自律神経感覚系とホルモンなどの液性情報を介して、脳に伝えられるが、リンパ球から分泌されるサイトカインも脳に免疫情報を伝える大事なものである。サイトカインは視索前野に働いて体温中枢を働かせ、発熱を引きおこす（図58）。

また、脳情報をもとに内分泌系や神経系が働いて免疫機能に影響を与えている。脳の指令により、下垂体を介した情報で、副腎皮質ホルモンの一つグルココーチコイドが分泌されると、リンパ球のサイトカインの分泌が変化するし、性腺から出る性ホルモンも白血球に影響を与える。

自律神経機能はストレスによって弱まるが、その結果、免疫機能の低下をもたらす。逆に、脳の働きが快調で、ストレスがなく楽しい状態は、免疫機能を向上させる。病に対するあきらめやがんばり・希望が病の回復を遅らせたり早めたりすることはいろいろなところで実際に見聞きしている。診断をしてくれる医者や環境の好き嫌いも患者の病からの回復に影響を及ぼすことを意味している。精神作用が免疫力を左右するのである。古くからいわれる「病は気から」が、精神—神経—免疫のつながりとして、精神神経免疫学という科学領域に発展してきたのである。人間のからだに対する意識の支配が明らかにされていくことと思われる。

からだの抗原抗体反応はいろいろなかたちでおこっている。中には悪さもする。化学的原理を研究や検査にも応用している。血液検査は赤血球のもつ抗原物質に対する抗体反応を利用している。動物実験で、ある物質を含む細胞のあるところを同定するには、その抗体をつくり、抗体に目印をつけて動物に取り込ませ、目印を取り込んでいる細胞を探すことで行う（免疫組織化学法）。

アレルギーは過剰な抗原抗体反応であり、自己免疫疾患は自分の正常な組織を誤認し抗体ができ（自己アレルギー）て、機能を停止させてしまうものである。甲状腺機能を抑えてしまう橋本病や、オリゴデンドログリアによってつくられるミエリン鞘のタンパクに対し抗体をつくってしまい神経線維を破壊してしまう多発性硬化症など、たくさん知られている。免疫機能の正常で適度な作用がからだの健康には必要である。

免疫能力

風邪を引きやすい人と、あまりひかない人がいる。免疫能力の弱い人と強い人である。弱い人は免疫の仕組みのどこかの発達が悪いのだろうか。Tリンパ球は骨髄の幹細胞が胸腺で変化したものであるが、胸腺の働きは子どものときに盛んで、おとなになると低下する。子どもの時の胸腺の障害は大人になったときの免疫力に影響がある。胸腺のないマウスがいる。胸腺がないと同時に毛がなく赤裸なので、ヌードマウスと呼ばれている。ヌードマウスは抗体をつくることができないので、完全無菌の状態でないと死んでしまう。このマウスの皮下に人間の毛を植えれば毛はそのまま生きている。人間の癌を植えても生きているので、癌を植えて、薬品を投与して治療薬を研究するのにも用いられている。

赤ん坊は母乳のほうが丈夫に育つとよくいわれる。子どもを産んだ直後の母親の乳（初乳）には免疫にかかわる物質が含まれている。脳の働きと同じように（14章脳の発育参照）、免疫力は、幼児から児童のときのからだの状態や環境に左右される。

参考図書

大村裕・堀哲郎　脳と免疫—脳と生体防衛系との関わりあい、ブレインサイエンスシリーズ10、共立出版、一九九五

9章　睡眠―リズム

春眠暁を覚えず、と、この頃はいかない。いつも朝が早い。これを書いているのも朝三時である。最近、寝るのも早くなってきて、九時には眠くなる。僕はすぐ寝つけるほうである。滅多にないことだが、からだがあまりにも冷えていたりするとなかなか眠りにつけない。楽天的な僕にはほとんどないが、昼間の出来事が気になって眠りにつけない人のことをよく聞く。

眠っている状態と気を失っている状態は違う。それでは眠りとはなんだろう。生活の上では眠っていることを定義する必要もないのだろうけれども、眠りを研究している人にとって重要なことである。眠りとは、無意識、長時間の不動、刺激に対する反応性の低下などいろいろあるけれども、これらは気を失っていても同じである。何が違うかというと、眠りは脳によりコントロールされている生理現象だからである。

睡眠時間

ヒトは夜になると眠くなる。眼の感覚を頼りに生きているヒトは昼行性動物である。夜行性のネズミたちは昼間よく寝ている。このような昼夜のリズムも睡眠に関係しており、リズムをつくりだす脳のメカニズムが睡眠機能に重要な役割をもっていることも想像することができる。したがって、眠っているかどうかを判断するのには脳が眠っていることを証明する現象をとらえる必要がある。それはつぎに述べるように脳波を調べることでわかる。

疲れてくると眠くなり、病気になってもよく寝るようになる。赤ちゃんもよく寝る。寝ている間はからだ中で一番エネルギーの消耗の激しい脳の機能も最小限におさえられており（といっても大変な量のエネルギーが消耗されている）、エネルギーの節約になっていることは確かである。その分エネルギーを必要なところに回すことができる。特に人の場合には精神機能の回復に影響があると考えられている。

脳の眠りも動物によってさまざまである。ヒトは左右の脳どちらも一緒に眠りにつくが、左右の脳を交互に眠らすことで、からだの機能を維持する動物がいる。空気吸収をするためいつも起きていなければいけないイルカやアザラシの仲間や、長時間の飛行を維持しなければならない渡り鳥の仲間は、脳を左右交互に休める機能をもつ。

一日の睡眠時間はヒトによって違い、九時間以上寝る長眠者も六時間以下しか寝ない短眠者もいるが、六～八時間が一般的のようである。食べることに忙しくて二～三時間しか眠らないウシ、ウマ、ヤギ、ヒツジから、一九～二〇時間も眠るコウモリやナマケモノもいる。寝てばかりいるようなネコは一四時間と見掛けより少ないが、ネコから逃げ回らなければならないネズミは一時間少なくて、一三時間ほどである。

脳　波

睡眠を定義することの難しさは先ほど述べたが、専門家は脳波を調べることで判定している。脳波は神経細胞の活動から脳の表面に生まれた電気の状態を、頭の外から測定したものである。さらに、現在はからだの状態も同時に測定するポリソムノグラフを用いて、脳波ばかりではなく筋電図、体動、体温、呼吸、心拍、血圧、発汗、酸素飽和度、皮膚電気反射などを測定し、それによって、睡眠の状態をより細かく把握することができる。

起きているときの脳波は小さくて早い波（β波、ベータ波）であるが、目を閉じて安静にすると、一〇ヘルツ前後の一定のアルファ（α）波が現れ、眠気が出てきたときには七ヘルツのシータ（θ）波になる。この状態は禅僧が瞑想しているときに現れるということである。眠りが始まると一三ヘルツほどの紡錘形のシグマ（σ）波になる。深い眠りになると〇・五から四ヘルツほどのゆっくりした大きなデルタ（δ）波になる。δ波は徐波と呼ばれ、この眠りを徐波睡眠という。徐波は昏睡状態、薬物麻酔でも出る脳波である。

レム睡眠とノンレム睡眠

睡眠は脳波の状態で徐波睡眠と逆説睡眠の二種類に分けられる。

寝ている状態のときに、徐波睡眠とは異なった脳波とからだの動きが出ることがある。寝ているにもかかわらず、起きているときの脳波であるβ波が現れる。逆説睡眠と呼ばれ、その状態のときには閉じたまぶたの下で眼球が急速に動いており、場合によっては陰茎が勃起し、陰核が膨大、膣が収縮、体温・血圧・呼吸の乱れが観察される。また、後頭部電極より棘波《きょくは》（PGO：ponto-geniculo-occipital wave）が観察される。このような睡眠の状態は眼球急速運動からレム（REM：rapid eye movement）睡眠と呼ばれる。それに対して、徐波睡眠はノンレム（non-REM）睡眠とも呼ばれている。

レム睡眠はからだは寝ていても、脳は覚醒に近い状態で、夢を見るのもこの時が多い。ノンレム睡眠のときは、脳もからだも寝ている状態である。生まれたての子どもは脳波が未発達で、静かな睡眠か、目がぴくぴく動く睡眠かにより、ノンレム、レムを判断する。八か月過ぎた胎児でもレム様睡眠が見られる。こどもはレム睡眠が多く、脳の成熟に伴ってノンレム睡眠が増える。

睡眠サイクル

眠りはノンレム睡眠から始まる。うとうとした状態で、θ波が出ているときが第一段階、やがて眠りにつき、いびき、歯ぎしりなどをするようになると第二段階でσ波が出る。さらに眠りが深くなり第三段階で、δ波が五〇％未満の状態になり、最も深い眠りになる第四段階ではδ波は五〇％以上になる。

入眠して七〇～一〇〇分ほどたつと、レム睡眠が生じる。レム睡眠は二〇～三〇分続き、ノンレム睡眠の第二段階にもどる。ノンレム―レム周期は九〇分ほどであり、ノンレムが一日の睡眠の七〇～八〇％を占め、レム睡眠は一晩で四～五回とされている。

ノンレムとレムの繰り返しは鳥類と哺乳類しかみられない。レム睡眠は系統発生的に古く、からだを動かさないようにするシステムである。外部環境である一日の周期や時間に依存する部分がある。それに対し、ノンレム睡眠は系統発生的に新しく、からだの状態に影響を受け、病気をすると長くなったりする。ストレスがたまると眠れなかったり、レム睡眠が増えるが、ストレスがなくなるとノンレム睡眠が増える。ぐっすり眠った気持になるのは、ノンレム睡眠により、脳がゆっくり休めたことなのだろう。

動物でも生活形態で異なり、立ったまま眠る草食獣や木に止まって寝る鳥には、筋の弛緩を伴うレムは少ないが、ゴロンと横になって寝る肉食獣はレムが多い。ヤマネやハムスターでは深いノンレム睡眠から、脳波がなくなり冬眠に入る。

睡眠中枢

眠気を促進させたり、目覚めさせたりしている中枢は視床下部と中脳から延髄にかけて存在する網様体である（**図59**）。

眠くなるということは、脳の神経細胞の働きが鈍くなり、特に意識をつかさどっている大脳新皮質の働きが下がってきた状態である。神経細胞が働くのをいやがっているのである。からだの中から睡眠物質が脳に入ることも一つのきっかけであろう。眠りを導くメカニズムは、動物実験で研究が進められていて、破壊されると眠らなくなってしまう延髄の網様体（大細胞網様核）にあると考えられている。この網様体は神経線維を前脳に送っており、脳の働きを低下させる働きをもち、脳幹網様体抑制系と呼ばれている。

逆に、目を覚まさせるメカニズムもある。やはり中脳の網様体の働きである。アメリカのマグーン

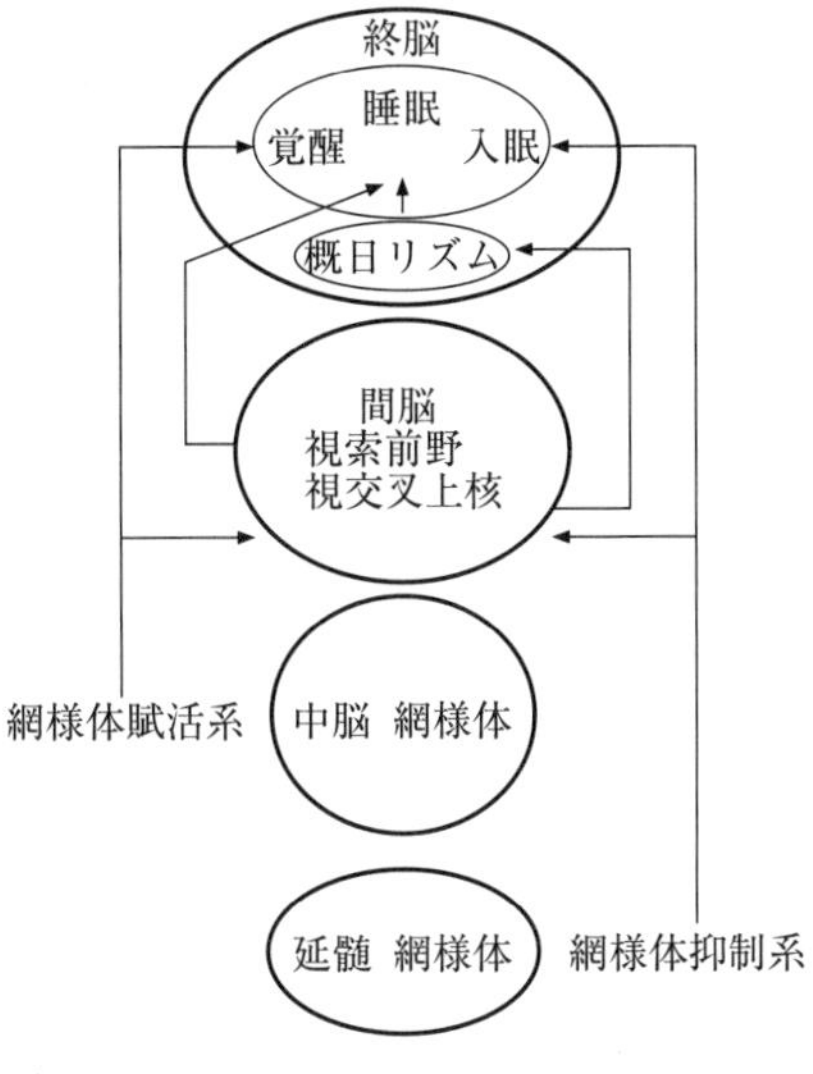

脳幹網様体抑制系は脳の働きを抑え，脳幹網様体賦活系は脳の働きを活性化する。この二つが睡眠と覚醒の調節にかかわっている。さらに，視床下部の前方が睡眠リズムに関係している。

図59　睡　　眠

らは動物の中脳の網様体を破壊してしまうと、昏睡状態になり、刺激をしても覚醒しなくなることから、脳幹網様体賦活系であることを示唆した。この網様体は間脳の視床を刺激し、新皮質の働きを強めて、目を覚まさせる。眠っているときに音が聞こえると、耳から入った音が、中脳網様体の働きを促し、脳を覚醒させるのであろう。寝ている動物は無防備である。周りの状況に敏感であるのはいうまでもなく、目覚めは早い。野生動物にとって、目を覚まさせるメカニズムは生きていく上で重要である。しかし、変温動物は体温が下がっていることから、なかなか目覚めない。

一方、視床下部にも睡眠と覚醒のリズムをつくりだす働きがある。視床下部は大脳新皮質を催眠する働きをもつ。視床下部には食欲のセンター（6章食参照）、脳の温度センサー（4章体温参照）などがある。おなかがいっぱいになると眠くなったり、からだがぽかぽかと温かくなると眠くなったり、冷えすぎていると眠れなかったりするのは、視床下部における神経連絡によるコントロールだろう。脳の温度が睡眠に重要であることはいろいろな研究から指摘されている。

脳では眠くなるたくさんの種類の物質が生産されている。睡眠物質と呼ばれ、脳全体に作用し、睡眠を誘導または維持する。アミノ酸のトリプトファン、神経ペプチド類、プロゲステロンなどのステロイドホルモンなど、一〇〇種類にも及ぼうとしている。今ではよく知られているのが、松果体でつくられるメラトニンというホルモンである。メラトニンは夜に増えて、昼に減少する。メラトニンはセロトニンから合成される。セロトニンはメラトニンと逆に昼に多い。起きているときにに眠くなるのはセロトニンが睡眠物質を出させることで生じるのだという説もある。

夜眠くなり、朝目覚める。このリズムはほとんどのヒトで共通である。中には夜行性の動物のように、昼夜が逆転して、夜起きていて昼寝るというリズムになってしまっているヒトもいる（リズム障害）。予定されないときに眠気が襲う居眠り病（ナルコレプシー）はレム睡眠のメカニズムに障害があるらしい。

サーカディアンリズム

眠りにつく時間はヒトによって違うし、年齢によっても変わってくる。意識的に眠りにつく時間帯を変えることもできる。ともあれ、それぞれのヒトによって眠りにつく時間が違っていて、その時間がくると、起きている必要があるのに眠くなってくる。もう一つ眠くなる時間がある。お昼を食べたあとで眠気がくるのはだれでも経験のあることと思う。眠気には一日のリズムと半日のリズムがある。脳には睡眠とそのリズムをつくるのに重要な役割をもつ神経機構がある。

脳の中には約二四時間のリズム（概日リズム、サーカディアンリズム）を刻む働きをもつ神経核がある。視床下部の前のほうにある左右の視交叉上核（図24参照）である。実験動物の視交叉上核を壊してしまうと、眠気と覚醒のリズムは数時間ごとと短縮するが残る。これは視交叉上核の働きが、本来もっている数時間の眠気と覚醒のリズムを一日のものに変換していることになる。

網膜から出た一部の神経線維は左右の視神経が交叉するところ（視神経交叉）のすぐ上にある視交叉上核にいっている。この神経路により昼夜の変化が視交叉上核に入り、脳のサーカディアンリズムを太陽の周りを回る地球の動きから割り出した二四時間にする。急激な昼夜リズムの変化は視交叉上核の働きをすぐに適応させることができない。それが、ジェットラグ（時差ぼけ）をひきおこす原因である。

脳のサーカディアンリズムをつくりだす視交叉上核の働きは、遺伝子レベルで解析が進められている。時計遺伝子と呼ばれる遺伝子群が神経細胞のサーカディアンリズムをつくりだすもととなっている。それが、からだの臓器でも見つかってきていることから、からだのリズムの形成は生命科学の大きなテーマとなっていくと考えられる。

視交叉上核の情報をもとに、睡眠ばかりではなく食事などの行動のリズム、下垂体のホルモン分泌のリズムが生じている。

寝ているときの異常

寝ているときは、意識をコントロールしている脳の機能は停止している。自律機能が表面に出てきているので、起きているときとは違ったことも生じてくる。いびきが出たり、呼吸停止（ピックウィック病）などの病気の症状が出る。喘息《ぜんそく》は気管が狭くなって息を吐くことができなくなる病気だが、寝ることで気管を細くする副交感神経の働きが強まった結果である。

元気なときでも寝入るときに少し奇妙なことがおこることがある。眠りそうなときに、誰かに名前を呼ばれたように感じて目覚めたり、からだが深いところに引きずり込まれそうに感じたりする入眠時幻覚や、目を開けなければと思いながら眼を開けられなかったり、手足を動かそうとしても動かせなかったりという睡眠麻痺《まひ》の経験は誰にもあると思う。入眠して筋の活動はすでに抑えられていて動くことができないが、意識が少しある状態である。子どもに多いが、入眠一〜二時間後のノンレムの深い状態のときに寝ぼけ行動（夢中行動）や、夜尿や夜驚がおこることがある。レムのときに見るのが夢であるが、何らかの原因で筋に抑制がかからず、歩き回る異常行動（夜間譫妄《せんもう》）が出ることもある。悪夢はレムのときに生じるといわれている。

夢

夢は脳が映画をつくり、寝ながらにしてその主人公にさせてくれるすばらしい機能ではないだろうか。非現実のことを感覚的に実体験できる。ところが、残念なこと僕はほとんど夢を見ない。夢はレム睡眠のときに多く生じていることは、睡眠学者が明らかにしているところである。眠ることはエネルギーの節約につながると書いたが、夢を見ているときには多くのエネルギーが消耗されている。夢の効果はまだわからない。記憶の整理に関係があるという話もあるが推測に過ぎない。

レム睡眠時にみられるＰＧＯ波は橋の網様体から、外側膝状体から、後頭葉の視覚領に至る刺激である。コリン受容体に働くカルバコールを橋に注入すると動物はレムの眠りに入ることから、この系はコリン作動性の神経機構であることがわかる。橋の刺激は眼球を動かす神経系、大脳皮質などにいく視床を介する神経路により伝えられることが知られている。夢に関係しそうな神経回路であるが、夢に関する脳のメカニズムの解明は夢のまた夢である。僕は夢をみていないのではなく、どうやらみた夢を覚えていないようだ。

酒と麻酔薬

酔っ払う原因は酒の中のエチルアルコールである。アルコールは脳に入ると神経の働きを抑制する。だから、歩くのもおぼつかなくなる。低分子のため細胞膜を通ってしまうので脳に入って作用してしまう。アルコールは脳を活性化する網様体賦活系を抑えてしまうので眠くなる。酒を飲むと意識のもとで抑制されていたものが表出して、饒舌《じょうぜつ》になったりすることはよく知られている。

麻酔薬は目的に応じて神経細胞の働きを抑えることができる。からだの働きをすべて眠らせてしまう全身麻酔薬には吸入するものと注射で体内に入れるものがある。エーテル類、クロロホルム、笑気と呼ばれる亜酸化窒素などは吸い込むことで麻酔をかける。静脈に注入するものは、バルビツール系、トランキライザーなどである。これらの麻酔薬がシナプスにおける機能に影響を与えているところまではわかっているが、神経細胞への作用機序についてはまだいくつかの説がある状態である。ともあれ、手術で用いる量の麻酔薬は脳に働き、からだの動きを止め、感覚思考も止めるが、生きるための機能は止めない。量を間違えると、生きるための機能まで止めてしまい死んでしまう。われわれ実験動物に手術を施して研究を進めるときの最初の試練は麻酔の量である。

からだの一部分の麻酔も可能である。局所麻酔薬は、末梢神経系の感覚神経に作用することになる。コカイン、プロカインなどは皮膚から染み込み感覚神経を麻痺させる。神経の機能を麻痺させてからだの一部の麻酔をすることもある。神経ブロックもその一つで、神経叢《そう》や神経節に麻酔薬を投与することで、その神経の支配している部位が麻酔される。直接脊髄のくも膜に麻酔薬を打つと、知覚ばかりではなく、運動神経も麻痺する。腰椎のところで麻酔をすると下半身が麻痺する。僕も小学校六年生の時に、からだをおさえられながら、背中を丸め、背骨の間にちくりと注射針をさして麻酔薬を打たれ、盲腸（虫垂炎）の手術をした。おなかがいじられているのがわかったが、痛くはなく、お医者さんが取り出した盲腸（虫垂）を見せてくれたことを覚えている。

参考図書

井上昌次郎　脳と睡眠―人はなぜ眠るか、ブレインサイエンスシリーズ7、共立出版、一九八九
鳥居鎮夫編　睡眠の科学、シリーズ脳の科学、朝倉書店、一九八四
苧阪直行編　脳と意識、朝倉書店、一九九七
川村浩　脳とリズム、シリーズ脳の科学、朝倉書店、一九八九

10章　ことば

いまコンピューターを使ってこの文章をつくっている。考えたことは無意識のうちに頭の中でローマ字に置き換えられ、指先が、アルファベットのキーボードをたたくと、ディスプレイにひらがながが現れて、変換キーを押すと、必要なところが漢字に置き換わる。ローマ字に置き換えたり、指先のたたく位置を考えることなく文章がつくられていく。頭の中では文章が言葉としてなんとなく聞こえている。不思議だ。

幼い頃、物を見て、何であるか声を出して覚えた。りんごの絵を見て「りんご」、自動車の写真を見て「じどうしゃ」。こんどは鉛筆を指で持ち、ノートの上に「あいうえお」を、そしてカタカナの「アイウエオ」を書いて練習をし、頭の中で考えたことばを声でいうだけではなく、紙の上に表現をする方法を教わった。そして、教科書のような文章を組み立てることも習った。

幼稚園に入る前には、親や友達と会話をするようになる。生まれてから親が僕に絶えず話し掛け、それに答えることで、言葉を覚え使えるようになったのである。声が出るようになる頃には脳の中にことばを操るための神経回路がつくり始められているのである。ことばを話すようになるのは生まれて一年半から二年のころである。ことばの原理を理解し、それが声になる神経回路と、文字として書く神経回路は、小学生のときに理論的に整理され発達したのであろう。

小学生の後半にローマ字に触れ、中学生になったら、ＡＢＣの書き方、そして、英語というものに触れた。日本語とは異なった字を用いて、異なった文法のことばを覚えた。外国語は日本語とは異なった脳の部位にそれを操る機能があるようだ。

大学に入るとタイプライターの打ち方を本から独学で覚えた。鉛筆で字を書かなくても、指でキーを押すと、文字を打ち出してくれる。タイプライターの文字の配列は、五本の指と使う頻度を加味して考えられたようである。いまではコンピュータを使うようになり、小学生のときに習った日本語は、声に出していうことと書くということに加え、指でたたくという方法で表現されることができるようになった。脳に日本語の表現方法の神経回路が一つ加わったのである。

さて、地球上にはいくつの字が存在するのだろう。アルファベット、ひらがなとカタカナ、アラビア文字、くさび文字は記号であり、記号の並べ方で意味をなす。絵文字、漢字はもう少し複合された記号で、それだけでもある程度の意味をなす。それらは眼から入った情報であるが、それに意味をもたせるのが脳である。また、それらは、脳によって音声出力に変えられる。ことばである。同じ記号でも音として違ってくる。Ａがエイであったり、アーであったりアであったりする。

感覚のあらゆるものがヒトの場合には脳によってことばに置き換えられる。そして記憶にもことばが一緒にしまわれる。ことばを操り、ことばをしまっておく脳の部位があることが、ヒトの脳の一つの大きな特徴にもなっている。

声

テレビをつけたら、女の子たちの集団が、耳をつんざくような高い声をはり上げ、キャーと騒いでいる。どうやら、人気の男の子がマイクを持って、ステージに現れたようだ。別のチャンネルに回すと、テレビドラマの中で、これまた、若い女性がストッキングをかぶった男にハンドバックをいきなり取られて、キャーと声を上げている。前者のキャーは意識的なものであろうが、うれしくてつい出てしまったものであろうし、後者のキャーは驚いて無意識に出るはずの声を演技したものである。どちらも感情の表現であり、それが他者への状況を知らせる信号にもなる。動物たちが生活の中で絶えず用いている仲間との連絡方法である。ヒトは喉《のど》と口鼻の音を出す装置を使ってことばを表現する。

からだから音を出す装置は、動物によって違う。虫は羽を擦《す》り合わせて音を出す。ネコは口を開けてニャーゴと鳴く。おまけにゴロゴロと喉を鳴らす。鳥にしろカエルにしろ、ヒトにしろ、口を開けて音を出し、それが、仲間どうしの連絡方法になっている。口、喉は息をするため、食べるための器官である。動物はその器官を仲間どうしで連絡する手段として発達させてきたわけである。

息を吸いながらキャーという声を上げることはほとんどできない。キャーと声を上げようと思うと、息を吐き出さなければならない。からだの中から外に吐き出す空気の流れを利用して声をつくっていることは明白である。

空気を吐き出して音を出すのは管楽器である。楽器によって音が違うのは管の部分がいろいろな形をしているためで、管が細く短いピッコロは高い音、管が太く長いオーボエは低い音が出る。それだけでなく、ピッコロはピッコロの音、オーボエはオーボエの音なのは、太さだけではなく形状で音に個性が備わっているためである。喉がそれに相当する。喉の形は人の数だけ違い、ヒトの声はみんな違う。

ヒトは肺から吐き出す空気を喉という管で音に変えている。喉は気道であり、酸素を供給し二酸化炭素を吐き出すためのものである。一定のリズムをもって吸ったり吐いたりし、肺の中に一定量の酸素を供給しているのであるが、声を出しているときには、吐く時間が長くなっている。その分無意識にどこかで吸う時間を延長させて、酸素の供給には支障のないようにしている。それは脳がいっていることである（5章呼吸参照）。

ヒトはいろいろな音を出すことができる。それが、言葉をつくりだすことの大本である。そのためには管の中、すなわち、喉の太さや形を制御し、変化させることができなければならない。

喉

喉の中で声をつくるところは喉頭《こうとう》である。喉頭は喉頭蓋《がい》でふたをされる部分（6章の嚥下《えんげ》参照）で上は咽頭《いんとう》、下は気管につながる。喉頭の内腔には二種類のひだ、室ひだと声帯ひだがあり、甲状軟骨で囲まれ細かな筋がついている。声帯ひだによってつくられたところが声門で、声帯ひだを動かす喉頭筋を脳が制御して声のもとである喉頭原音をつくりだす（図60）。喉頭筋は数十から一〇〇ヘルツで振動し、振動した空気は喉頭から咽頭、口腔、鼻孔（声道）を通って抜けることになるが、下顎《かがく》、口唇《こうしん》、舌、軟口蓋、咽頭を動かす筋が働いて、声道の形や大きさを変化させることで、ことばをつくりだす（調音）。したがって、ことばは、声道のまわりのたくさんの筋を細かく動かすことでつくりだされる（構音）ことになる。唇が閉じていればことばをつくりにくいし、舌を指でおさえて、「あいうえお」といってみると、うまくいえない。口の中のものがことばをつくるのにいかに重要かわかるであろう。個人ごとに声が違うのは口腔の中の形が違うためである。顔が似ている人は声もなんとなく似ている。

喉頭と口、鼻の構造的関係もことばをつくるのに重要である。チンパンジーやゴリラは人間の言語をある程度理解する脳をもっている。しかし、ことばを発することはできない。これはヒトの喉頭が短く、口の方を向いていて、口に空気がいきやすくつくられているのに対し、サルは喉頭が長く、鼻腔の方を向いているから口に空気がいかないのである。

喉や口の筋を細かに動かしてことばをつくる。したがって、その筋にいく神経を介して脳が必要な言葉が出るように指令するわけである。喉頭の声門を開け閉めする筋は迷走神経によってコントロールされ、調音に重要な下顎、舌、唇を動かすには三叉、舌下、顔面神経などの脳神経が関係することから、言葉を声に出すには脳の中の多くの部位が関係してくる。さらに、空気の排出量を調節することも必要で、それは肺の動きを調整する神経回路が関係してくることを意味する。ことばを発する指令をする脳の部位はそれらの神経核にそれぞれの情報を送ることで、ことばをつくりあげるのである。

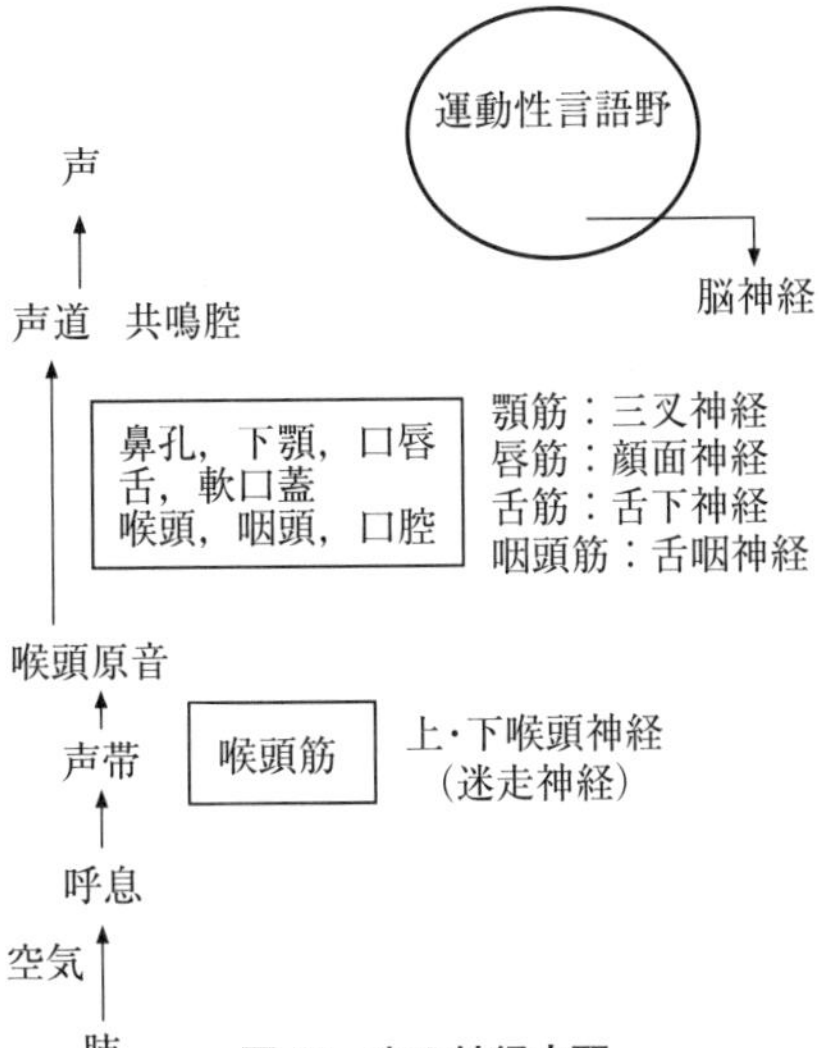

図 60　声の神経支配

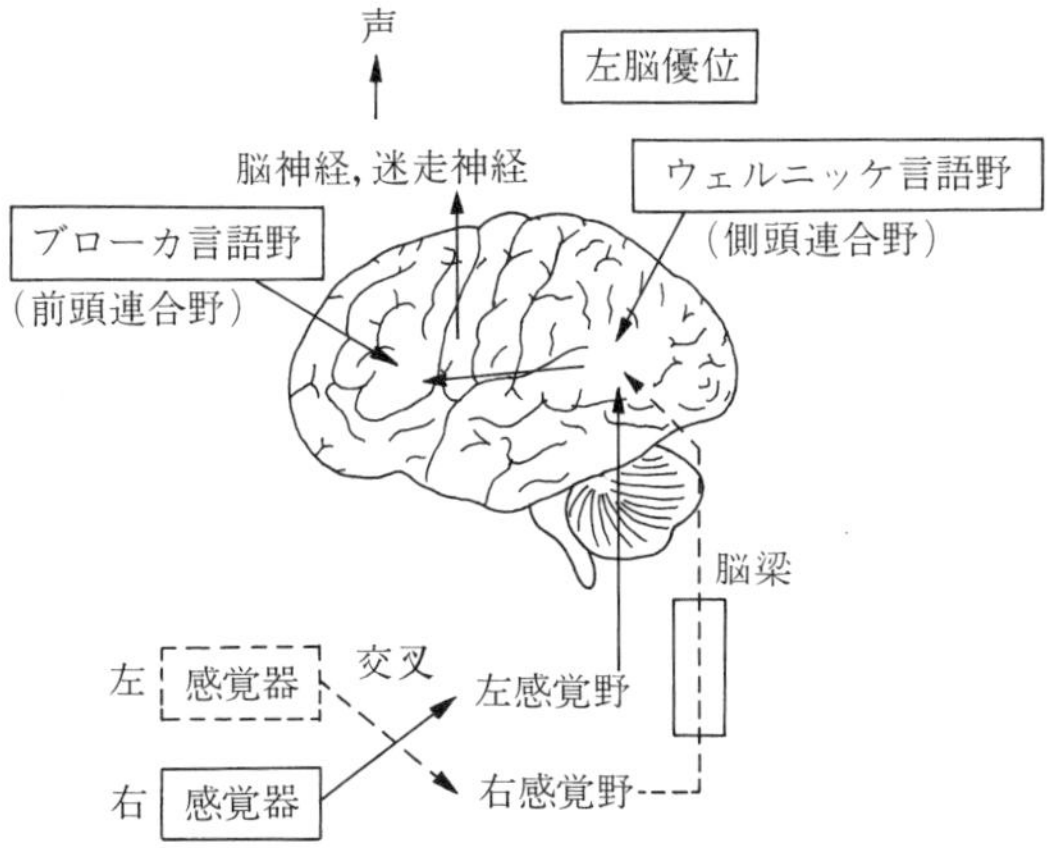

側頭連合野にウェルニッケの感覚性言語野と，前頭連合野にブローカの運動性言語野がある。

図 61　言　語　野

言語野

講義が終わったときに、一人の学生が手を上げて、脳の中のどの部位に言語をつかさどる部位があるのですかと質問してきた。僕の耳はそれをとらえて、聴覚領にその情報を送る。側頭葉の聴覚領で受けた感覚情報はウェルニッケの感覚性言語野（**図61**）にいく。Wernickeが一八七四年にことばが理解できない患者さんの左側の側頭葉連合野の一部である上側頭回後部に障害を認めたことから明らかになった部位である。ブロードマンの22野に相当する。ここが傷害されると、聞いた話、見た文章の理解ができなくなる感覚性失語症になる。

質問の意味は把握できた。その答えをまとめるのに、僕の脳は蓄積されている言語に関する知識を頭の中でまとめて、答えることになる。

ことばをつかさどるには脳の多くの部位がかかわってくる。ことばを操るのに、言語をしまっておくメカニズム、感覚から入ってきたものを言語に置き換える機構、言語を表現する機構が必要である。住んでいる国、住居地域の言語の規則を子供のときから脳にしまい、それを利用して、入ってきた感覚をことばとして声に出したり、字として書いて表現したりする。記憶は言語の機構とも密接な関係があるのであろう。

くも膜下出血や脳梗塞をおこしても必ずしもことばが不自由になるとは限らない。脳の言語に関係のあるところに障害がおこるとことばが出なくなる。ことばはヒト特有のものであるから、実験動物たちを使ってことばと脳の機能の関係を調べることはむずかしい。解明できてもせいぜい、キャーとかウォーとか叫び声の機構である。そこで、ヒトで脳における言語を制御している領域を調べようとすると、病理学的な解析、臨床的な解析に頼らざるを得ない。なくなった方の脳の損傷部位と言語障害との関係を調べることや、てんかん治療の際の植込み電極による刺激による結果、失語症の人の脳のCTスキャンやMRI結果などにより、脳における言語の制御機構が明らかにされてきた。

さて、そのようなことを口に出し、一部は黒板に書いて質問した学生の答えとした。それは、聞いた質問に対する答を脳がまとめ、運動性言語野に情報を送り、そこから出た情報が喉と口の筋を指令する運動領、黒板に字を書く手と指に指令する運動領を働かせたのである。

ブローカ（Broca）は、一八六〇年代に、見たものは理解できるがことばが出ない患者の脳が、左側の前頭連合野の一部である第三前頭回を中心とした損傷をもつことから、ことばを音声に置き換える部位を明らかにし、その部位を運動性言語野（ブロードマンの44、45野）と名づけた。この部位は、ことばを発することばかりではなく、字を書いて表現することも制御しているといわれている。その部位が損傷されると運動性言語失調（失語症）になる。

ことばを話すとき、自分の声が聞こえないと、その高さ、調子などがおかしくなる。それどころか、話すことができなくなる。話をするときには自分の声の情報が聴覚器から脳に入り、発声の状態をコントロールして最も良いものにする。したがって、声を出す神経機構と、聞くことの神経機構は切り離すことができない。九官鳥は聞いたことばばかりか、その声や音の特徴まで、直接喉の筋を調節することで表現することができる。しかし、意味を知っているのではない。鳥は入ってきた音の情報をもとに大脳基底核が舌下神経を通し、鳴管の筋を動かして声のまねをする。

他の人が話していることを、意味を考えながら、ノートに書き取ることはたやすいことではない。やはり、聞くことと、意味を考えることと、字を書くことはどちらも脳の機能を大きく占めてしまうからだろう。意味を考えるのには意識を集中する必要がある。

脳の左半球

ウェルニッケの感覚性言語野は左半球にあり、ブローカの運動性言語野も左側が優位とされている。頸動脈に麻酔薬を注射すると、それが、言語野のある側だとすると、注射した反対側のからだが麻痺し、ことばが出なくなる。言語半球と反対側に注射すると、片側麻痺はおきても、言語の喪失は見られない。このように、母国語の日本語に対することばを操る脳の部位は、左側が中心のようである。僕は強い右利きである。右利きの七〇％は左側に言語野が、一五％は右側に、残りは両半球にあるという統計も示されている。

右半球にも左半球にも言語野があるが、左が優位ということで、まったく片方だけが行っているというわけではないことも知っておかなければならない。子どものころには脳のどちらが優位ということは決まっていない。それが定まるのは三～一〇歳の間であるといわれている。場合によっては両方が使われるようになるということである。

脳の片方に機能が集中すると困ることがある。感覚と運動は神経路が左右交叉することから脳とからだの機能が反対側どうしでつながっている。右の感覚は脳の左に入り、脳の右の指令はからだの左側にいく。とすると、左側に言語野がある人は、右側に入った感覚をことばに置き換えるのには、情報を左側に送らなければならない。それをするには左右をつなぐ必要がある。それを行っているのが、一章の脳の構造のところで述べた左右の連合線維である。特に大脳新皮質をつなぐ二億本もの神経線維の束である脳梁がその役割を担う。脳梁を切断すると、右の視野のものしかことばにできないことをスペリーが一九六〇年代に報告している。空間認知や言語機能の一部（単純言語理解や非言語的概念）は右側が優位とされているが、そのような機能は左脳に入った情報は、脳梁により右側にいくことで果たされる。

歌

どこの大学でもそうだろうが卒業式の終わりになると必ず歌うのが校歌。都の西北早稲田の森に、と紙に書くと、ただ言葉が記載されているだけであるが、歌うとなるとそれにメロディーがつく。歌を歌うときは、歌詞だけではなく、音程もいっしょに覚えており、それが口に出る。校歌を覚えていない人は歌詞を見ながら歌う。歌詞を忘れてもメロディーは覚えているからである。メロディーを覚えていればカラオケでは画面がそれを補ってくれる。失語症のヒトでもメロディーだけハミングすることができるということであり、メロディーがしまわれている部分とことばの制御の部分は異なっているようだ。歌うときには、メロディーのしまってあるところからそのメロディーをひっぱり出し、ことばを当てはめていく。それが喉、口、鼻の筋を調節して歌を形成することになる。音楽に関しては、右側の脳がやっているようである。

音程を合わせるのが得意な人と、そうでない人がいる。ドレミファの音程を正しく聞き取れてそれに合わせることのできる感覚、絶対音感は小さいときに訓練しなければだめだそうである。脳へのインプリンティング（刷込み）の機構である。耳から入った音に合わせて声を出す神経路の問題なのだろうか、音痴《おんち》の治療法はどこにも書かれていない。

参考図書

岩田誠　脳とことば―言語の神経機構、ブレインサイエンスシリーズ21、共立出版、一九九六
岩田誠　脳とコミュニケーション、シリーズ脳の科学、朝倉書店、一九八七
杉下守弘　言語と脳、紀伊国屋書店、一九八五

11章　記　　憶

このごろ、人の名前をふっと忘れてしまって、何とか思い出そうと努力している自分に気がつくことがある。顔を頭の中に描くことができるのに名前が出てこないのである。ということは名前をしまってあるところと、顔の形をしまってあるところとが違うのだろう。記憶にはいろいろなものがあるということである。絵としてしまう、言葉としてしまう、音としてしまう、からだの動きをしまう。脳の重要な機能の一つは情報をしまうことである。あらゆる感覚情報がいろいろな形で脳にしまわれていく。しかし、すべてをしまってしまうのではなく、必要なものだけをしまう仕組みがある。

さて、しまってある情報を取り出すことができないのが、思い出すことができないということである。どうやってしまってあるものを取り出すのか。

記憶のメカニズムとは経験を保存し必要に応じてそれを思い出す機能である。その過程は、コード化（記銘、学習）―貯蔵（保持）―検索（想起＝再生、再認）、それと忘却よりなる。

記憶の手順

ものを記憶することは、脳とからだの相互作用によってなしうることである。学習するには脳に情報をもたらさなければならない。それをするのはからだの感覚装置である。入ってきたものを理解し整理することがコード化で、一時、または長い間その整理された情報をしまっておくことが保持である。脳だけで行うことであり、記憶の中心であるが、そのメカニズムがわかっていない。再認はしまったものを取り出して活用するわけであるが、それは脳の中だけで行うものばかりではなく、からだの動き、感覚情報が再認の手助けをすることがある。ある絵を見て、昔いったホテルの部屋を思い出すといったことは、その部屋に掛かっていた絵が似ていたために、連鎖式に記憶が呼び出されたのである。漢字を思い出すのに、指先でその漢字を書こうとしてみる（空字）とはっきりと思い出すことができる。からだの動作が記憶を呼び起こしたのである。このように、記憶を取り出すのにはからだが手助けすることもある。

脳に入ってきた感覚情報は必要なものは強く、そうでないものは弱く、脳の中に残る。すなわちしまわれる。それは情景として思い出すことができる。時々経験することであるが、はじめてきた町を歩いていて、ふと、以前来たことのあるような錯覚に陥ることがある。既視感、デジャビュである。目から入った景色を脳は記憶に照らし合わせて、似ている記憶を呼び起こし、すでに見たことがあると錯覚するのである。これは記憶錯誤の一つで、脳が入ってきた情報を絶えず記憶と照らし合わせているることの証でもある。まだ経験はないが、これとは反対に、何度も来ているのに、はじめて見るような錯覚に陥ることもあるようで，これを未視感（未視体験）という。記憶に照らし合わせはじめてのものと脳が判断ミスを犯しているのである。ともあれ，脳はごまかされることがある。

短期記憶から長期記憶へ

覚えている時間もまちまちである。それは必要性に応じて変わるものでもあり，その情報が入ったときの強さにもよる。衝撃の場面に出くわせば，長いこと忘れることがなく，何度も同じことを繰り返し経験すれば，衝撃的な出来事でなくとも自然と頭の中に残る。でも，先生の話を聞いていて，一生懸命覚えようとしているのに覚えられないこともある。一方で，すっと頭に残ることもある。講義の下手な先生とうまい先生といったところか。頭の中に残りやすい情報の入り方があるのであろう。講義もっともそれだけではない。講義が下手であろうと，聞いている本人が内容に興味を強くもっている，またはかなり予備知識があれば，すぐに頭の中に残る。その内容のしまわれる道筋と場所が確保されており，すぐに学習されるのである。

手帳に書きとめた電話番号を頭の中に入れ，電話の番号を押す。つぎにもまた手帳で確認をして電話する。手帳を見て覚えた電話番号はそのとき覚えてもすぐ忘れる。ところが，何度も繰り返して電話をすることで，手帳を見なくても，また，数年たっても頭に残っている。情報が一時，頭の中にしまわれるメカニズムである短期記憶（STM：short–term memory）と繰返しの情報インプットでなかなか忘れなくなる長期記憶（LTM：long–term memory）は情報の貯蔵の仕組みと場所に違いがあると考えられている（図62）。といっても、両者は記憶の回路に組み込まれており、短期記憶のメカニズムを入り口として、情報は長期記憶に変えられていくとされている。短期記憶は神経の興奮状態が神経回路網を循環しているだけの状態で、長期記憶は情報により神経細胞に物質的変化がおこった結果であるという考え方も成り立つようであるが、そこまで証明されていない。

目に像が焼きつく。これは視覚による心象がなかなか消えないことを表現したものである。普段われわれは絶えずものを見ている。しかし、感覚情報は一秒で忘れられていると考えられている。そうでなくては、連続で入ってくる情報を処理しきれるものではない。つぎの像が入ると前の像は消えていく。しかし、その中でも、特に強いもの、要するに刺激的なものは長く像が保持される。

脳のメカニズム

一九六〇年代後半に報告されたことであるが、側頭葉内側を切除された患者が、すごく古いことは覚えていても、つい最近のこと、新たなことはまったく覚えられない（順行性健忘症）状態になった。覚えられないことは曜日、絵の記憶、道順、自分の立場などであるが、からだで習得したものは保持されていた。側頭葉にある海馬（図63）を破壊した結果と考えられ、海馬が一時記憶を保持するメカニズムすなわち、短期記憶に重要であることを示唆するものであった。しかし、長期記憶の保持やからだの動き習得には関与しないこととなる。

海馬を手術され、手術後引越しをした患者は一年たっても家に帰る道を覚えられない空間航行障害

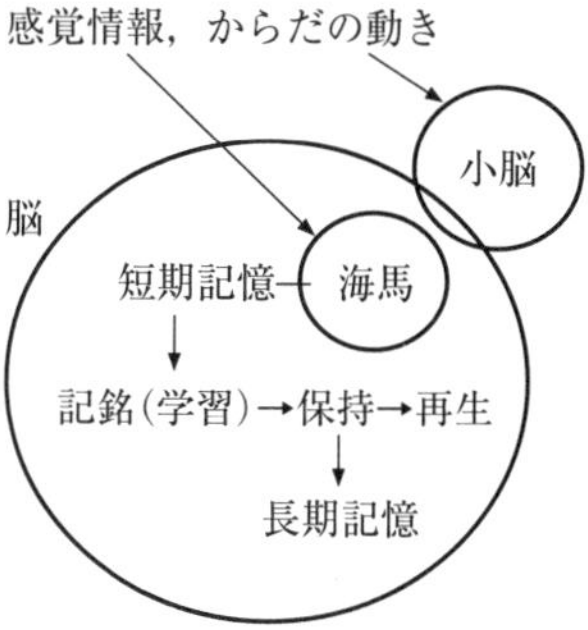

記憶はどこにどのようにしまわれているかわかっていない。短期記憶を長期記憶に置き換えるのは海馬の働きであるとされている。

図62　記　　　憶

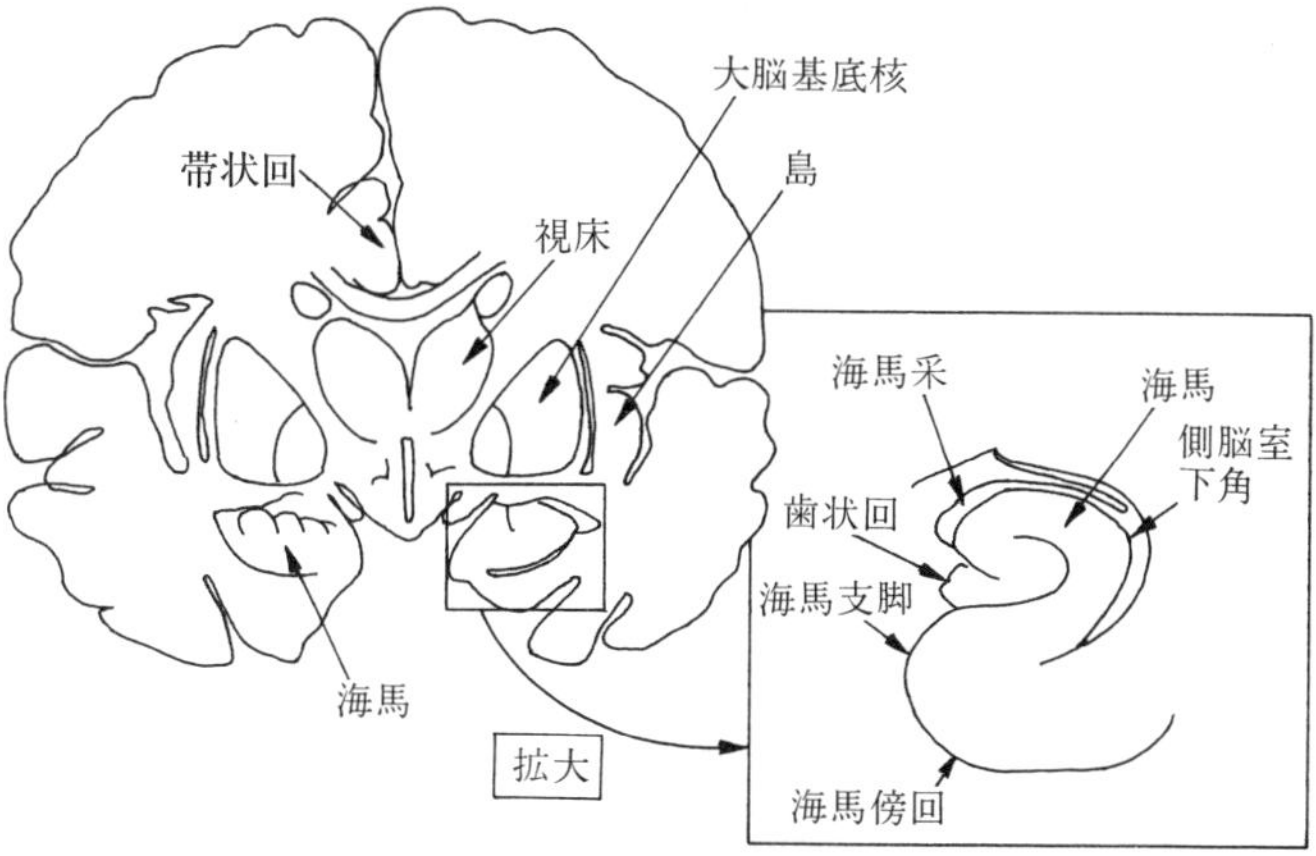

大脳辺縁系は間脳を取り囲む帯状回と海馬傍回をブローカ（1878）がそう呼んだことから生まれた語で，現在では，二つの部位に加え，透明中隔，梨状葉，扁桃体，海馬，島，弁蓋などを中心とした構造を呼んでいる。

海馬は原皮質に属し，側頭葉の奥方にある海馬から出た神経線維の束は海馬采となり，間脳を取り巻いて，脳弓となって前方より視床下部乳頭体にいく。

図63　大脳辺縁系と海馬

にもなった。円形ミルクタンクにミルクを入れ（視覚、嗅覚の手掛りを消す）、ラットを入れて泳がす。表面下に足場を用意しておくとラットは泳ぎ回って偶然に肢のつく場所を覚え、その後は、タンクに入れると一直線にそこに達する。これは台の場所を方角などまわりの様子から覚えたためである。しかし、海馬を切除すると覚えることができない。海馬は空間認識に関係する記憶にも関係しているのである。

海馬の神経細胞は他の部位の神経細胞とは異なる性質をもつ。一つは一度の刺激によって、神経細胞が長い間興奮する現象があることである。もう一つは、脳の中の神経細胞は出生後増えることはないが、海馬には増えることのできる細胞が存在していることである。これらのことが、記憶というメカニズムになんらかの関与をしている可能性はあるが、直接の証明はなされていない。

記憶の解析はヒトやサルなどの霊長類での研究が多い。というのも記憶や記憶していたものを取り出してそれを参考にして行動を決めるのは大脳新皮質の働きであり、霊長類ではそれがよく発達しているからである。しかし、記憶は系統発生的に古い大脳辺縁系が重要な働きをしており、ネコやラットでも記憶の研究が進んできた。アルツハイマー病は記憶—学習の低下を来す病気である。患者さんは大脳皮質や辺縁系の海馬のアセチルコリンが低下している。ラットでも皮質や海馬にアセチルコリン神経線維を伸ばしている前脳の神経核（マイネルト核）を壊すと同様の症状を引きおこすことができる。海馬に分布するアセチルコリン神経は学習に必要な役割をもっているわけである。

一方、視床下部後部を傷害されると物事を覚えられないばかりか、古いことも忘れるという症状

（逆行性健忘症）を呈する。コルサコフによって報告されたことから、コルサコフ症候群と呼ばれているが、視床下部の後部に位置する乳頭体や視床下部背内側核が記憶の座や、記憶を引き出すのに関係している可能性を示す重要なものである。

記憶と神経伝達物質

動物実験では多くの神経伝達物質が、記憶学習のメカニズムに関係していることが示されている。したがって記憶には多くの部位が関係していることになる。中脳から延髄にかけて存在する縫線核群（図48参照）にあるセロトニン神経系は学習活動を抑制するように働く。マウスの脳にセロトニンの前駆物質（酵素でセロトニンに変えられる物質）である5-ヒドロキシトリプトファンを投与すると回避学習テストの正解率が低下し、さらに、すでに回避を訓練されたマウスに投与した場合には教わったことを忘れてしまう。しかし、どこからどこにいくセロトニン神経が関係しているか明らかではない。

ペプチド神経系も学習に影響を与える。バソプレシンを先天的にもたないラットは学習能力が弱いといわれ、正常なラットの脳にバソプレシンの抗体を注入するとやはり学習効果が低下することが報告されている。バソプレシン神経が学習に関与する神経機構に含まれるのであろう。

適量のGABA（アミノ酸性神経伝達物質、表1参照）を脳室内に注入されたラットは明暗弁別（明るい部屋にいくべきか暗い部屋にいくべきかの判断）学習の正解率が上昇し（多量だと逆効果）、

ＧＡＢＡの分泌促進物質（ＡＯＡＡ）を加えるとさらに上がり、抑制物質であるピクロトキシンを加えると低下がみられる。ＧＡＢＡも学習の能力を高めると考えられる。これらの研究は学習能力を上げる有効な薬をつくるヒントになるのかもしれない。

忘れたくても忘れられない、覚えたくても覚えられない、なかなか脳の記憶のメカニズムを意識でコントロールするのは大変である。

参考図書

二木宏明　脳と記憶、ブレインサイエンスシリーズ4、共立出版、一九八九
Ａ・Ｊ・パーキン、二木宏明監訳　脳、学習と記憶の神経心理学、朝倉書店、一九九〇
久保田競編　脳―過疎性と記憶と物質、朝倉書店、一九八八
酒田英夫　記憶は脳のどこにあるのか　岩波書店、一九八七

12章　感　情　と　心

12・1　感　情

脳に生じる感情は脳に備わっている行動発現のメカニズムを動かす。怒り、恐怖、喜び、おかしみ、悲しみ、恥ずかしみなどはそれに応じた行動を生じさせる。人間の場合はまわりの出来事が感情を引きおこし、それをもとに、場合によって行動をおこす。しかし、動物は状況がすぐに行動を生じさせる脳のメカニズムをもつ。それは本能行動である。

怒　り

イヌの糞が家のまん前に堂々ところがっている。飼い主はなにしてるんだ、と朝っぱらからあまりいい気分ではない。それが続くと交感神経や副交感神経に影響が及んで、胃の動きに乱れが生じる。怒りがこみ上げてくる。「おこり」も「いかり」も同じ「怒」という字を使う。

頭に血が上るという状態はその通りのことがおきている。怒りが渦巻いて、いろいろなことを考えていると、血液の流れは頭に集まる。カーッとなるというのは、怒り心頭ということで、他のことを考えられなくなって、脳の中では、多くの思考情報が遮断され、普段だと理性と呼ばれる抑制力が働かなくなり、単純な行動のみ引き起こされる。怒りを鎮めるための、意識から離れた行動に出るということになる。それは、動物的な脳の働きになっているということである。

動物は自分や自分の家族、食物、縄張りを侵されそうなとき、攻撃行動が出る。配偶者を確保しようとするときも攻撃行動が出ることから、性のメカニズムにも連動していることがわかる。そのような動物の脳の中では、状況が脳の攻撃行動を制御している中枢を働かせている。相手や競争者をその場から追い出すことで、その状況が脳を介して攻撃行動を終了させる。攻撃行動を生じさせる状況は、敵や競争相手が自分のテリトリーに入ってきたときである。ヒトは、状況が怒るという状態を最初に生じさせ、怒りが強くなると攻撃的行動を引きおこす。怒るという感情は脳でかもし出される。先にも書いたが、動物が状況が直接に行動を生じさせる脳のメカニズムをもっているのに対し、ヒトには、感情というステップを経ることで、行動に移すことなく解決する能力がある。

動物には攻撃行動が生きるために必要である。しかし、抑制力が発達していて、いつもの生活ではそれが生じないような仕組みになっている。攻撃行動の神経機構に強い抑制機構があるということである。攻撃行動を一つにまとめてしまうのは難しいが、動物の防御にかかわる攻撃行動を指令しているところは中脳より下位にあると考えられる。それより上の間脳や終脳にはどちらかというと攻撃を抑制している部位が多い。実験動物で中隔や扁桃体や視床下部腹内側核を壊すと、ちょっとしたことにも攻撃してくる。ところが、破壊後、時間がたつと攻撃性は低下してくる。他の脳の部位が攻撃を抑えるように働くようになるためかもしれないが、攻撃に関する脳の中の仕組みは複雑で、まだその機序は明らかではない。

視床下部や大脳辺縁系に腫瘍のできた患者さんは攻撃的になるので、ヒトでも怒りの感情が生ずるのにそれらの部位が抑制的に関係していると考えてもよいかもしれない。さまざまな原因が怒りの気持ちを引きおこす。しかし、先に述べたように人間ではそれはすぐには相手を傷つける行動に至らない。人間で最も発達している大脳新皮質は成長過程でさまざまな情報を取り入れ、記憶として保持している。社会生活を営むうえでしないほうがよい行動というものを教わり、怒りに基づいた行動をしたくなったときにも、経験や教わってきたことを基準にして抑えてしまう。意識に上らなくても、自然とそのような行動を回避するようになる。人間らしさに重要な前頭葉の前頭前野も攻撃を抑制している可能性が実験動物で示されている。脳の上位の部分が感情を行動に移すかどうかを判断しているわけである。行動を抑える力、がまんする力が人間の前頭葉にあるのだろう。

しかし、人間もけんかをする。相手に対して怒りを感じ、我慢をするとき、こぶしを強くにぎる。これはまさしく、動物が攻撃をしかける準備である。それが強くなると頭に血が上ってしまった状態で、ほかのことは考えられなくなってしまう。強い感情は人間として得てきた部分を覆い隠し、動物のもっている攻撃行動の発現機構を働かせてしまう。

うらみ、憎しみは、怒りとして脳にしみつき、長時間続く。そのメカニズムはどのようなものなのだろうか。

悔しみは後悔の念で、自分に対する怒りの一種でもあり、反省の気持の一つであろう。自分にも何がしかの非があり、他人ばかりを責められないときに生じるのではないだろうか。これは個人を進歩させるものの一つである。

怖れ（不安）

大きなイヌが鎖から放れて、前を歩いている。怖いなと思いながら歩いていると、イヌが止まって振り返り僕を見た。恐ろしいと思い、立ち止まった瞬間イヌが僕をめがけて突進してきた。大変だと逃げようと思ったとたん、跳び掛かられ押し倒された。かまれるかと恐怖にかられた途端、犬のべろが僕の顔をぺろりとなめた。イヌは尾っぽを振って大喜び。ほっと一息。などという経験がある方もおられるだろう。

人間でいう怖いという感覚は動物では危険を避ける行動として脳に組み込まれている。その状況が自分の生命に危険があると予知されたときに出る行動、または行動をおこす準備で、用意されている行動は逃避行動ということになる。天敵がくれば心臓が速く打ち、血液の循環が高まり、逃避の準備をする（7章循環参照）。

人間は先の見通しのきく動物である。それは大脳新皮質が発達しており、経験からとっさに判断する能力をもつからである。意識にのぼらなくても，漠然と危いことがおきそうだという感覚が，不安であろう。動物のもつ予知の能力の発展したものではなかろうか。天敵がくれば自分の命が危くなる。誰に教わらなくても天敵がくれば逃げる仕組みは動物の脳に備わっているのである。いきなりカエルの話だが，カエルは目の前を横切るものの影の大きさや，形により，餌か敵かを選択する神経回路をもっている。選択されたものによって行動が違ってくる。

怖いという感情により自律機能が通常とは異なった働きをする。怖いものに必ず遭遇するという状況ではからだが震えてくる。震えれば熱が出るが，それも逃避の準備なのだろうか。人間の予測能力は不安や恐怖の感情をおこさせる。お化け話を聞いた後，トイレにいくのが怖くなるのは，人間の多大な予測する能力のためであろう。悪いほうに考えれば，不安が生じる。

脳の仕組みはよくわからないが，不安を解消する薬物が開発されてきた。精神科領域の薬として用いられる抗不安薬である。ベンゾジアゼピンという薬物がある。その物質の受容体は脳に存在している。

喜び，おかしみ，笑い

落語を聞いていたらおかしくて涙が出てきた。笑いはおかしいこと，うれしいことにつながる感情の表現である。子どもに限らずすごくうれしいと飛び上がったり，ピョンピョン飛び跳ねる。三月になると高校，大学試験に合格した子どもたちが万歳をしたり，飛び跳ねているのをよくテレビでみる。うれしさも行動を引きおこす。

笑うのは人間だけであろうか。笑いは感情が顔の表情に表れた結果である。笑うときには表情筋の特有な変化がある。特に笑筋が緊張しヒトによってはえくぼを寄せる。感情が高まっているときは、口を大きく開けて、「ハハハ」と声が出る。もっと強くなると自分でコントロールできなくなり、笑い転げることになる。怒りが自分でコントロールできなくなるのと似ている。

ウマが笑うアメリカのテレビドラマがあった。真偽はわからないが、ウマの唇に辛子を塗って、笑うような口のしぐさをつくったということである。ウマも迷惑だったろう。表情筋の収縮と声をあげることによる笑いは他の動物では見られないが、ネコの眼をみていると、喜んでいること、おかしそうにしていることなど、いつもと違った表情を感じ取ることができる。これは飼い主、すなわちヒトの判断である。ヒトの行動を規準にした人間勝手な判断であるので、正しいかどうかわからない。しかし、動物がいやがっていることとか、喜んでいることかぐらいはわかる。ヒトに対しその感情をはっきりわかるように示す動物のサインもある。ネコはごろごろと喉を鳴らし、イヌは尾をふって、うれしさを表す。動物どうしでもそのようなコミュニケーションはあるのであろう。

笑いは脳の中の感情をつかさどるところから発せられる、爆発的神経指令である。それは顔面神経によって伝えられ表情筋に影響を与える。さらに笑い声を出すのに必要な筋（10章ことば参照）をコントロールする。

顔の表情はことばを用いないコミュニケーション（ノンバーバルコミュニケーション）である。顔面神経による細かな表情筋のコントロールはサルなど高等霊長類には社会生活における重要なものである。ヒトでも顔の形や表情は、個人の識別、意志伝達に欠かせないものであり、顔の記憶のメカニズムは他の記憶と異なっている。笑顔のヒトのほうが近寄りやすいのは当たり前である。笑いの神経機構は詳しくはわからない。笑ってごまかすのもなんだが、笑ってしまおう。

悲しみ

いろいろな状況が悲しみを生じさせさせる。悲しいとき、悔しいとき、うれしいとき、痛いときも涙が出て止まらなくなる。涙は本来は眼球表面の角膜を洗い流す大事な役目のあるものである。涙は通常、三叉神経に含まれる副交感神経によって涙腺から分泌が促されるが、感情の変化は交感神経によって涙腺に大量の涙を流させる結果になる（図26参照）。これも、感情の爆発であって、自律機能が正常に働かなくなった状態である。しかし、それが、表情の一つとなり、本人の気持ちをまわりに伝えることになる。あまり悲しいと、笑いと同じで、声を伴う。泣いた後は顔が硬くなるという。表情筋が緊張した結果である。寂しいという感情は、悲しみと不安の親戚のような気がするがどのようなものであろう。

恥

ヒトは大脳新皮質の発達した動物である。想像力が強く感情をわき立たせ、実際におこりもしないにもかかわらず、泣いたり、笑ったり、怖がったり、怒ったりする。そこがヒトの特徴でもあり、文化、芸術を作り出してきた源である。

成長する過程で、社会の規律、自分の中の規律を脳の中に組み立てて、それをもとに生きていこうとするのが人間である。その規準に反することをしようとすると、不安になる。また、してしまうと、恥ずかしくなる。不安、恥ずかしいという気持は人間の社会生活に大事な規律をもたらしている。恥ずかしいことは、国、すなわち、文化により異なるであろうし、個人でも違ってくるであろう。親から教わったこと、小学校で教わったことがもとになる。しかし、そのような規準を逸脱することに、抵抗を感じないヒトがいる。羞恥心のないヒトである。羞恥心は動物のどのような機能につながるのであろうか。ヒトの作り出した、他のヒトが自分をどのように思うかと想像する能力にもとを発した、大事なものではないだろうか。本能的行動への抑制力である。

「キレル」ということばが一時はやった。我慢ができなくなり、行動に走ることである。感情の抑えが効かない状態で、笑い転げたり、大泣きしたりするのも入るだろう。怒りの行動もそうである。笑ったり泣いたりすることは他の人にさほどの迷惑はかけないが、他の人の命や生活のことを考えることのできなくなった状態は、人間の社会生活を壊すことになる。そのようなことへの抑制力を形成させるのが教育である。教育は脳をすばやく正しい判断を下すようなものに初期化することである。初期化を間違えると、いくら情報が入っても間違った答しか導かれてこない。今の教育にちょっと怒っていると同時に、人類の未来を案じているのは筆者ばかりではないだろう。

12・2 心

他人の話の内容や、読んだ新聞に書いてあったことに怒り、喜び、悲しみ、恐怖を抱き、時には涙まで流してしまう。小説を読んでも同様である。これがヒトである。ことばが感情を呼びおこし、自律神経にまで影響を及す。ここに心があるのではないかと筆者は考える。想像することでも感情が現れる。心は脳がかもしだすものである。それは脳の動物的な働きを基盤にして、より発達した高次機能がつくりだす総合的なものである。「心」を広辞苑で引いてみると「人間の精神作用のもとになるもの。またその作用。知識・感情・意志の総体」とある。そこに、理論体系ができあがっているかといえば、「いいえ」といわざるを得ない。これだけ心理学がもてはやされていても、心はまったくわかっていない。では脳を生命科学的に解析したら心はわかるものだろうか。そのような本のタイトルを見かけるが、僕は自然科学がそれをできるとはまったく思わない。

心はことばが基盤になっている。人間はすべての感覚、感情をことばで表し、ことばが感情や、ときによって、感覚までも呼びおこす。小説を読んでいて、人が刺される場面で、自分が刺されたような錯覚で痛みを感じたような経験はないだろうか。表現のあまりのうまさによるものである。ことばである。ことばは脳で解析されるのは確かである。しかし、脳の神経細胞をいくら調べても、ことばの法則についてはわからない。経済学が脳を研究しても経済が解析できないのと同じで、人間が作り出したことばの法則、それにつながる心は自然科学では解析ができない。自然科学は宇宙の物理の法則（これも人間の脳が感知できる範囲での話であるが）で脳、からだ、地球、宇宙を解析する。

だから、心は人間にしかないものだといいたい。しかし、心の定義によりそれは変わりうるものである。動物が心をもっているという前提に立つと、心はまったく別の観点から定義されていくものとなるであろう。心を考えるとき、感情移入による動物の擬人化は避けてもらいたいものではある。

精　神

精神を広辞苑でひくと「物質肉体に対して心。たましい、知性的・理性的な、能動的・目的意識的な心の動き」とあり、心と同義語として使われることもある。心が精神作用のもとになるものともあるので、ここでは、心があって、精神があるとしておく。動きといっても精神は行動そのものではない。意識の強さや方向、考え方などととらえることができるのであろうか。

精神疾患と呼ばれる病気群がある。この病気を担当するのは精神科である。考え方など人の数だけあるわけで、どこからが異常でどこからが正常かというのは大変むずかしいことだと思う。振舞いがおかしいといったとき、それは二通りある。一つは脳と筋、すなわち運動機能に障害があるということ、もう一つは本来ならばこのようなことをすべきなのにそうしなかったり、社会的判断規準からはずれたおかしな行動をすることである。精神科は後者を対象にするのであろう。

しなければいけないのに、したくならないで、動かない。または動けない。逆に、やたらうきうきして、買わなくてもよいものを何でも買ってしまう。これは躁鬱病と呼ばれている。いくつかの神経系の働きが弱いものであり、鬱状態ではセロトニンやノルアドレナリン神経伝達物質が低下しており、補充すると症状が軽減される。逆に躁状態ではそれらが亢進している。青年期に多く、妄想を抱いたり、他の人とのコミュニケーションができず閉じこもったりする統合失調症（精神分裂症）もドーパミン作用をもつ物質を内服することで軽減される。それらの障害が先天的なものの場合は脳の神経回路の形成に障害があるということになる。

生活の中で強い刺激を受け脳の機能がパニックになり、自分自身が何をしているのか言っているのかわからなく精神錯乱（アメンチア）状態になることがある。それは薬物の中毒などでも見られる。そこまでいかなくても、いらいらし、自信がなくなり、恐怖心や強迫観念をもつ神経衰弱や、不安が続くことで自律機能神経系がおかしくなり、胃腸が悪くなったり、場合によっては癇癪《かんしゃく》（ヒステリー）を起こす神経症（ノイローゼ）は、複雑な生活を強いられている現代においては、いつおきても不思議がない精神の病である。

最近は精神的トラウマ（外傷）ということばを新聞やテレビで見かけたり聞いたりする。子どもの頃に精神的に強い刺激を受けると、その影響が大人になっても続き、その刺激に似たものに遭うと、精神的苦痛が生じたり、それを避けるようになったりすることである。

そのような障害が残らないように、生活において、身体とともに精神面でも健康であるように、予防をする精神衛生学を発達させ、進歩する現代社会に人間を適応させていく必要があるであろう。

精神分析は、本人が考えていることのもとになる心の奥深くに横たわっているものを、ことばによって探り当てようとするものである。精神的障害があったとすればその原因を探り当てる方法で、からだの病気の時の生化学検査やレントゲン撮影などの物理的検査に相当する。

治療はカウンセリングによるもの、脳の機能に作用する物質の投与によるものなどがある。精神に影響を与える向精神薬は脳の機能が明らかになることでさらに開発されていくであろう。

参考図書

平野鉄雄・新島旭　脳とストレス―ストレスに立ち向かう脳、ブレインサイエンスシリーズ13、共立出版、一九九五
田邉敬貴　脳とこころ、ブレインサイエンスシリーズ24、二〇〇二
松本元・小野武年編　情と意の脳科学、培風館、二〇〇二
柿本泰男・佐野輝　脳とくすり―心の病の病因にせまる、ブレインサイエンスシリーズ15、共立出版、一九九四
青木清　脳と行動　ニューロエソロジー、シリーズ脳の科学、朝倉書店、一九八六

13章　生　殖

僕は男なので、女性が自分のからだのことをどのように感じているかわからないが、月に一度は月経がおこって赤い血がからだから流れ出たり、子どもを宿して産み落とすと、今度は乳房から白い乳がほとばしるなど、さぞ大変で、耐えられるのが不思議に思う。女性の寛容なからだのメカニズムに敬意を表する。人間のからだには、生きるためと子どもをつくるための構造と機能があるが、子どもを生むのは女性であり、女性のからだと脳には複雑なメカニズムが組み込まれている。女性も男性も生殖は脳とホルモンの相互作用によって果たされていることは同じである。

思春期になると、女性は二八～三〇日周期の月経が始まり、男性も女性も陰毛が生え、異性を意識するようになる。女性の卵巣では卵の成熟と周期的な排卵が生じ、男性の精巣では精子の形成が始まる。卵巣から女性ホルモンの一つであるエストロゲン（発情ホルモン）が周期的に分泌されるようになり、精巣からかなりの量のアンドロゲン（男性ホルモン）がいつも分泌されていることで、精子は絶えず作られる。卵巣や精巣のホルモンの分泌や配偶子の形成は、脳の底にある下垂体から出る生殖腺刺激ホルモンの働きによるものである。さらに、生殖腺刺激ホルモンの分泌は脳の視床下部から出る生殖腺刺激ホルモン放出ホルモンによってコントロールされている。

男性ホルモンや女性ホルモンは脳に働いて、下垂体のホルモン分泌を促し、配偶子の生産と成熟の調節をしているが、異性を意識し、求める衝動もつくりだしている。

13・1　脳がつくるホルモン

間脳の視床下部は、神経細胞で下垂体ホルモン分泌を促すホルモンや抑制するホルモン（視床下部ホルモン）を分泌することで下垂体を制御している（**図64**）。脳も内分泌器官なのである。そのためには神経細胞の神経突起から分泌される視床下部ホルモンが血管に分泌され下垂体に運ばれなければならない。下垂体が脳に付着しているあたりを漏斗茎《ろうとけい》と呼ぶが、そこに下垂体にいく動脈（上下垂体動脈）が入り毛細血管網をつくる。正中隆起部と呼ばれる部位である。ここで、視床下部ホルモンを出す神経細胞の突起は血管網に達し、ホルモンを血液に放出する。正中隆起の血管網から数本の血管が出て、正中隆起部から離れると、つぎに下垂体の前葉と中葉に入り毛細血管となって、前葉と中葉の分泌細胞の間を埋める。これが下垂体門脈系である。脳の視床下部ホルモンが直接下垂体に作用する仕組みである。

視床下部からは、下垂体前葉の生殖腺刺激ホルモン放出ホルモンだけではなく、甲状腺刺激ホルモン放出ホルモン、副腎皮質刺激ホルモン放出ホルモン、成長ホルモン放出ホルモン、プロラクチン抑

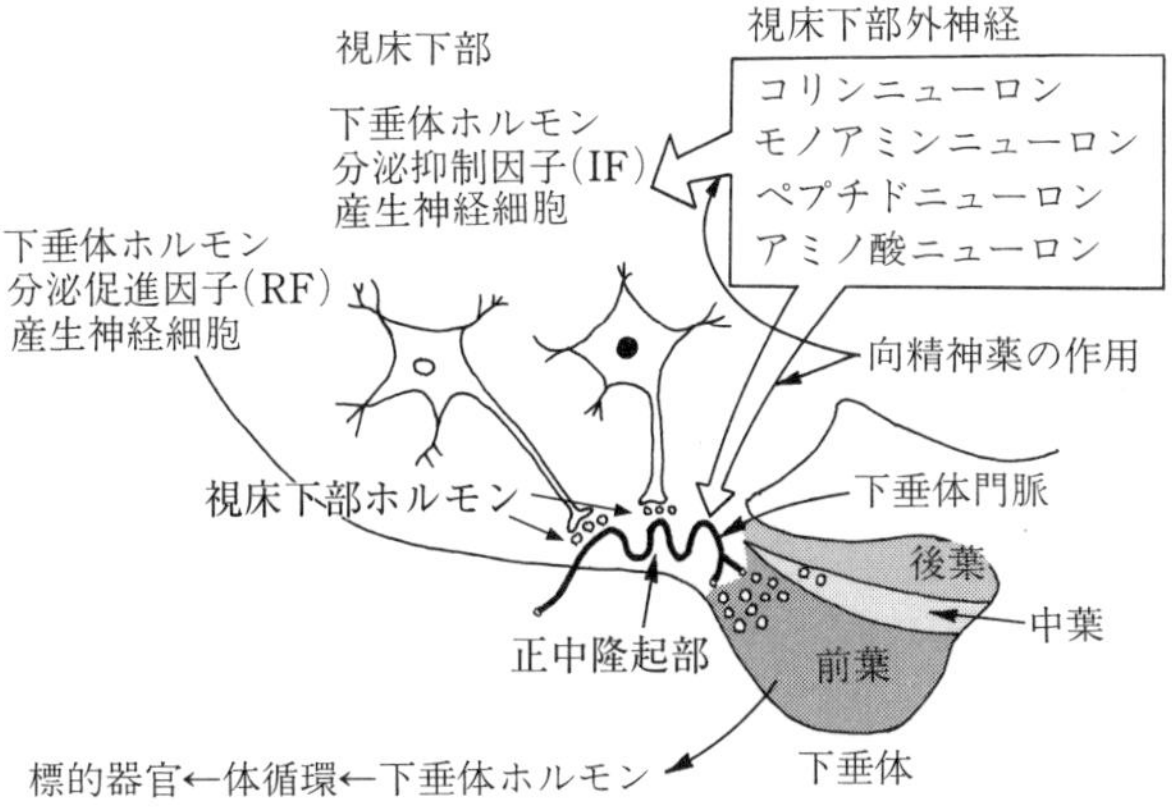

頭蓋骨底の凹み（トルコ鞍）に存在する下垂体は視床下部とつながっている。下垂体は前葉，中葉，後葉の3部からなる。後葉は視床下部の室傍核と視索上核から出た神経線維より形成されている。視床下部ホルモンは正中隆起部の毛細血管に分泌され，下垂体ホルモンの分泌をコントロールしている。

図 64　視床下部ホルモンと下垂体門脈系

制ホルモンなど多くのホルモンが分泌されているが、まだ、未知のホルモンも見つかる可能性がある。

この仕組みにより、脳の状態がからだの機能に伝わる。一方、ストレスは視床下部のホルモン分泌に影響を与え、からだのコンディションを狂わせてしまう。卵巣の具合が悪くても、下垂体の具合が悪くても、視床下部の具合が悪くても排卵が乱れ不妊になる。ストレスがかかると、視床下部の機能が弱まることで排卵が止まることも考えられるのである。

13・2 子どもを産む女性のからだと脳

排卵と月経

女性のからだは周期的な排卵のメカニズムを持ち、妊娠し子どもを産み、乳汁を分泌し、子どもを育てる。男性のからだに比べて、変動がとても大きい。その変動は脳によって、下垂体によって、生殖腺ホルモンによって制御されている。

女性には月に一度ほどの月経がある。月経は子宮の粘膜が血管とともにはがれ落ちて生じる現象であるが、排卵の約二週間後にくる。その現象は、周期的に生じる排卵のメカニズムに伴う卵巣ホルモンの変動によるものである。

排卵は左右卵巣のどちらか一方から一つの卵が飛び出す現象である。卵巣には何万という卵胞（卵と、それを取り巻く卵胞上皮と内外卵胞膜よりなる構造）がある。卵は胎児のときにすでにつくりだされており、生まれてから作られることはない。四〇歳のときに妊娠すると、その卵はその女性のからだに四一年近くいたことになる。卵巣に作られた卵は一月に一つずつ排卵するので、思春期から更年期までに約五〇〇個が使われるにすぎない。残りの多くは消滅している。

卵の成熟と排卵は下垂体から出る二つの生殖腺刺激ホルモン（ＧＴＨ）（卵胞刺激ホルモンと黄体形成ホルモン）によりコントロールされている。一月に一つの卵胞が下垂体から出る卵胞刺激ホルモン（ＦＳＨ）の作用によって大きく成長し、成熟卵胞になる。卵胞の卵胞上皮からエストロゲンが分泌されることから、排卵前日の最も大きな成熟卵胞（グラーフ卵胞）から多量のエストロゲンが血液の中に分泌される。エストロゲンは脳に入り、間脳視床下部の視索前野《しさくぜんや》に作用する（**図65**）。

視索前野にある生殖腺刺激ホルモン放出ホルモン（ＧｎＲＨ）を生産する神経細胞は、神経線維を視床下部腹内側底部についている下垂体の付着部にある正中隆起部の血管網にのばしている。

エストロゲンにより視床下部の神経細胞が刺激されると、多量の生殖腺刺激ホルモン放出ホルモンが血管網の血液の中に分泌される。血管網は数本の血管になり下垂体にいく。したがって、生殖腺刺激ホルモン放出ホルモンも下垂体に入り、下垂体前葉の細胞を刺激し、多量の黄体形成ホルモン（ＬＨ）を一過性に分泌（ＬＨサージ）することになる。黄体形成ホルモンは血液に乗り、成熟卵胞に働くと卵が外に飛び出す。すなわち排卵が生じる。

ネズミの実験では周期的なエストロゲン分泌に従って、排卵に重要な神経核のシナプスの数が変動

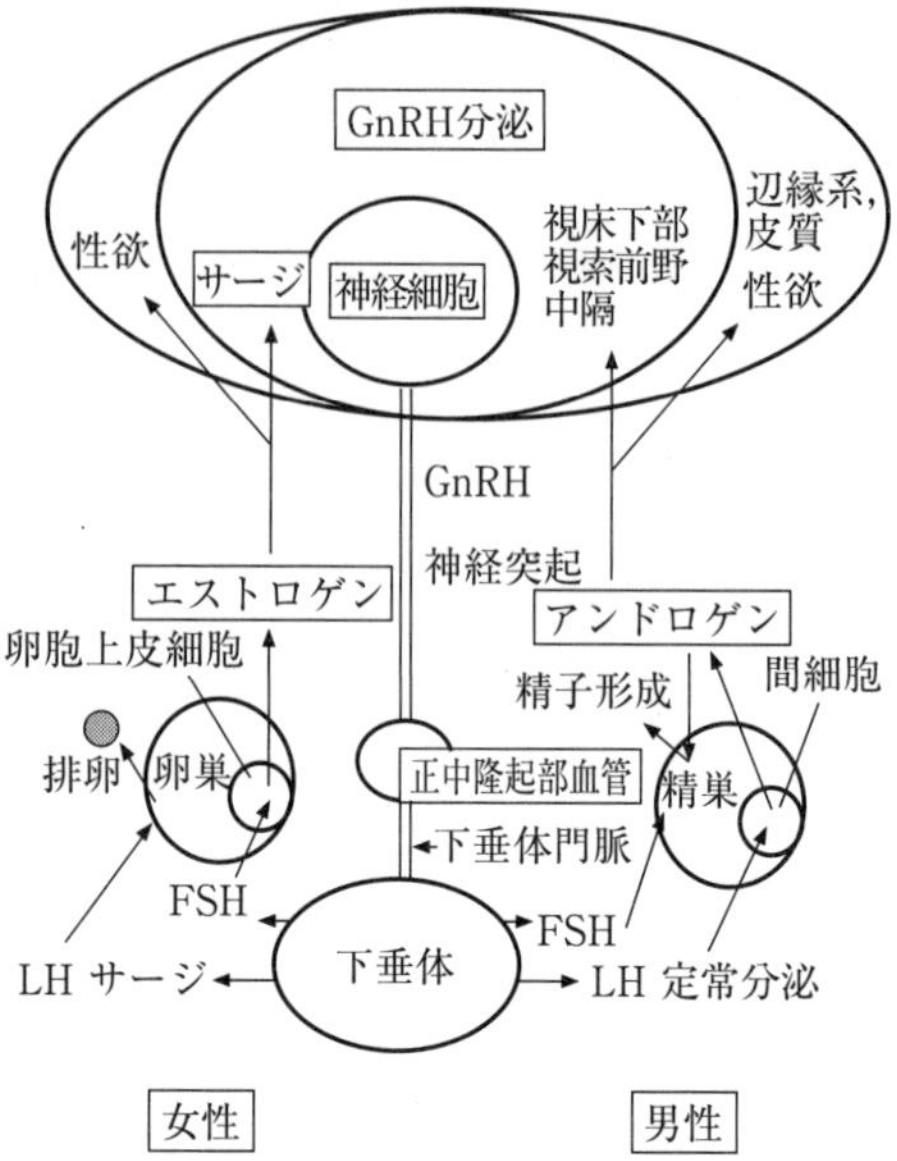

（a）卵巣と精巣と脳

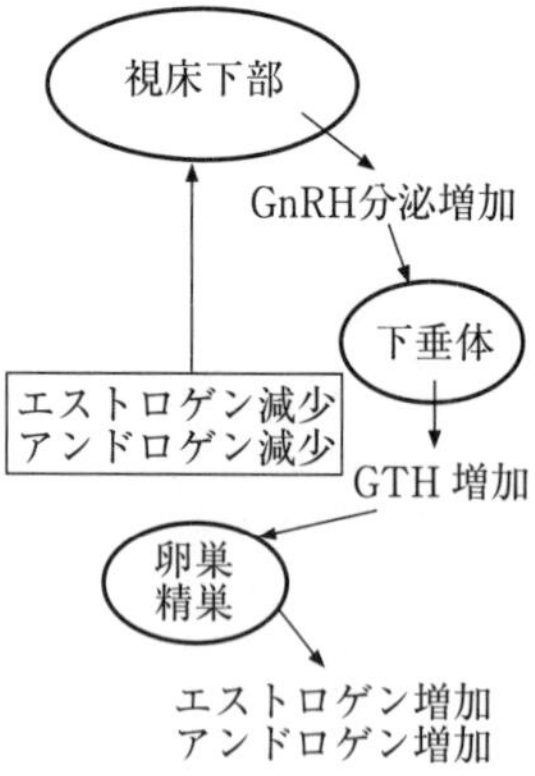

（b）性ステロイドホルモンの
ネガティブフィードバック

図 65　脳と性ホルモン

していることが知られている。卵巣から出るホルモンは脳の神経回路にも影響を与えて、性周期をつくり出しているわけである。

女性の性衝動

恋に陥るのは思春期からである。したがって恋に陥るのは意識だけではなく、からだからの要求が含まれていることが想像できる。つまり、性的衝動を生じさせるメカニズムと、好きになるというメカニズムも考え合わせなければならないのである。動物では、排卵とあいまって、性的受容が高まるからだのメカニズムをもっている。卵巣から出るエストロゲンは脳に作用してオスを受け入れる発情状態にする。ヒトでも女性ホルモンは性的衝動を高めている。ホルモンと脳のメカニズムが恋の裏側に存在しているのである。

雌ネズミは排卵に前後して半日間の発情状態になり、この期間のみ雄ネズミを受け入れて、交尾の行動をする。すなわち、発情状態になる。エストロゲンは視床下部の腹内側核の機能を働かせ、中隔の抑制力を解除することで発情状態を生じさせる。卵巣がないとエストロゲンがなくなり、雌の哺乳類は発情しなくなる。

ヒトの女性においても排卵前後に性衝動が高まるという報告がある。ヒトの脳の神経細胞にも、エストロゲンの受容体があることから、エストロゲンが脳に作用していることは確かであるが、どのような機序で性衝動を高めているか明らかではない。エストロゲンが視床下部に作用し、大脳辺縁系、新皮質の機能により性衝動が生じるのであろう。しかし、人間では本能的な行為が、からだの要求だけではなく、意識のもとにコントロールされていることはいうまでもない。育ってきた教育、文化によってそのヒトの意志が形成され、自分の行為を選択する。大脳新皮質の発達は、排卵とは切り離された性的行為のメカニズムをつくりあげてきたことになる。さらに、ヒトは女も男も性的な行為に快感が伴うような仕組みを脳に発達させてきた。性行為の終焉には、オーガズムが生じる。外陰部の皮膚刺激が脊髄に入り、視床を通って皮質にいく。オーガズムの機構はまだ明らかではないが、その報償系の発達は、ヒトという動物種の維持に欠かせないものである。しかし、オーガズムを得るために行われる行為は、必ずしも生殖に結びつかなくなったことも確かである。

妊娠

妊娠すると、おなかは大きく膨らんでくるし、からだの具合もいつもとは違ったものになってくる。子宮の中に新たな個体が育つわけであり、その個体に胎盤を通して栄養を与え、不要なものを処理する母体に異変が生じてあたりまえである。先ほども書いたが、そのような変化にも絶えうるからだをもつのが女性である。

膣《ちつ》に放たれた精子は、子宮を通り、卵管をのぼり、卵管入口近くの卵管膨大部にいく。排卵された卵は卵管の先端である卵管采《さい》で拾われ、卵管膨大部で精子と受精する。受精されない場合はそのまま子宮に落ちていく。

卵管の平滑筋の収縮は、交感神経によってコントロールされており、受精卵は四～五日かかって子宮に達する。卵管を通る間に受精卵は回転しながら分裂し、子宮に達すると六～七日で子宮粘膜にもぐりこむ（着床）。受精卵は早く子宮に到達してしまうと、未発達のため着床することができない。

子宮の粘膜は、性周期に沿って変化し、どの動物でも排卵の頃が一番よく発達した状態になる。脳と下垂体と卵巣の相互関係で排卵周期が生じていることは述べたが、その結果、エストロゲン量の変化がおき、子宮粘膜も周期的に変化するのである。

受精しないと、ヒトの子宮粘膜は二週間ほど発達した状態を保つが、その後、出血を伴う粘膜の剥《はく》落《らく》がおこる。これが、月経である。子宮の粘膜の発達していた機能層が、基底層を残して脱落する。機能層にある上皮、子宮腺、子宮の動・静脈など、そこにあるすべてのものがなくなる。その結果、血管の口がふさがるまで出血は五～七日間続くことになる。エストロゲンの分泌が増えるに従って、子宮上皮や子宮腺が再生し、動脈–毛細血管–静脈系も再生する。

受精卵は子宮の粘膜に着床して胎盤を形成する。胎児は子宮の中で成長し、約一〇か月後、産み出される。卵巣の排卵した卵胞は黄体に変化している。胎盤の維持にはプロゲステロンが必須であるが、妊娠三か月までは黄体から分

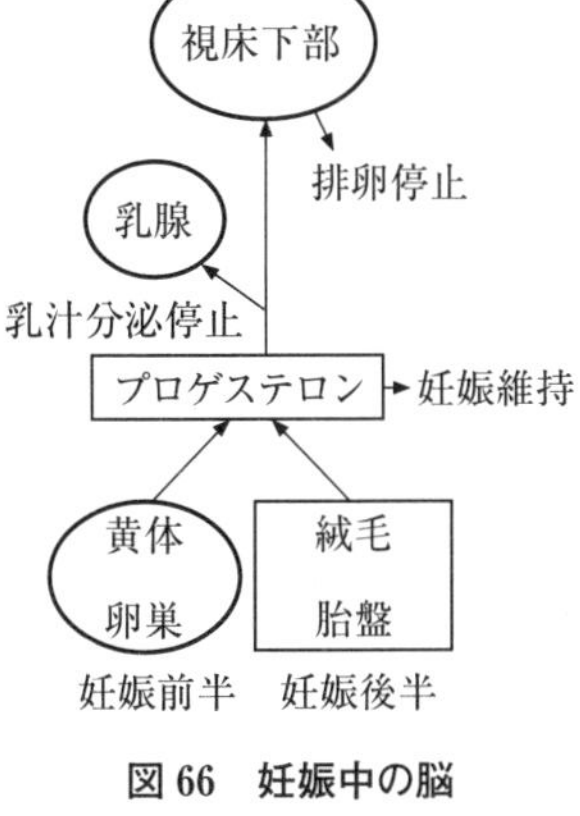

図66　妊娠中の脳

泌される。四か月以降は胎盤から分泌されることになり、卵巣の黄体は退化する。

プロゲステロンやエストロゲンは、脳の視床下部に働いて排卵を止める働きをしており（図66）、また、乳腺に働いて妊娠中に乳汁が分泌されるのを抑えている。分娩前にプロゲステロンが低下するので、分娩直後に乳が出て、また、排卵も生じる。避妊用のピルはプロゲステロンとエストロゲンが配合されたもので、前述の原理で、脳に働くことで排卵をとめている。したがって、飲むのを止めたとたん排卵する。

分娩

妊娠約一〇か月、分娩間近になると陣痛が始まる。陣痛は子宮が収縮することでおこる痛みである。陣痛開始の頃は、一時間に六回ほど、すなわち一〇分間隔で痛みが襲うが、分娩間近になると、三分、二分と短くなり、それとともに、子宮口が広がってくる。

胎盤の上にいる赤ちゃんを押し出すには、強い子宮の収縮と子宮頸部の緩み、骨盤の合わせ目（恥骨結合部）の緩みなどが必要である。

ヒトの分娩は夜のほうが多く、分娩所要時間は初産婦で一二〜一五時間、経産婦で五〜八時間ほどである。分娩前にはプロゲステロンの低下ばかりではなく、エストロゲンの上昇などホルモンの変化がある。分娩数日前から、卵巣や胎盤から分泌される子宮頸部の筋肉を緩めるリラキシンの量が高まる。子宮粘膜では子宮の筋肉を収縮させる働きのあるプロスタグランディンが分泌され始める。

下垂体の後葉から分泌されるオキシトシンは子宮筋収縮ホルモンという名前の通り、分娩の引金を引く主役と考えられ、ヒトでは分娩の促進剤として用いられてきた。分娩前には子宮のオキシトシンに対する感受性も高まる。しかし、いきみの時にオキシトシンが多量に放出されるのがヒトにおいて確認されている。胎盤の一部などが、子宮に残らぬように、きれいに排出させることも重要である。オキシトシンの役割はどちらかというと開始ではなく分娩の後片付けのほうが中心のようである。オキシトシンを出す神経細胞は視床下部の室傍核《しつぼうかく》と視索上核にある。脳は分娩の際はいきむための筋の指令ばかりではなく、下垂体後葉ホルモンの分泌を介しても重要な役割をもっている。

授　乳

子どもを産み落とすと、乳が張ってくる。子どもを産んだ母親のからだには大きな変化が生じている。脳と下垂体と卵巣の関係がもとにもどり、排卵が生じ、排卵周期が始まる。しかし、それも授乳中は再度とまってしまう（後述）。

大きな変化のもうひとつが、母乳の分泌である。妊娠中に発達していた乳腺の乳汁分泌が分娩とともに始まる。乳腺による乳汁合成分泌は下垂体前葉から分泌されるプロラクチンによるものである。プロラクチンは視床下部のドーパミン神経から出されるドーパミンによって分泌が止められているが、授乳期にはドーパミン神経の働きが抑えられていて、プロラクチン分泌が高まる（**図67**）。

乳首は乳腺管が外に開くところで、一つの乳首に一五～二〇本集まっている。腺房の腺細胞で乳汁がつくられるが、つくられた乳汁は腺房の中に蓄えられる。腺房の周りには平滑筋と同じような作用をもつ筋上皮細胞（籠細胞）が取り巻いており、それが収縮すると乳腺管に乳汁が押し出される。

乳首にきている感覚神経は乳を出すのに重要な役割をもつ。赤ちゃんが乳首を吸うと、その感覚情報は、脊髄にいき、脳に入って、視床下部を働かせ、プロラクチンを出させると同時に、下垂体後葉からオキシトシンを分泌させる。オキシトシンは血液に乗って乳腺の筋上皮細胞を収縮させ、乳を導管に放出させる（射乳）。赤ちゃんはますます吸いつく、その刺激は脳を介して乳がどんどん出るように働く。母親から赤ちゃんを取り上げると、乳が出なくなるし、離乳後に別の赤ちゃんに乳を吸わせれば乳は分泌し続ける。そのような仕組みは脳が介在しているのである。

授乳中の母親は月経がない。それは乳首の吸引刺激が脊髄から脳に入り視床下部の排卵のメカニズムを止めているためである。

母親の役割は乳を出すことだけではない、赤ちゃんの様子を泣き声や、顔色や動きで察し、それに

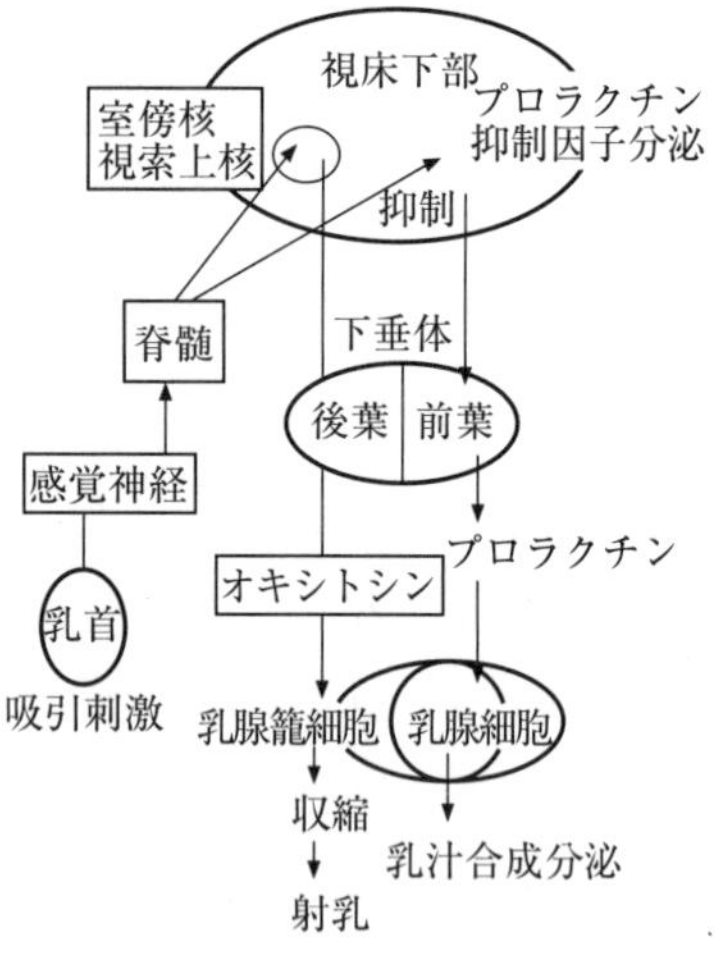

図 67　授乳のメカニズム

対応しなければならない。母親の子どもへの対応は、自分の母親から教わったこと、本から学んだこと、義務教育の保健体育や母親学級で教わったことを判断基準に行われる。そして、子どもを産むと自然に赤ちゃんをかわいいと強く思うようになるといわれている。

動物には母性行動という分娩直後から始まる子どもを養育する行動がある。ネズミの母親は子ネズミのからだをなめてきれいにし、おしりをなめることで排尿、排便を促がす。それがないと、子はおしっこもうんちも出ない。外に転がり出た子ネズミを母ネズミがくわえて巣に引き戻す行動は、子ネズミにとって死活問題である。それらの行動は、子どもの声や匂いによるシグナルによって、母ネズミの脳の中の母性行動制御機構が働くことで生じる。母性行動制御の中心は視床下部の視索前野だと考えられている。

しかし、ヒトでは、母性行動といった特殊な行動は存在しない。赤ちゃんをかわいいと思う産後の感情はどのようなメカニズムで生じるのか。感情をつかさどる大脳辺縁系やネズミにおける母性行動と同じように視床下部が関係しているのであろうか。

女性のからだの強さ

ネズミの両方の卵巣を取ってしまうと、下垂体前葉から生殖腺刺激ホルモンが増える。これは卵巣から出ていたエストロゲンがなくなり、脳がそれを感知して、生殖腺刺激ホルモン放出ホルモンの分泌が増えるからである。生殖腺ホルモンの量は脳を介して一定に保たれている。エストロゲンが増えると脳はそれを感知し、生殖腺刺激ホルモンの分泌を減らすように働く。ネガティブフィードバックである(図65ⓑ)。脳と下垂体と生殖腺はこのメカニズムでホルモンを一定に保ったり、増減を調節している。

動物は片方の卵巣が傷害されても、残りの卵巣で子どもを産むことができる。ヒトも同様で、通常は右か左の卵巣から約一か月に一つの卵が排出されるが、片方の卵巣を取っても、残りの卵巣から毎月排卵が生じる。これもエストロゲンの脳に対するネガティブフィードバックメカニズムによるものである。

ネズミの卵巣を片一方取り出してしまっても性周期は変化しない。ところが、残っている卵巣には目をみはるような変化がある。一つの卵巣を除去して二週間後に残りの卵巣の重量を測定すると、除去した卵巣の一・五倍から二倍近くにまでなる。代償性卵巣肥大と呼ばれる現象である。肥大した片方の卵巣の中では通常の倍の一〇～一四の卵胞が成熟し排卵する。卵巣が一つでも卵巣が二つある正常なラットの着床数や分娩数と変わりがない。からだの恒常性の見本みたいな現象である。子どもをつくる女性や動物の雌の能力は強く、余裕があるのである。

環境と脳と性

動物も人間も環境が悪く、ストレス状態に置かれると、性周期は止まる。それは精神的なものでも物理的なものでもおこりうる。マラソンの練習のしすぎで、月経が止まることはよく知られている

（月経不順）。それはよくないシグナルである。

外環境の変化はからだの感覚器に感じ取られ，それは感覚神経を通して脳に到達する。その情報は，今まで述べてきた脳の排卵周期形成機能に作用して影響を与える。その情報が機能の対応できる範囲であれば，正常な性周期が保たれるのであろうが，その範囲を越すと，ストレスになり，性周期に異常がおこることになる。あまり寒すぎたり暑すぎたりすることでも性周期が狂う。

光の条件は動物の性周期に脳を介して影響を与えるが，夜のない状態にネズミを置くと排卵しなくなる。排卵周期形成に一役かっている視交叉上核（図12参照）には視神経の神経線維の一部が入ってきており，環境からくる光の情報を受けている。光の照射があまり長いと，視交叉上核の機能が破綻《はたん》してしまうことになるために性周期も消失してしまうとも考えられる。性周期維持には視交叉上核の二四時間リズムを保つ，つまり，地球の動きによる正常な昼夜のリズムが必要なわけであり，その情報は視交叉上核を介して脳の中の生殖機能に伝えられるのである。ジェット機で日付変更線を越えて旅をすると月経周期に変調を来すことは十分考えられる。

匂いも動物にとって，生殖に重要な役割をもつものであるが，ヒトの嗅覚はあまり鋭くないことはすでに指摘した。しかし，ルームメイトの月経周期が同期するという現象が報告されているが，それに嗅覚は関与していないのであろうか。生殖腺刺激ホルモン放出ホルモンをつくる神経細胞は，胎児の時に鼻の嗅粘膜になるところで生じ，移動して視床下部に入り，神経線維を伸ばしている。鼻と生殖の密接な関係はそのような神経構造の面でも見られることになる。

セロトニン神経

卵巣ばかりではなくからだのいろいろな臓器の神経情報は排卵機能に影響力をもつ。内臓の神経情報は脊髄を通り、下位脳幹の神経核で中継されながら、視索前野や視床下部内側底部の排卵形成機能にいく。

下位脳幹にはいろいろな縫線核《ほうせんかく》群が存在している（図48参照）。縫線核にはセロトニンを神経伝達物質としてもつ神経細胞体がたくさん見られ、前脳や脊髄に多くの神経線維を送っている。ラットでの実験結果では、中脳にある背側縫線核のセロトニン神経が排卵や妊娠に重要な働きをもち、雌の性行動には抑制的に働いていることが示されている。母性行動には正中《せいちゅう》縫線核が重要で、雄の性行動には正中縫線核や、特に延髄の外側傍巨大細胞網様核に抑制力がある。これらはラットでの実験結果であるが、ヒトにおいてもセロトニン神経は内臓などからの情報をもとに、生殖機能の微調整を行う重要な神経ではないかと著者は推察している。

13・3　家族を守る男性の脳

精子形成

女性の生殖機能に沿ったからだの変化に比べれば、男性のからだの変化は顕著ではない。精巣の間細胞から男性ホルモン（アンドロゲン）が絶えず出ていることで、精巣の精細管での精子形成は絶えず行われており、いつでも子どもをつくれる状態になっている。アンドロゲンが一定に分泌されるには、女性と同様に、視床下部の生殖腺刺激ホルモン放出ホルモンの分泌による下垂体の生殖腺刺激ホルモンの一定量の分泌が必要である。生殖腺刺激ホルモンにより、精巣のアンドロゲンは一定に分泌される（図65参照）。アンドロゲンがいつもあるので性衝動も対象物さえあればいつでも高まる。それはネズミでも同じで、発情している雌ネズミがいればいつでも子孫を残せる状態になっている。男性には生殖腺刺激ホルモン放出ホルモンの周期的一過性の大量分泌はない。それは視床下部のメカニズムが女性と異なっているからである。

雄の生殖機能における働きは、精子を供給するだけのようである。しかし雄の動物では、妊娠して無防備な雌を保護する重要な役割がある。これがなければ、雌は安心して子どもを産むことはできない。また、子どもを産んでからも雄による餌の供給や保護がなければ家族は餓えたり敵に襲われたりしてしまう。動物の雄の脳には雌に比べて強い攻撃行動を発現するシステムがあり、攻撃行動によって、テリトリーの確保が行われている。人間の男性はどうだろう。

勃起と射精

男性ホルモンは脳に作用して性衝動を高めるが、同時に脊髄に働いて勃起や射精の準備を行う。勃起は外陰部の刺激によってもおこる（反射勃起）し、見たもの、聞いたもの、想像によってもおこる（精神性勃起）（**図68**）。勃起は陰茎体の中の陰茎海綿体に血液が充満して生じる。海綿体は字のごと

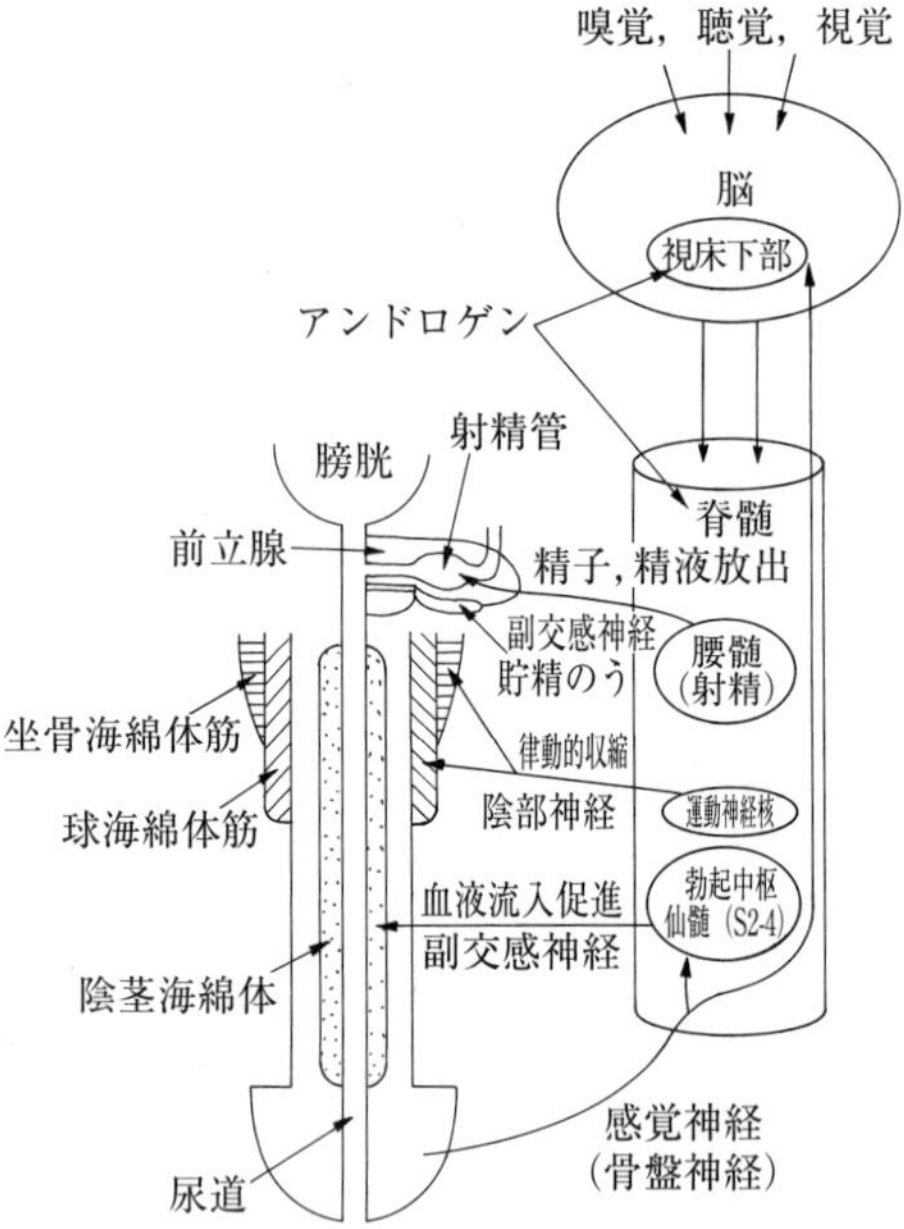

図 68　勃起と射精

くスポンジ状の血管組織である。血管の流入・流出のコントロールが勃起の基本的メカニズムということになる。それはおもに副交感神経によって行われており、脊髄（仙髄）に中枢がある。亀頭にある感覚装置が刺激されると、その情報は脊髄神経を通り脊髄にいく。情報は脳にもいくが、勃起の中枢から出た情報は副交感神経を介して海綿体に血液を充満させる。一方、視覚や聴覚、想像力による刺激は脳から脊髄にいき、勃起中枢を働かせる。亀頭の刺激が続くと、脊髄（腰髄）の中枢から、やはり副交感神経を介して射精管、精のう、前立腺などに律動的収縮が生じて、精子と精液が尿道に出され、つぎに陰部神経の働きによりペニスの律動的動きが生じ、勢いよく外に放出（射精）される。それと同時に脳に入った感覚情報はオーガズムを引きおこす。

勃起にしろ射精にしろ自律神経系が重要な役割をもっていることから、ストレスや精神的なありようによって、これらの機能は強い影響を受ける。神経性インポテンツは現代の社会問題である。あまりにも脳を酷使している結果、自律機能の低下から精子の量の低下と同時に、勃起機能の低下が生じているのではないだろうか。

参考図書

山内兄人　脳がこどもを産む、平凡社選書194、一九九八
下河内稔　脳と性、シリーズ脳の科学、朝倉書店、一九九二
大島清　脳と性欲、ブレインサイエンスシリーズ3、一九八九
高橋廸雄監修　哺乳類の生殖生物学、学窓社、一九九九

14章　成　　長

原胚子期

われわれは親の精子が卵子にもぐりこんだところから、人生が始まる。二重のらせんがほどけて一本になった両親のそれぞれのDNAが合一し、また二重になって、タンパク質をつくり始めたときからである。もちろん、その瞬間を自分が覚えているわけはない。しかし、遺伝子はその瞬間を覚えていて、一生涯、それをもとにタンパク質をつくり続ける。

13章で述べたように、母親の卵管の膨大部で受精した卵は細胞分裂をしつつ、四～五日かけて卵管を回転しながら子宮に落ち、子宮の粘膜にもぐりこむ。これが着床である。ここで、母親の子宮の組織と子どもの組織からなる胎盤が形成され、子どもは胎盤を通して母親から酸素や栄養分のすべてを吸い取って、細胞分裂を繰り返し大きくなっていく。要らないおしっこの成分や二酸化炭素は、胎盤を通して母親のからだに捨てられる。女性のからだは寛容にできている。

受精から第一週目の終わりまでの原胚子期は、着床し、胎盤が形成される時期で、まだ、自分の形はできていない。しかし、受精後二～八週の胚子期に急激な変化がおこる。

胚子期

二週間を過ぎた頃は体長がまだ二㎜に満たない。一九日になると背側部に細胞の集まりである神経板ができる（図69）。これは将来神経細胞になる上皮細胞のシートである。二二日目にはシートの中央部が落ち込んで、背側部が合わさって管（神経管）になる。神経管では上皮細胞の分裂が絶えず生

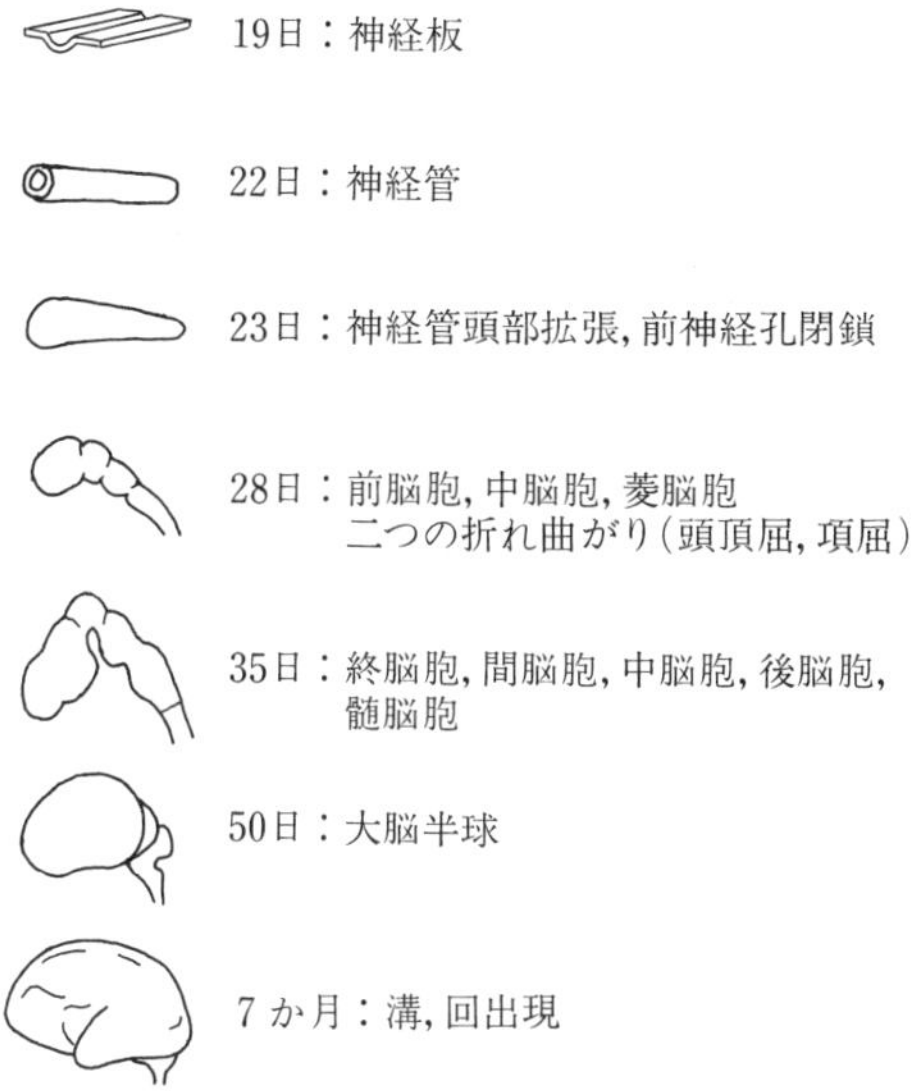

神経板が神経管になり，前方の三つの膨らみができて将来脳になる部分ができる。後部の管は将来脊髄となる。そこまでは妊娠約1月の出来事である。

図69　脳の発生図

じ、特に前の部分の神経管が膨らむ。膨らんだ部分が脳となり、後ろの膨らまなかった管が脊髄になる。二三から二五日にかけて、神経管の前がふさがり、つぎに後ろが閉じて、管が外部から遮断される。将来、管の中は脳室となる。管の壁をつくる細胞から神経細胞が生じ、また、神経膠細胞が生まれる。神経管の上に現れた細胞群（神経堤細胞群）は発達し、神経管の背外側に移行するが、将来知覚性の神経節細胞などになる。

二八日目に閉じた神経管の前の部分に二つの折れ曲がりが生じて、前脳胞、中脳胞、菱脳胞の三つの膨らみができる。前脳胞は終脳と間脳に、中脳胞は中脳に、菱脳胞は橋、延髄、小脳に時間をかけて分化していく。約一月、三〇日ごろには体長が四・五㎜ほどになり、三五日目には、さらに折れ曲がりが増え、三か所となる。終脳胞、間脳胞、中脳胞、後脳胞、髄脳胞が区別できるようになる。終脳胞の基部は線条体の原器となり、壁の部分は大脳皮質や海馬の原器となる。古皮質が生じるのが七週ごろからで、その直後に新皮質が形成し始める。

間脳胞から髄脳胞の内部には神経細胞が集まり、神経核が形作られ始める。管の周囲から神経細胞が生じるが、管壁の上半分(翼板)は将来中脳から延髄の外側または腹側に位置する感覚系の神経細胞群になり、管壁の下半分(基板)は、内側部に位置する運動機能を果たす神経細胞群となる原則がある。間脳の神経細胞群は翼板から生じ、翼板上部は視床核群に、下部は視床下部核群になる(**図70**)。

体長一七㎜になる四五日目頃には、遅くて不規則であるが心臓の拍動が始まる。この時期に後脳胞の背側部の膨らみ（小脳板）から小脳が生じる。

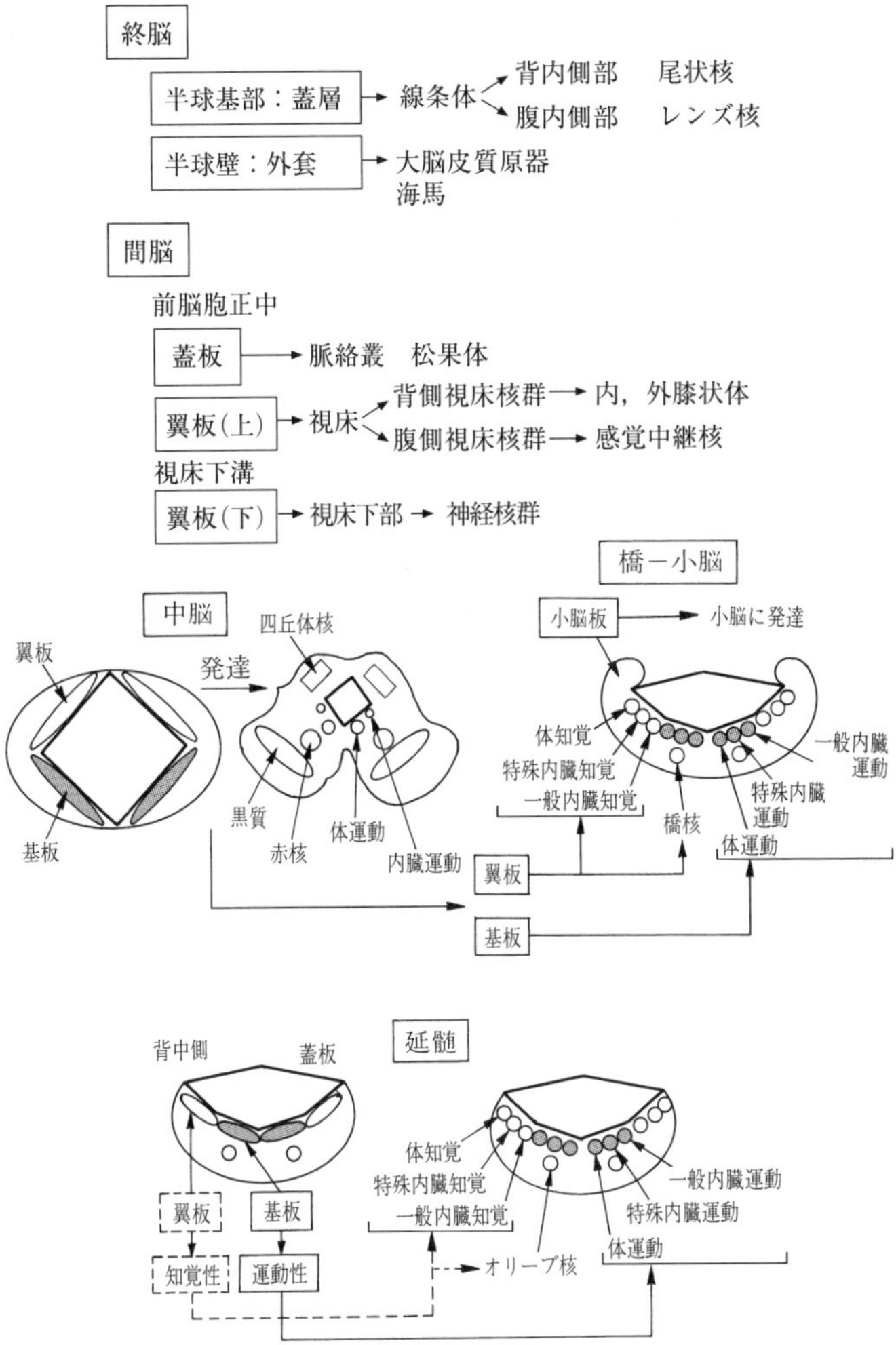

神経管の管壁上半分は翼板，下半分は基板で，基本的には翼板から知覚性の神経核，基板からは運動性の神経核が形成される。

図 70　脳各部位の発達

五〇日ごろには大脳半球が生じる。半球の基部は大脳核に、半球の内側面は皮質になる。大脳皮質は脳室に接する脳室層の細胞が外に移動して形成されるが、移動は、脳室層にある放射状グリアの脳表面下に伸びている突起に沿って行われると考えられている。脳室層の神経細胞の分裂は六週ごろから始まるが、分裂した細胞は脳室の壁に接して存在する放射状グリアの表面に向かって伸びる突起に沿って表面方向に移動する。脳室層でつぎに分裂した細胞は、前の細胞を追い越してさらに表面に近いところに移動する。すなわち、新しく分裂した細胞のほうが表面にいくことになる。これが繰り返され、新皮質の六層の神経層がつくられていく。六層が完成しさらに神経細胞の増殖が続くと、脳表面に入りきらずに、しわが生じてくる。しわが表面に出始めるのは七か月目であるから、だいぶ先の話である。六〇日になると、からだの外形や内臓の原型が完成し、体長はたった三cmだが、からだの屈曲運動も見られるようになる。

胎児期

九週以降は胎児期となる。一〇週になると手足を伸ばすような運動をし始める。この時期には左右の大脳皮質をつなぐ脳梁ができる。三か月ごろには頭部と手が連動するようになり、口を開く運動が見られる。連動するということは脳の機能が少し働き始めているのであろう。左右の大脳辺縁系をつなぐ前交連はこの頃できる。総合的な運動が開始されるのは三か月後半である。呼吸に関係のあるような運動が始まるのもこの頃で、延髄の呼吸中枢が始動したと考えられる。一六〜二〇週には四肢が共同運動を始める。胎動を感じ始める頃である。その頃には眼球運動が見られるようになる。脳の神経細胞の分裂はある時期には一分間に二五万個といわれ、すごい勢いで増殖する。

五か月には胎児の心音を聞くことができる。三〜五か月目にかけて男の胎児の精巣から大量の男性ホルモンが分泌される。男性ホルモンは脳に働いて脳を男性化させると考えられている（15章の性分化参照）。女の胎児の卵巣はまだ働いていない。

六か月になると全身が産毛に覆われ、七か月目には脳の表面にしわが現れる。頭には毛が生えてくる。脳の中では神経核が形成され、神経線維が伸び、シナプスが形成されていく。九か月になると、脳のしわが一人前になり、外観は大人のものと同じようになる。

出　生　後

生まれた時には脳の重さが四〇〇gになっている。体重が三kgほどであるから、からだに対する脳の重さの割合は大きい。赤ん坊は頭でっかち、三頭身で、それがかわいいという感情を引き出すといわれてもいる。出生後はほとんどの部位で神経細胞の分裂はおきない。何がおきているかというと、神経突起の伸張、樹状突起の成長、シナプスの増加である、神経核どうしが、機能を果たすのに必要な神経回路をつくる。グリア細胞も格段に増殖し、出生後の脳重の増加の大きな原因となる。出生六か月の脳の重さは八〇〇gで、延髄や橋は成人と同じ値になっている。半年で倍になったわけである。神経回路ができあがっていく大事な時期である。

からだからの感覚刺激が神経回路の確立を助長する。寝ている赤ん坊の頭上につるした回転するがらがらは大きな意味がある。赤ん坊の目はがらがらを追う、それは視覚刺激になって、大脳皮質の視覚領の発達を促す。同時に奏でられるオルゴールの音は聴覚領を刺激し、母親のあやす声も聴覚や記憶のメカニズムの発達を促すことになる。それは、その神経回路のシナプス数の増加として反映されたり、神経線維の髄鞘化を促すことにより神経伝達速度を速めることになる。赤ん坊の手は握っている状態が普通であるが、物を握らせることで、指の開閉の機能を強める。それは、運動領と感覚領の発達促進を意味する。脳の発達には刺激が必要である。手をとって歩かせることも同様に運動神経の神経回路の成熟をもたらす。

ネズミの実験で面白いものがある。生まれたてのネズミのひげを引っこ抜いてしまうのである。ネズミのひげは、大した役割をもたないヒトのひげとは違って、穴に自分のからだが入るかどうかなどを測定している触覚器である。ネズミの皮質の感覚領には、きれいに並んでいるひげに対応した規則正しい神経細胞の構造（樽構造）配列がある。しかし、生まれたときにひげを抜かれたネズミの大脳皮質にはその構造がつくられない。ネズミにとって迷惑なことであったろうが、外部からの刺激がなくなると脳の構造も形成されないことを示す実験である。

脳とからだの成長

間脳の視床下部は成長ホルモン放出ホルモンを出して下垂体の成長ホルモンを分泌させ、からだはしだいに大きくなっていく。神経細胞の成長には神経膠細胞、特に星状神経膠細胞から分泌される神経成長因子（ナーブグロースファクター、ＮＧＦ）が欠かせない。脳の中の複雑な神経回路形成において、どうしてうまく神経突起が相手の神経細胞を見つけてシナプスをつくるのかは今もって解決していない。神経膠細胞がつくるＮＧＦが神経突起の成長を促すばかりではなく、誘導する働きもあるのではないかという考え方もある。からだの中の物質も神経細胞の成長を促す。性ホルモンもその一つである。

このように、脳とからだはたがいに影響しあって、成長していく。栄養状態も脳とからだの成長に大きな影響をもつことはいうまでもない。

神経細胞の死と淘汰

二十歳を過ぎると神経細胞は死んでいくということをよく耳にするが、実は神経細胞の死はもっと若い頃、脳ができあがる途中に絶えず生じている。脳では神経細胞は過剰に作られ、必要なものが残り神経回路ができあがる。発育初期のある時期に神経細胞は遺伝的に組み込まれた仕組みにより細胞死をおこす。この細胞死をアポトーシスという（一・四節脳の栄養の神経細胞消失項参照）。通常の細胞が死に至るときは、細胞質のほうから崩壊していくのが常であるが、アポトーシスは細胞の核が最初に死に至る。いろいろな刺激によってアポトーシスは阻止されたり、逆に促進されたりする。動物実験では性ホルモンが特定の神経細胞のアポトーシスに影響を与え、神経回路の性差形成に影響を及ぼしていることが知られている。

幼　児　期

子どもは動くことを覚え、遊びながら二年から三年の間にことばのルールを覚え、考えることを習得していく。四～六歳で脳は一、一〇〇gほどになる。まだおとなの脳の重さには至っていない。脳の中ではより機能に適した神経回路の成熟がおこる。考える力が人間であることの証である。教育は、考えて自分で結論を得る脳の神経回路の確立、発展を促すものである。情報をしまうだけの脳は、単純なコンピューターのハードディスクと同じである。教育を間違えるとそのような脳になる。

参　考　図　書

タッチマン・デュプレシス、オウラックス・ヘーゲル著、永野俊雄 他訳　カラーアトラス、人体発生学3、廣川書店、一九八六
津本忠治　脳と発達―環境と脳の可塑性、シリーズ脳の科学、朝倉書店、一九八六
村上富士夫　脳はこうしてつくられる、羊土社、一九九八
大野耕策　脳を作り、脳を育てる遺伝子、共立出版、一九九六
保志宏　ヒトの成長と老化、てらぺいあ、一九八八

15章　性　分　化

僕は男である。どうして？　昔から男と女は形が違うものとされてきた。事実、女には発達した乳房があり、男にはペニスがある。見ればわかるであろうということになる。一方で、両性具有ということばがあるように、乳房も発達しているのにペニスがあるといったヒトもまま報告されている。ギリシャ神話でヘルメスとアフロディーテの子ヘルマフロディトスはサルマキスと合体して両性具有となり、その名は両性具有を指すようになった。ルーブルには眠れるヘルマフロディトスという紀元前三世紀の美しい像がある。

ところが、性の染色体を調べる技術が発達してきてから、形が女でも、性の染色体は女のＸＸではなく、男のＸＹであるというヒトが現れてきた。一時、スポーツの世界でセックスチェックをこの方法で行った。しかし、今はほとんどセックスチェックを行っていない。自己申告により性がきまる。性は自分が決めてよいという傾向になってきた。性同一性障害が最近、疾患として認められた。自分は女の形をしているが、男だと思っている。だから、乳房がついているのがたまらなくいやなのだという人である。また、自分は男の形をしているが、女だと思っている。だから、ペニスがついているのが苦痛だというヒトである。自分を男だと思う、女だと思う。性のアイデンティティーである。これは脳がその判断を下している。だから、脳が自分を女だと認識すれば女であり、男と認識すれば男なのである。大脳新皮質の発達してきた人間は、性を脳の性で決めようとしているのである。死と同じように、性もその決定は時代の文化に大きく左右される。脳死を死としようとする動きと、脳が考える性を性の決定としようとする動きが近年出てきたところに、人間の進化の証があるようにも思える。

しかし、脳の生物学的男女差はかなり明らかになりつつあるが、アイデンティティー形成のメカニズムはまったくわかっていないのが現状である。

15・1　生殖腺と生殖輸管の性決定

脳が男と女に分かれるのは、生殖器の中心である性腺が男と女に分かれてからである（図71）。卵巣と精巣はもともとは分化されていない原始生殖腺から生じてくるが、Y染色体があると、精巣になり、ないと卵巣になる。精巣に分化させるのはY染色体にある性決定領域（SRY : sex determining region of Y gene）の働きということがわかっているが、ＳＲＹがどのような物質をつくりだしているのか今もってわからない。

精巣になった生殖腺は、六週目にはほぼ完成し、八週目には男性ホルモンの分泌が始まる。間脳や下位脳幹の神経核が形成されている頃である。精巣から出た抗ミュラー管物質は、男女どちらの胎児にも備わっているミュラー管を退化させ、男性ホルモンはウォルフ管を、精巣上体（副睾丸）、精管、射精管、貯精のうなどに分化させる。男性ホルモンがないと、ウォルフ管は退化し、ミュラー管が卵管と子宮、それに膣の一部になる。さらに、男性ホルモンは外陰部の原器に作用して、女性だと

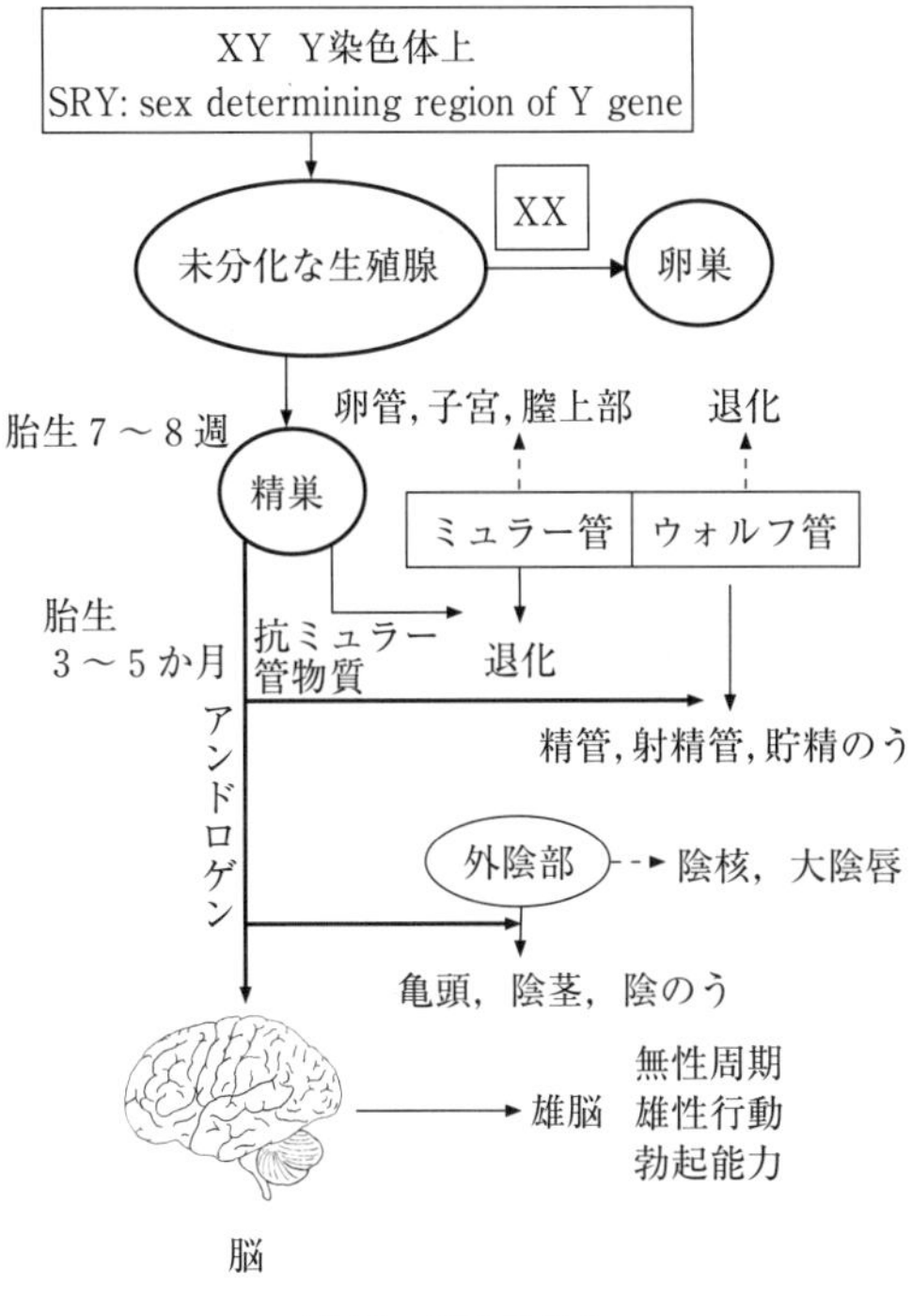

図 71　脳の性分化

陰核になるところを亀頭に分化させ、陰茎体すなわちペニスを発達させ、大陰唇になる部分を精巣を入れる袋である陰のうに分化させる。このように、からだの性分化は胎児期のある時期に男性ホルモンがあるかないかにより決まる。さらに、胎児期の男性ホルモンが脳を男性化していく。

15・2 脳の性決定

哺乳類では脳のいろいろな部位に雌雄差がある。視床下部の視索前野、腹内側核、弓状核、終脳基底核の扁桃体などで体積、シナプスの数などに違いがあることが順天堂大学の新井康允名誉教授らの手によって明らかにされてきた。脊髄にもそのような部位が見られる。これらは生殖に強くかかわっているところである。雌にある排卵周期（動物だと発情周期）や雌特有の性行動パターンは雄では見られない。これらの機能の性差を生じさせる基盤として、脳の構造に違いが生じる。ヒトでも視床下部の前視床下部間質核は男のほうが大きい。左右の大脳新皮質をつないでいる脳梁や、大脳辺縁系をつなぐ前交連などの神経線維の束の大きさにも性差が見られる。神経線維の束の大きさに違いがあるということは、関与している機能の情報量の違いを示している。

脳の性分化がどのような機序で生じるのかはまだわかっていないところのほうが多いが、実験動物では解析が進んでいる。生まれたばかりの雌のネズミに男性ホルモンを注射すると、成熟しても、排卵周期はなく、雌の性行動が出なくなる。一方、生まれたての雄ネズミを去勢してしまうと下垂体ホルモンの分泌に周期が生じ，メスの性行動をするようになる。生まれたての雌ネズミの脳に男性ホルモンを直接入れても雄化する。

脳機能もからだと同様に大本は雌である。雄の脳には雌の性行動を抑制している部位があり，それによって雌の性行動が見られない。出生前後のある時期に男性ホルモンがあると脳の中の抑制力が強まって雌の性行動をしなくなる。その抑制力は中隔というところにある。われわれの研究室の主たる課題である。

男性ホルモンが作用して脳が雄型になる時期は脳の性分化の臨界期といわれ，動物により異なっている。ヒトでは実験的に検証ができない。しかし，サルの脳の性分化の臨界期が妊娠三か月頃であることや，男の胎児の精巣から三か月から五か月にかけ高濃度の男性ホルモンであるテストステロンが分泌されることから，ヒトの脳の性分化の臨界期はその頃ではないかと考えられている。また，出生直後にも男の赤ん坊の精巣からテストステロンの分泌が高まるが，それも脳に何らかの影響を及ぼしている可能性がある。性分化の臨界期の脳では，神経線維の伸長とシナプスの形成による機能を果たすのに必要な神経回路の形成や，伝達速度を速める神経線維の絶縁（髄鞘形成）が進行する。脳の神経細胞は発生時に大量に分裂形成され，ある時期にからだからくる神経刺激や，ホルモン刺激により淘汰され減少していく。14章で述べたように神経細胞は遺伝的に死滅する仕組みをもち，その細胞死をアポトーシスと呼ぶが，神経刺激やホルモン刺激はアポトーシスを阻止したり，促進したりすることで神経回路を形成する。脳の構造の性分化もアポトーシスの制御によるものと考えてもよい。

動物の脳の神経細胞中のテストステロンの作用は少し複雑である。テストステロンは脳の神経細胞の中にある芳香化酵素の働きでエストロゲン（女性ホルモン）に変換されて作用する。動物の実験では、男性ホルモンの代わりに、エストロゲンを投与しても、雌の脳が雄になることが証明されている。環境ホルモン（内分泌攪乱物質）がエストロゲンとしての作用をもつものが多いことから、胎児期の影響を心配するわけである。しかし、人間の脳ではエストロゲンで男性化がおこることは証明されていない。

胎児の時の男性ホルモン（女性ホルモン）は他の脳の機能に影響がないのだろうか。生殖にかかわりのない部分、例えば性差があるとされる空間認識などである。人間の脳の高次な機能である性のアイデンティティー形成も胎児期または成長期による何らかの因子によって決まるのだろう。現在では、ヒトの性は脳に形成された性によって決まるということになりつつあるわけである。XとY遺伝子のみは先天的な違いとして厳然と存在するが、女である、男であるという境目を決めることはむずかしく、境界線はまっすぐではない。

15・3 思春期

生まれてから思春期を迎えるまで、精巣の男性ホルモンを分泌する能力は強いものではなく、精子はまったく形成されていない。卵巣では卵が分裂途上で止まったままで存在していて、女性ホルモンの分泌も少ない。それが、女の子だと一二歳頃から、女性ホルモンが周期的に分泌されるようになり、周期的に排卵がおこる。さらに、月経が始まる。これが思春期である。それだけではなく、男性を意識をし、化粧に興味をもつ。男の子は少し遅れて、精子の形成が始まり、女の子に興味をもち、ひょんなきっかけで自慰を覚える。思春期には性分化に次ぐ脳の変化もおきている。生殖にかかわる脳のメカニズムが大人になり働き始めるわけである（13章の生殖参照）。

女性ホルモン、男性ホルモンは神経細胞に作用することから、脳の総合的機能、いうなれば精神的なものにも影響がある。思春期の入り口で、子どもたちは、それまでとは違った脳の働きを経験し、とまどうことになる。それは中学生の頃である。このとまどいの時期を終える頃、高校生になりけじめがつく。六・三・三制をしいた日本の教育制度をつくった人は日本人の脳とからだの成熟をよく知っていたものと感心する。

参考図書

新井康允　脳の性差―男と女の心を探る、ブレインサイエンスシリーズ16、共立出版、一九九九
山内兄人、新井康允編　性を司る脳とホルモン、ヒューマンサイエンスシリーズ1、コロナ社、二〇〇二

16章　老　化

どうも近頃、機敏さがない。なかなか身の回りが片付かない。年をとってくれば、当たり前といえば当たり前で、からだの細胞も疲れてきていれば、指令をしたり考えたりする神経細胞も疲れてきている。疲れると、いろいろな障害が出てきて、からだの働きが円滑でなくなるし、集中することも持続することもきつくなる。

からだは脳の働きで維持されており、脳はからだの働きで維持されている。とすれば、からだのどこが悪くなっても、脳の働きに影響が出るのは必至である。脳が悪くなればからだも衰える。どちらも鍛えてこそ健康が、そして若さが維持される。

脳はからだのどこよりも栄養が必要だ。酸素が少なくなれば脳の機能がすぐ麻痺してしまうし、過量のインシュリン注射で糖分が急激に減少すれば、あっという間に神経細胞が働かなくなり脳の機能が停止し、死に至る。これは呼吸器系や循環器系の故障や老化が脳の働きに大きく影響することを物語っている。

年をとった人の脳の働きを考える時は、からだの老化による影響と神経細胞や神経回路網そのものの老化を分けて考える必要もあるだろうが、両方とも影響しあっているわけであるから総合的に見ることも大事である。

神経細胞数の減少

健康な人の脳の重さを調べた結果では、年をとると減少していくという報告が多い。一方であまり変わらないという報告もある。減るにしても一割ほどである。体重も減るので当たり前といえないこともない。一般に四五歳くらいから脳の萎縮が始まるといわれているが個体差は大きいだろう。神経細胞が減少するわけであるから、灰白質と白質の部分、いうなれば脳室以外の実質の部分が薄くなると考えられる。実際に、老人の脳室は膨らんでいる。いろいろな本で紹介される老人の、すかすかになった脳は極端な例か病的な例が多い。しかし、年をとっていくと、脳はだれでもそれに近づいていく。

老人の脳を部位でみると、必ずしも萎縮の度合いは同じではない。前頭葉で最も神経細胞の減少が激しく、脳幹は少ない。生を保つための脳幹の機能の低下は少ないが、人間としての尊厳を保つ前頭葉の機能の低下が推察される。いうなれば年をとると動物的になるということである。上前頭回の神経細胞数は五〇歳から六〇歳の間に急激に減少して、八〇歳で五〇％ほどになるということである。小脳は四〇歳ごろから減少し始め、八〇歳で七〇％ほどになる。脳幹の下オリーブ核、外転神経核や蝸牛神経核では神経細胞の減少は少ないが、青班核や黒質は八〇歳になると六〇～七〇％ほどになる。末梢の脊髄神経節でも神経細胞数の減少は見られ、八〇歳で七〇％になるということである。

脳の寿命

細胞に寿命は必ずある。上皮は数日で垢《あか》となり消滅していく。しかし、からだの細胞は組織の基底部のところの細胞が分裂して補充される。このように絶えず新しい細胞が生まれることで組織が若返り機能が維持されている。細胞の分裂ができる限りは、からだの組織はそのヒトの個体としての寿命を過ぎてまで機能を維持している。亡くなったヒトのひげが伸びるというのはよくいわれることである。

一方で、ほとんどの神経細胞は生まれてから分裂しないことから、神経細胞はその人の生涯とともに生きるわけである。一般の細胞では培養すると五〇回分裂してその寿命を全うするといわれている。最近では、分裂回数を規定している物質もわかり始めていることから、将来は科学の力で細胞の分裂回数をもっと増やすことで組織の寿命が伸びるかもしれない。それにしても、一〇八歳のヒトの神経細胞は一〇八年働いていることになる。からだの働きが医学、健康福祉の充実により十分に維持されるようになった今では、人の寿命は脳の寿命、ひいては神経細胞の寿命ということになりつつあるのではないだろうか。

年をとった神経細胞で目立って増えてくるものがある。リポフスチンと呼ばれる褐色の色素のついた脂質である。すべての神経細胞に現れるわけではないが、運動に関係のある細胞に特に多いようである。しかし、それが特に機能に邪魔をしているわけではなく、神経細胞の一部の機能の低下の結果で、加齢の指標程度にしか考えられていない。やはり、加齢により減少するといわれる神経細胞数が老化の最も重要な問題となる。年をとると神経細胞の数は部位によってかなり減る。ヒトで最も発達している新皮質の部分で老化が強く見られる。老人のぼけはここに原因がある。生命維持に重要とされる脳幹の細胞はあまり減少しないことはすでに示した。

神経細胞の減少について科学的な解析が進んでいるとはいえない。神経細胞の寿命ともいえるが、それだけではなさそうもある。言い古されている感もあるが、使うことで神経細胞の寿命が延びるということもある。考えること、外部からの刺激、運動が神経細胞を働かせ、寿命も延ばすというのは真実ではないだろうか。さきに述べたように生まれたときの神経細胞の死が外部の感覚情報で阻止されている事実もある。

年をとった神経細胞は死なないまでも、酵素の減少などによる神経伝達物質合成の低下が見られる。これはその神経伝達物質がかかわっていた機能の低下を意味するものである。さらに、年をとった人の神経細胞に神経線維のジストロフィーが見られることや、樹状突起の減少、シナプスの減少が見られる。

シナプスは情報の必要に応じて変化することが知られており、樹状突起もシナプスに対応し変化していると考えられる。これらはみな神経回路の発達状態、複雑さの指標となりうる。神経回路が多くの情報を早く処理する能力をもつほど脳は若い。年をとった脳の中の神経回路網は疎になっている。

神経回路の維持には、これも赤ちゃんの脳の機能を発達させることと同様に、外部からの刺激は欠かせない。

減少ばかり見られるかというと、老人の脳の中ではグリア細胞が増えていると報告されている。どうしてなのか明らかではないが、神経細胞が減少することに関係があるのではないだろうか。

神経細胞数の減少や機能の衰退は、脳全体に及ぶ血管の脱落や構造の変化によるところが大きい。さらに脳の血管の血液の流れをみても、部位の差があるにせよ、年をとるにつれて低下していくという報告が多い。血流の低下は酸素、糖分を特に必要とする脳にとって致命的なことである。また、脳血液関門の衰えにより、有害物質が脳の中に入りやすくなる。それは脳の働きによいわけがない。

覚えられない

このように、年をとればからだも脳も衰えてくる。神経細胞の減少は脳の部位によって異なるが、それは、機能によって衰え方が違っていることを表している。年をとると記憶力が低下することは、五〇代半ばになる筆者も身につまされて感じている。学生諸君の名前が覚えられない。若い頃は積極的に覚えようと努力をしていたこともあるが、すぐ覚えたものである。近頃は、どうもだめである。言い訳をすれば、あまりにもやらなければいけない雑事が多すぎるのでそちらのことに気が回らないのである。この言訳を考えるようになればもう立派に脳の衰えが始まっているのである。記憶の低下は四五歳過ぎより始まるとされている。もう始まって一〇年近くなるのであるから、衰えが表面に出始めても不思議はない。健忘は正常な老化であり、病気ではなく、生活に支障がないならば問題ないとされる。むしろ、何度言っても同じ間違いを繰り返す若者のほうが問題である。

最近こんなことを感じることがある。いろいろなことの全体が見やすくなった。若い頃は細かいことに集中でき、それがよく見えたものであるが、今は、総合的に判断することが、自分自身の中ではできるようになったと感じている。年をとると感覚にしろ運動にしろ衰えるところばかりであるが、唯一、物事の総合判断力は上昇するということが報告されている。神経回路がどのように働くのかわからないが、蓄積された経験が統合され頭の中に浮かぶようになるのである。年寄りの意見をききなさいという、昔からの教えは正しいのである。

一方で、新皮質の神経細胞の脱落で、老人性痴呆症を呈する人は多い。日本では六五歳以上の人口の五％ほどで、六〇万人以上がかかっている。八〇歳以上になると二〇％と増える。神経細胞が死ぬのは先ほども書いたが、血管の破損によるものが多い。しかし、一方で、アルツハイマー病は老人性痴呆症の三〇％を占め、二〇万人以上いるとされている。アルツハイマー病は前脳のマイネルトの基底核の、特にアセチルコリン神経に障害が見られるが、解明には至っていない。

動きがのろい

最近は階段を一段おきに駆け下りるなどという芸当ができなくなった。目のせいもあるのかもしれないが、俊敏な動きができなくなっている。お年寄りは物をつかむときに指が震えたり、力が入らなかったりして落としてしまうこともある。年をとると脳の中では細かな運動能力をつかさどる錐体外路（3・3節、図42参照）に属する中脳の黒質は細胞が減少するし、小脳神経細胞もかなり減少する。からだの中でも、筋肉の瞬発力をつくり出す白筋が減少する。しかし、脳の運動指令を中継し、筋に神経線維を送る脊髄の運動神経には変化がない。ともあれ、脳の運動を指令する部位に神経細胞の減少や、神経回路の神経線維の密度の減少が老化に伴っておこっているのであろう。

一方で、運動制御神経回路における神経系の病気がある。それは傷害される神経回路の違いにより、症状が異なる。前頭葉運動領の神経細胞から出た神経線維は延髄下端で交叉して多くは側索を通って脊髄の運動神経細胞にいく。その運動領の神経細胞と脊髄の運動神経細胞に異常がおき、側索の神経線維が消失する筋萎縮性側索硬化症（ALS）では、すべての運動機能が衰退し、やがて運動機能が停止してしまう。運動の細かな部分を指令する黒質から前脳の線条体にいくドーパミン神経が侵されるパーキンソン病は手の震え、動きの開始停止がうまくいかないなどの症状が出る。線条体の中の特定の神経細胞が死んでしまうハンチントン舞踏病は、勝手にからだが動いてしまう遺伝的要素の強い病気である。これらの異常の原因は自己免疫疾患の可能性、ウイルスの可能性、いろいろ考えられ結論は出ていないが、いずれにしろ、神経細胞の働きが選択的に侵された結果である。

感覚の低下

この二、三年の間に視力が極端に低下した。小さい字が読めず、本を読むのがおっくうになる。老眼鏡を買おうと思うのだが、ものぐさにまだ買っておらず、ルーペをポケットに入れて持ち歩いている。気持の上で買うのに少し抵抗があるのかもしれない。これも年をとった一つの現れだろう。四〇を過ぎると老眼が始まるといわれている。だから、もう持っていても恥ずかしくはないのだが。さて、老眼の最も大きな原因は眼球のレンズの厚さを調節するメカニズムの衰退にある。水晶体や、網様体の筋の老化である。老眼ばかりではなく、目でものを追うのも遅くなっていると自覚している。それは、網膜の視細胞の能力の低下、脳の視覚領域の神経細胞も減少が見られ、シナプス数の低下や突起の萎縮がある。視神経の太さにはあまり変化はないようである。色に関しては筆者は自覚はないが、五〇歳ごろから感覚が低下するとのことである。

耳の遠いお年寄りは多い。八六歳になる母親もかなり耳は遠くなった。九四歳になる義父はだいぶ前からかなり耳が遠いのにもかかわらず、補聴器を使おうとしない。電話で話すととんちんかんな答えが返ってくる。七五歳以上になると聴力の低下が進み、特に男性の方がひどいとされる。二〇～二〇キロヘルツまで聞き取れるヒトの聴覚能力も年をとるにつれ高い周波数から低下する。ことばの聞取りに関しては五〇歳から低下するという。そう言えば、僕も聞き返すことが多くなった。その原因は鼓膜に石灰が沈着したり、蝸牛《かぎゅう》管の感覚装置に栄養・酸素を供給する血管条（血管からリンパ液をつくり出す構造）が老化することにある。神経伝導路や聴覚領に関してははっきりしていないが、低下するらしい。

食物の味はからだの状態で変わるものであり、年をとると感じ方も変わるようである。味蕾の数は四五歳くらいから減少し、老人は生れたときの半分から三分の一になるそうである。これでは当然感覚が鈍くなる。甘味も酸味も低下するが苦味は変わらないとの報告もあり、お年寄は苦味が強く感じられるのかもしれない。脳の中の味覚神経回路の老化については研究が進んでいない。臭いについても同様である。嗅細胞が減少することから感覚の低下が考えられれが、脳における老化についてはあまり情報がない。

指先などの触覚の閾値《いきち》が上がり、すなわち感覚が鈍くなり、痛みの感じ方は、個人差があるようであるが、年をとると低下の傾向にある。高齢者はマイスナー触覚小体や痛点が減少していることも報告されている。そのため皮膚感覚も鈍る。

老化による感覚の低下は避けることはできない。原因の多くは感覚装置の細胞の機能の衰えにあり、それに、脳の神経回路の機能低下も加わって生じることである。それを阻止するには、感覚装置と脳にいく血管を健康に保つこと、多くの感覚をいつも働かせて、それに関係する脳の神経回路を正常に高く保つことだろう。

参考図書

佐藤昭夫・朝長正徳編　脳・神経系のエイジング、朝倉書店、一九八九
畠中寛・池上司郎・有松靖温　脳の老化―ニューロンの生と死を考える、ブレインサイエンスシリーズ2、共立出版、一九八八
朝長生徳　脳の老化とぼけ、紀伊国屋書店、一九八八

あとがき

脳の働きを知ろうとすると、からだのすべての構造と機能について勉強しなければならなかった。脳がすべてのことを統率しているのだから当たり前、とても一人の脳でできることではないよ、と脳がいっている。僕の脳もそれは初めからわかっていたことではある。しかし、それぞれの章末に参考図書としてあげておいたように、すばらしい本を著されている研究者がたくさんおられる。その先生方の脳の助けを借りてこの本ができたことになる。それでもなお大変な作業であった。初めにも書いたように、僕は子どもをつくる機能における脳の役割や脳の性分化の一端を調べていて、それさえも全体がつかめない状態である。この本をまとめたことは、僕自身にとって脳の働きの大きさをあらためて知る良い機会であった。「脳にこの本を捧げる」と書きたい気持もあるが、脳に不十分だ、ここが間違っているといわれそうなのでやめておく。おかしなところがありましたらご指摘ください。脳のきれいな写真を提供してくださった、東京医科大学解剖学教室教授の山田仁三先生に感謝いたします。

この本は短期間で出版しなければならなかった。それらもろもろのわがままをきいてくださり、丁寧に校正をして下さったコロナ社にお礼申し上げます。

著者

【り】

梨状葉　pyriform lobe　*50*
立体視　*85*
リポフスチン　*45,250*
両性具有　*241*
緑内症　*77*
リンパ球　*165*

【る】

類人猿　*51*

【れ】

冷温覚　*69*
冷受容器　*120*
レプチン　*137*
レム睡眠　*173*
連合野　association area　*51*

【ろ】

老　眼　*255*
老人性痴呆症　*253*
肋間筋　*127*
ロドプシン　*80*

【わ】

Y 染色体　*242*
笑　い　*205*

ペンフィールド　*60*

【ほ】

芳香化酵素　*246*
縫合線　*8*
膀胱反射　*153*
房室結節　*156*
放射状グリア　*236*
放射状グリア細胞　*38*
縫線核　*228*
ぼ　け　*251*
保　持　*193*
母性行動　*225*
勃　起　*229*
母　乳　*169*
哺乳類　*50*
ポリソムノグラフ　*172*
ホルモン　*49,56,237*
ホルモン分泌　*35*

【ま】

マイスネルの触覚小体　*57*
マイネルト核　*198*
膜電位　*33*
膜迷路　*88*
マクログリア　*38*
マクロファージ　macrophage　*38,164*
マグーン　*175*
麻酔薬　*180*
満腹中枢　*137*

【み】

ミエリン鞘　myelin sheath　*35,168*
味　覚　*96*
味覚器　*97*
ミクログリア　*38,167*
未視感＝未視体験　*195*
脈圧受容体　*159*
味　蕾　*97*
ミルクタンク　*198*

【む】

矛盾冷覚　*70*
無脊椎動物　*48*

【め】

明暗弁別　*199*
迷走神経　vagus nerve　*20,141,146,186*
迷走神経背側核
dorsal nucleus of vagus　*160*
メラトニン　*176*
メロディー　*191*
免　疫　*164*
免疫活性物質　*165*
免疫グロブリン　*164*

【も】

毛帯交叉　decussation of medial lemniscus　*60*
網　膜　*78,79*
毛様体　*78*
網様体　reticular formation　*129,160,174*
モルヒネ　*68*

【や】

夜間譫妄　*179*
夜　驚　*179*
夜行性　*170*
夜　尿　*179*

【ゆ】

有毛細胞　*89,109*
夢　*179*

【よ】

腰神経　lumber nerve　*20*
翼　板　alar plate　*234*

【ら】

卵　胞　*217*

喉 185
ノルアドレナリン
noradrenaline 30,68,211
ノンバーバルコミュニケーション 206
ノンレム睡眠 173

【は】

肺 127
胚子期 232
排　尿 153
排　便 151
排便反射 152
肺　胞 127
排　卵 216,226
吐き気 145
歯ぎしり 173
パーキンソン病 113,254
白　質　white matter 25
薄　束　gracile fasciculus 60
薄束核　gracile nucleus 60
拍　動 162
恥 207
はしご状神経系 48
バセドウ病 44
バソプレシン 150,199
白血球 165
発　声 132
発　熱 167
鼻　水 133
バルビツール 180
半月神経節 65
半交叉 83
反射勃起 229
ハンチントン舞踏病 115,254

【ひ】

BSE 45
PGO 波 173
被　殻　putamen 113
鼻－嗅覚器 93
微嗅哺乳類 94
尾骨神経　coccygeal nerve 20
皮質てんかん 106
尾状核　caudate nucleus 113
ヒスタミン 64,69
ヒステリー 211
左半球 190
ピックウィック病 178
避　妊 222
肥　満 137
表情筋 206

【ふ】

ファーターパッチーニ小体 57
不　安 204
不感温度 70
副交感神経
parasympathetic nerve 21
副神経　accessory nerve 20
不整脈 156
不等皮質　allocortex 51
プラズマキニン 64
プリオン 45
震　え 123
ブローカ 189
ブロードマン 84
プロラクチン 223
分節運動 146
分　娩 222

【へ】

平　衡 107
平衡感覚器 74
ベータ（β）波 172
ベッツの巨大錐体細胞 51
ベッツの神経細胞
pyramidal cell of Betz 105
ヘルパー T リンパ球 165
変温動物 119
弁　蓋　operculum 99
片頭痛 65
扁桃腺炎 133
扁桃体　amygdaloid body 95,203

【て】

定温動物　119
DNA　45
デジャビュ　194
テストステロン　245
デルタ（δ）波　172

【と】

島　insula　14,99
動眼神経　oculomotor nerve　19,73
動眼神経副核
　accessory nucleus of oculomotor nerve=Edinger-Westphal nuclues　76
瞳　孔　76
頭頂後頭溝
　parietooccipital sulcus　11
頭頂葉　parietal lobe　11
逃避行動　204
等皮質　isocortex　51
洞房結節　156
特殊心筋　156
ドーパミン　dopamin　30,223
ドーパミン神経　113
努力呼吸　128

【な】

内頸静脈　43
内頸動脈
　internal carotid artery　40
内呼吸　125
内　耳　88,88,109
内耳神経　vestibulochochlear nerve　19,89,109
内臓痛　65
内側膝状体
　medial geniculate body　89
内側毛帯　medial lemniscus　60
内　包　internal capsule　105
ナトリウムチャネル　34
ナトリウムポンプ　34
涙　73,207
ナルコレプシー　177
軟　膜　pia mater　9

【に】

二四時間リズム　85
乳汁分泌　222,223
入眠時幻覚　178
ニューロフィラメント＝神経細糸　28
尿管結石　66,151
尿細管　150
尿崩症　154
妊　娠　220

【ね】

ネガティブフィードバック　226
ネズミのひげ　43
熱産生　123
寝ぼけ行動　179

【の】

ノイローゼ　211
脳溢血　43
脳幹網様体抑制系　175
脳幹網様体賦活系　176,180
脳血液関門　blood brain barrier　37,252
脳血栓　42
脳　死　76
脳　室　ventricle　22
脳　重　10
脳神経　cranial nerve　18
脳脊髄液　cerebrospinal liquid　24
脳脊髄膜　meninges　9
脳卒中　42
脳底動脈　basilar artery　42
脳の萎縮　249
脳　波　172
脳　胞　brain vesicle　234
脳　梁　corpus callosum　14,191,244

蠕動運動　143
前頭極　anterior pole　11
前頭前野　203
前頭葉　frontal lobe　11,103,203,249

【そ】

躁鬱病　211
想　起　193
総合判断力　253
側　角　lateral horn　18
側頭溝　lateral sulcus　11
側頭葉　temporal lobe　11,90,196
側脳室　lateral ventricle　24
外側脊髄視床路　58

【た】

体温中枢　167
体温調節　118
体温調節中枢　121
体温発散　121
第三脳室　third ventricle　24
胎児期　236
帯状回　71
代償性卵巣肥大　226
大食細胞　164
大神経膠細胞　macroglia　38
体性知覚　somatic perception　60,120
大脳基底核　cerebral basal ganglia　14
大脳脚　cerebral peduncle　105
大脳縦裂　longitudinal cerebral fissure　11
大脳半球　cerebral hemisphere　11,236
大脳辺縁系　limbic system　14
大縫線核　raphe magnus　68
第四脳室　forth ventricle　24
唾　液　139
多発性硬化症　168
た　ん　133
短期記憶　195
男性化　244
男性ホルモン　228,242
淡蒼球　globus pallidus　113

【ち】

知　覚　perception　55
乳　首　224
遅　痛　63
着　床　221
中　隔　septum　50,203,219
昼行性動物　170
中小脳脚　110
中心管　central cannal　17
中心溝　central sulcus　11
中心後回　postcentral gylus　60
中心前回　precentral gylus　103
中心体　43
中　枢　137
中大脳動脈　middle cerebral artery　42
中　脳　mesencephalon＝midbrain　11,14
中脳水道　cerebral aqueduct　24
中脳中心灰白質　mesencephalic central gray　68
虫　部　110
腸　145
腸胃反射　145
腸　液　146
聴　覚　86
聴覚領　89
長期記憶　195
聴力低下　255
貯　蔵　193

【つ】

椎骨動脈　vertebral artery　40
痛　覚　63
痛覚過敏症　65

髄鞘化　myelination　*238*
水晶体　*78*
錐状体細胞　*80*
錐　体　*105*
錐体外路
　extrapyramidal tract　*113,254*
錐体交叉
　pyramidal decussation　*105*
錐体細胞　pyramiderl cell　*51,105*
錐体路　pyramidal tract　*105*
髄膜炎　*9*
睡眠時間　*170*
睡眠中枢　*174*
睡眠物質　*176*
睡眠麻痺　*179*
頭蓋骨　*7*
頭　痛　*65*
ステレオ　*91*
ステロイドホルモン　*38*
ストレス　*168,226,231*
スパイン　spine　*30*
スペリー　*191*

【せ】

性　*202*
性　差　*239*
精子形成　*228*
静止電位　*34*
性周期　*219*
性衝動　*219*
星状膠細胞　*38,167,239*
生　殖　*213*
生殖腺刺激ホルモン放出ホルモン
　217
精　神　*160,210*
精神錯乱　*211*
精神性勃起　*229*
精神的トロウマ　*211*
精神分裂症　*211*
性ステロイドホルモン　*44*
性　腺　*242*
性染色体　*241*
正中隆起部　*214*
成長ホルモン　*238*
性同一性障害　*241*
性のアイデンティティー　*242*
青班核　locus ceruleus　*249*
性分化の臨界期　*245*
声　門　*185*
生理痛　*67*
咳　*133*
赤　核　*110*
脊　髄　spinal cord　*17,230*
脊髄神経　*20*
脊髄神経節　spinal ganglia　*18,21*
脊髄反射　spinal reflex　*117*
脊椎骨　*15*
脊椎動物　*48*
赤面恐怖症　*161*
舌咽神経　glossopharyngeal nerve
　19,99,139
舌下神経　hypoglossal nerve　*20*
摂食中枢　*137*
節足動物　*48*
舌乳頭　*97*
セロトニン　serotonin
　31,64,68,211
セロトニン神経　*199,228*
前　角　anterior horn　*18*
前角細胞　*106*
扇形動物　*46*
仙骨神経　sacral nerve　*20*
前交通動脈　*42*
前交連　*244*
前　索　anterior funiculus　*18*
前視床下部間質核　*244*
線条体　striatum　*113*
前脊髄視床路　*65*
喘　息　*178*
前大脳動脈
　anterior cerebral artery　*42*
前庭眼反射　*74*
前庭神経核
　vestibular nucleus　*109*

視床下部腹内側核
venrtromedial hypothalamic
nucleus *137,203*
視床下部ホルモン *214*
視床後腹側核
posteroventral thalamic
nucleus *60*
耳小骨 *88*
視床背内側核 *95*
視神経　optic nerve *19,81*
思春期 *246*
ジストロフィー *251*
シータ（θ）波 *172*
膝蓋腱反射 *108*
失語症 *189*
室傍核
paraventricular nucleus *150*
室傍核 *223*
シナプス　synapse *29,238*
シナプス間隙　synaptic cleft *28*
シナプス後膜
postsynaptic membrene *28*
シナプス小胞　synaptic vesicle *28*
シナプス前膜
presynaptic membrane *28*
視放射 *83*
射　精 *229*
しゃっくり *128*
雌雄差 *244*
自由終末 *63*
終　脳　telencephalon *11*
樹状突起　dendrite *26*
受　精 *232*
授　乳 *223*
シュワン細胞　Schwann cell *35*
順行性健忘症 *196*
上衣細胞　ependimal cell *38*
松果体 *176*
上小脳脚 *110*
小神経膠細胞 *38,167*
上前頭回
superior frontal gyrus *249*
小　脳　cerebellum *15,110*
小脳核　cerebeller nuclei *110*
小脳動脈 *42*
静脈洞 *43*
食欲促進中枢 *137*
食欲抑制中枢 *137*
触　覚 *58,256*
徐　波 *172*
徐波睡眠 *172*
自律神経　autonomic nerve *21*
シルビウス溝　sulcus of Sylvius *11*
進　化 *45,95*
侵害刺激 *63*
心筋梗塞 *161*
神経回路 *39,237*
神経核　nucleus *38*
神経管　nural tube *24,233*
神経膠細胞　neuroglia *37*
神経細管　neurotubules *28*
神経細糸　neurofiraments *28*
神経細胞 *26,249*
神経成長因子 *38,239*
神経節　ganglion *48*
神経単位　neuron *26*
神経伝達物質
nerutotransmitter *28*
神経突起　axon *26*
神経板　neural plate *233*
深呼吸 *125*
新線条体 *113*
心　臓 *157*
腎　臓 *150*
腎臓結石 *151*
陣　痛 *67*
心拍数 *128*
新皮質　neocortex *11,50,236,251*
深部感覚 *58*
深部知覚 *70*

【す】

随意運動 *102*
髄　鞘　myelin sheath *35*

くも膜下腔　9,24
くも膜下出血　9
くも膜顆粒　9,24
グリア細胞　37,252
グルココーチコイド　167

【け】

形質細胞　165
頸神経　cervical nerve　20
頸動脈洞　159
血　液　157
血　管　162
月　経　216
月経周期　227
月経不順　227
楔状束　cunate fasciculus　60
楔状束核　cuneate nucleus　60
検　索　193
原索動物　48
原胚子期　232
原皮質　50
健　忘　253

【こ】

溝　sulcus　11
後　角　posterior horn　18
交感神経　sympathetic nerrve　21
交感神経幹　23
攻撃行動　202
後交通動脈　42
交　叉　90
虹　彩　76
後　索　posterior funiculus　18,58
後索路　58
甲状腺ホルモン　44
後大脳動脈
posterior cererbral artery　42
喉　頭　126,186
喉頭蓋　126
後頭極　posterior pole　11
行動性の体温調節　121
後頭葉　occipital lobe　11,83
硬　膜　dura mater　9
肛門括約筋　152
抗利尿ホルモン　150
声　184
呼吸中枢　129
黒　質　substantia nigra　113,249
弧束核　solitary nucleus　99,139
骨盤神経　pervic nerve　147
骨迷路　88
ことば　209
古皮質　paleocortex　50,95
鼓　膜　86
こむら返り　66
コルサコフ症候群　199

【さ】

サイトカイン　124,165
再　認　193
細胞の寿命　250
細胞膜　32
サーカディアンリズム　177
三叉神経　trigeminal nerve
19,58,62,133
三叉神経神経節　65

【し】

視　覚　71,83
視覚領　81
弛　緩　106
色　盲　80
シグマ（σ）波　172
視交叉上核　suprachiasmatic
nucleus　85,177,227
視　差　85
視　索　83
視索上核　supraoptic nucleus　223
視索前野　preoptic area
121,167,217
時差ぼけ　178
視床下部　hypothalamus
198,222,244

海　馬　hippocampus　43
灰白質　gray matter　25
下オリーブ核
　inforior olivary nucleus　249
蝸牛管　86,255
蝸牛神経　cochler nerve　89
蝸牛神経核　89,249
学　習　193,198
核内回路　39
角　膜　76
下小脳脚　110
下垂体　pituitary　14,214
下垂体後葉　150
下垂体門脈　214
滑車神経　trochleare nerve　19,73
褐色脂肪　124
かゆみ　68
カリウムチャネル　34
顆粒細胞　granular cell　51
感　覚　sensation　55
感覚性言語野　188
感覚性失語症　188
眼　筋　73
環形動物　48
眼瞼反射　73
感　情　161,201
桿状体細胞　80
関　節　70
汗　腺　123
眼内圧　77
間　脳　diencephalon　11,14
顔面神経　facial nerve
　19,99,139,206
関連痛　66

【き】

記　憶　193
記憶錯誤　194
記憶の低下　252
記憶力　252
気　管　126
気管支炎　133
既視感　194
気　道　126
稀突起神経膠細胞
　oligodendroglia　35,37
基　板　basal plate　234
記　銘　193
逆説睡眠　173
逆行性健忘症　199
GABA
　gannma-aminobutyric acid　199
牛海綿状脳症　45
嗅　覚　92,227
嗅覚領　95
嗅　球　olfactory bulb　15,50
嗅細胞　93
嗅上皮　93
嗅神経　olfactory nerve　18,94,133
嗅脳溝　50
旧線条体　113
嗅粘膜　93
橋　pons　11,14,111
橋　核　pontine nuclei　110
狂牛病　45
胸神経　thoracic nerve　20
狭心症　161
巨嗅哺乳類　94
局所電流　34
局所麻酔　180
棘　波　173
棘皮動物　48
キラーTリンパ球　165
近　視　78
筋萎縮性側索硬化症　254
筋上皮細胞　224
筋紡錘　108

【く】

空間航行障害　196
空間認識　198
腔腸動物　46
くしゃみ　133
くも膜　alachnoidea　9

索　　引

【あ】

あくび　134
アストログリア　167
アセチルコリン　acetylcholine　30,106,160,198
アセチルコリン神経　253
アドレナリン　adrenaline　30,126
アポトーシス　apoptosis　43,239,245
新井康允　244
アルコール　180
アルツハイマー病　198,253
アルファ（α）波　172
アレルギー　168
安静呼吸　128
アンドロゲン　228

【い】

胃　液　143
怒　り　201
痛　み　256
居眠り病　177
いびき　173
インシュリンショック　40
飲水中枢　149
咽　頭　126
陰部神経　pudendal nerve　153
インポテンツ　231

【う】

ウイリスの動脈輪　42
ウェルニッケ　188
うんち　152
運動終板　motor end plate　107
運動性言語失調　189
運動性言語野　189
運動領　103

【え】

エストロゲン　217,225,246
嚥下運動　141
嚥下反射　141
エンケファリン　68
遠　視　78
延　髄　medulla oblongata　11,15
エンドルフィン　68

【お】

横隔膜　127,128
横隔膜神経　128
横側頭回
transverse temporal gyrus　90
嘔吐中枢　145
オーガズム　71,220
オキシトシン　223,224
おしっこ　153
恐　れ　204
オッディーの括約筋　146
オピオイドペプチド　68
オリゴデンドログリア　35,37
オルテガ細胞　38
温受容器　120

【か】

回　gyrus　11
外呼吸　125
概日リズム　177
外側膝状体
lateral geniculate body　83
外側皮質脊髄路　105
外側毛帯　lateral leminiscus　89
外転神経　abducens nerve　19,73
外転神経核　249

―― 著者略歴 ――

1971年　早稲田大学教育学部理学科生物専修卒業
1972年　順天堂大学医学部第二解剖学教室助手
1980年　医学博士（順天堂大学）
1987年　早稲田大学人間科学部助教授
1992年　早稲田大学人間科学部教授
2015年　早稲田大学名誉教授

主要著書：
脳が子どもを産む（単著，平凡社，1999）
性を司る脳とホルモン（共編著，コロナ社，2001）
女と男の人間科学（編著，コロナ社，2004）
脳の性分化（共編著，裳華房，2006）
ホルモンの人間科学（単著，コロナ社，2006）
性差の人間科学（単著，コロナ社，2008）

脳の人間科学

2003年10月 3 日　初版第 1 刷発行
2016年 3 月15日　初版第 5 刷発行

検印省略

著　者　山《やま》内《のうち》　兄《これ》　人《ひと》
発 行 者　株式会社　コロナ社
代 表 者　牛来真也
印 刷 所　新日本印刷株式会社

112-0011　東京都文京区千石4-46-10
発行所　株式会社　**コロナ社**
CORONA PUBLISHING CO., LTD.
Tokyo Japan
振替 00140-8-14844・電話(03)3941-3131(代)
ホームページ　http://www.coronasha.co.jp

ISBN 978-4-339-07773-5　（阿部）　（製本：牧製本印刷）
Printed in Japan

落丁・乱丁本はお取替えいたします

	書名	著者	頁	本体
34.	電気の不思議 —エレクトロニクスへの招待—	仙石正和編著	178	1200円
35.	試作への挑戦	石田正明著	142	1165円
36.	地球環境科学 —滅びゆくわれらの母体—	今木清康著	186	1165円
37.	ニューエイジサイエンス入門 —テレパシー，透視，予知などの超自然現象へのアプローチ—	窪田啓次郎著	152	1165円
38.	科学技術の発展と人のこころ	中村孔治著	172	1165円
39.	体を治す	木村雄治著	158	1200円
40.	夢を追う技術者・技術士	CEネットワーク編	170	1200円
41.	冬季雷の科学	道本光一郎著	130	1000円
42.	ほんとに動くおもちゃの工作	加藤孜著	156	1200円
43.	磁石と生き物 —からだを磁石で診断・治療する—	保坂栄弘著	160	1200円
44.	音の生態学 —音と人間のかかわり—	岩宮眞一郎著	156	1200円
45.	リサイクル社会とシンプルライフ	阿部絢子著	160	1200円
46.	廃棄物とのつきあい方	鹿園直建著	156	1200円
47.	電波の宇宙	前田耕一郎著	160	1200円
48.	住まいと環境の照明デザイン	饗庭貢著	174	1200円
49.	ネコと遺伝学	仁川純一著	140	1200円
50.	心を癒す園芸療法	日本園芸療法士協会編	170	1200円
51.	温泉学入門 —温泉への誘い—	日本温泉科学会編	144	1200円
52.	摩擦への挑戦 —新幹線からハードディスクまで—	日本トライボロジー学会編	176	1200円
53.	気象予報入門	道本光一郎著	118	1000円
54.	続 もの作り不思議百科 —ミリ，マイクロ，ナノの世界—	JSTP編	160	1200円
55.	人のことば，機械のことば —プロトコルとインタフェース—	石山文彦著	118	1000円
56.	磁石のふしぎ	茂吉・早川共著	112	1000円
57.	摩擦との闘い —家電の中の厳しき世界—	日本トライボロジー学会編	136	1200円
58.	製品開発の心と技 —設計者をめざす若者へ—	安達瑛二著	176	1200円
59.	先端医療を支える工学 —生体医工学への誘い—	日本生体医工学会編	168	1200円
60.	ハイテクと仮想の世界を生きぬくために	齋藤正男著	144	1200円
61.	未来を拓く宇宙展開構造物 —伸ばす、広げる、膨らませる—	角田博明著	176	1200円
62.	科学技術の発展とエネルギーの利用	新宮原正三著	近刊	

ヒューマンサイエンスシリーズ

（各巻B6判，欠番は品切です）

■監　修　早稲田大学人間総合研究センター

	書名	編著者	頁	本体
1.	性を司る脳とホルモン	山内兄人・新井康允 編著	228	1700円
2.	定年のライフスタイル	浜口晴彦・嵯峨座晴夫 編著	218	1700円
3.	変容する人生 ―ライフコースにおける出会いと別れ―	大久保孝治 編著	190	1500円
5.	ニューロシグナリングから知識工学への展開	吉岡亨・市川一寿・堀江秀典 編著	164	1400円
6.	エイジングと公共性	渋谷望・空閑厚樹 編著	230	1800円
7.	エイジングと日常生活	高田知和・木戸功 編著	184	1500円
8.	女と男の人間科学	山内兄人 編著	222	1700円
9.	人工臓器で幸せですか？	梅津光生 編著	158	1500円
10.	現代に生きる養生学 ―その歴史・方法・実践の手引き―	石井康智 編著	224	1800円
11.	いのちのバイオエシックス ―環境・こども・生死の決断―	木村利人・掛江直子・河原直人 編著	224	1900円

定価は本体価格+税です。
定価は変更されることがありますのでご了承下さい。

図書目録進呈◆